Politiques de santé en Guinée

De la colonisation au début du XXIe siècle

Collection « Études africaines »

dirigée par Denis Pryen et son équipe

Forte de plus de mille titres publiés à ce jour, la collection « Études africaines » fait peau neuve. Elle présentera toujours les essais généraux qui ont fait son succès, mais se déclinera désormais également par séries thématiques : droit, économie, politique, sociologie, etc.

Dernières parutions

Gaptia LAWAN KATIELLOU, Vieri TARCHIANI et Maurizio TIEPOLO (dir.), *Risque et adaptation climatique dans la région de Dosso au Niger*, 2021.

Joël IPARA MOTEMA, *Maladie et quête de sante en République démocratique du Congo,* 2021.

Julien IRUMU AGOZIA-KARIO, *Spiritualité logo au contact de la colonisation*, 2021.

NIAMKEY-KOFFI, *La notion de système philosophique. Spinoza et Nietzsche*, 2021.

Mylène DANGLADES, Babou DIÈNE et Denis Assane DIOUF (dir.), *L'esclavage en mots/maux et en images,* 2021.

Benjamin KAGINA SENGA, *Quelle protection pour les enfants déplacés et refugies non accompagnés en République démocratique du Congo ?,* 2021.

Christian ROCHE, *Les pionniers des indépendances africaines face à leur destin. Colonies françaises d'Afrique noire et territoires de l'océan Indien,* 2021.

Emmanuel KABONGO MALU, *La critique de la raison scientifique égypto-africaine chez Cheikh Anta Diop*, 2021.

NIAMKEY-KOFFI, *Philosophie, culture et développement. De l'esthétique nègre à l'impensé philosophique des langues*, 2021.

Amadou Lamine NDIAYE, *Julius Nyerere et l'édification d'une nation africaine. Ujamaa : panafricanisme et socialisme*, 2021

César MAWANZI NDOMBE, *Jean-Marc Ela. L'humanisme de la raison critique au coeur d'une pensée politique*, 2021.

Moustapha SOUMAHORO (dir.), *Agriculture, pêche et développement local en Afrique subsaharienne*, 2021.

Simon NGONO, *Médias audiovisuels et tolérance administrative au Cameroun. Enjeux communicationnels et logique d'acteur*, 2021.

Phidias AHADI SENGE MILEMBA, *Mouvements citoyens africains. Creuset de l'éveil civique et briseurs de l'ordre néolibéral ?*, 2021.

Jean-Michel TCHITEMBO, *Communication traditionnelle et moderne pour un objectif commun, L'exemple du peuple vili au Congo-Brazzaville*, 2021

Safiatou DIALLO

Politiques de santé en Guinée

De la colonisation au début du XXIe siècle

L'Harmattan

5-7, rue de l'École-Polytechnique ; 75005 Paris

http://www.editions-harmattan.fr

ISBN: 978-2-343-24528-7
EAN: 9782343245287

Aux Guinéens,
qu'ils aient un jour
un système de santé digne d'eux.

PRÉFACE

C'est avec grand plaisir que j'écris la préface de l'ouvrage de Safiatou Diallo, première étude du secteur de la santé en Guinée, de la période coloniale au début du XXIe siècle. Ce livre est une contribution fondamentale à la connaissance d'un domaine dont l'impact sur le quotidien des Guinéens est évident, dans le passé comme de nos jours. Les questions auxquelles Safiatou Diallo apporte des réponses au fil des décennies sont en effet les suivantes : à quelles structures de santé les Guinéens avaient-ils accès, selon leur lieu d'habitation, entre les villes, mieux dotées, et les campagnes ? À quel type de soins pouvaient-ils prétendre ? Quel était le personnel travaillant dans les dispensaires et hôpitaux ? Comment était-il formé et où ? Quelles formes de coopération internationale étaient nouées pour améliorer le système en place ? Quelles étaient les relations entre le secteur public et d'autres acteurs, éventuels, de la santé, personnes privées ou associations ?

Voilà, parmi d'autres, les interrogations qui sous-tendent cet ouvrage, comme autant d'axes de recherches et de réflexion qui visent à comprendre les réalisations médicales mais aussi les enjeux du secteur de la santé.

Safiatou Diallo a effectué toute sa formation en Guinée jusqu'à son master à l'université de Conakry en 2013. C'est alors que, pour poursuivre en études doctorales, elle s'est inscrite à l'université de Paris Diderot, actuellement Université de Paris. C'est dans ce cadre que j'ai fait sa connaissance, comme directrice de thèse, thèse dont ce livre est tiré. Si elle connaissait mon nom par mes publications sur la Guinée, je n'avais pas eu le plaisir inverse. Je l'ai maintenant d'introduire cette recherche sur la santé, domaine vital pour les populations et apport fondamental pour les connaissances historiques.

Alors que la pandémie actuelle de la COVID, surgie en 2020, repose la question, à l'échelle mondiale, des conditions de diffusion d'un virus et des inégalités criantes d'accès aux soins et aux vaccins, alors que l'on évoque la résurgence du virus d'Ebola, il est d'autant plus important de faire le bilan des politiques passées et de dresser un état des lieux au début du XXIe siècle. Avant de présenter quelques aspects forts de la recherche de Safiatou Diallo, et sans en dévoiler toute la richesse et complexité, remettons son travail dans le contexte des recherches sur la santé et la médecine pour en montrer toute l'importance. Un constat toutefois s'impose en effet rapidement : aucune recherche historique ne concerne la question de la santé en Guinée, si l'on excepte bien sûr les mémoires rédigés par des étudiants en médecine, à l'approche tout à fait spécifique.

Commençons par présenter les acquis et approches récentes sur la santé sous les tropiques et donc le contexte dans lequel se situe la recherche de Safiatou Diallo. L'auteure prend en effet à bras le corps ce sujet fondamental : la santé des populations et la façon dont les États et les sociétés œuvrent pour la maintenir « bonne », selon des définitions qui, elles-mêmes, varient dans le temps et l'espace. Son travail se situe dans le renouvellement contemporain des recherches sur la diffusion et l'identification des maladies en milieu tropical, sur les soins proposés par les divers groupes humains et institutions. Il s'intéresse aussi à la mise en place de structures médicales et à l'attitude des autorités médicales et étatiques par rapport aux endémies et épidémies. Ces thématiques constituent un très vaste champ de recherches, mobilisant des disciplines variées, anthropologie, sociologie et bien sûr histoire ou sciences médicales. D'abord centrées sur l'Occident, ces interrogations ont été élargies aux Empires et impliquent des approches diverses. Ainsi c'est dans le cadre de l'étude des politiques d'aménagement urbain, conçues en réponse à l'explosion démographique qui caractérise la deuxième moitié du XIXe siècle en Europe, que la question de la diffusion rapide des maladies a été posée, notamment le choléra ou le typhus, en lien avec la prise de conscience du rôle éminent de l'adduction d'eau et des égouts.

Pour le continent africain, il s'agissait notamment d'aller au-delà de son image comme tombeau de l'homme blanc, The White's man Grave, *caractérisé par ses multiples « fièvres » indifférenciées, inconnues des Européens et non maîtrisées. Ainsi, un quart des gouverneurs de Sierra Leone sont morts sur place ou au cours de leur voyage de retour de 1808 à 1900 : la répartition montre toutefois un changement net au fil des années. Sur les 72 gouverneurs, en titre ou intérimaires, 13 décédèrent entre 1811 et 1846 (dont un durant une guerre), 5 entre 1871 et 1888 et aucun après cette date. Le* Colonial Office *tira les conclusions de l'amélioration des conditions médicales et d'hygiène en assurant, à partir de 1886, le paiement du transport des épouses, alors qu'auparavant le ministère dissuadait les administrateurs de les emmener dans les colonies.*

De même, l'épidémie de fièvre jaune de 1878 décima les Européens au Sénégal, à Saint-Louis, Dakar et Gorée, entrainant 749 morts sur 1475, soit environ la moitié : un monument leur est dédié à Gorée. Un vaccin ne fut disponible qu'en 1927 mais d'autres éléments, dont l'hygiène ou la mise en place d'infrastructures médicales améliorèrent, peu à peu comme en Sierra Leone, la santé des Occidentaux.

Or si les conditions sanitaires étaient aussi déplorables en Occident qu'ailleurs pendant longtemps, la révolution pasteurienne, l'asepsie ou encore l'hygiénisme et ses équipements vont opérer un décalage croissant entre les taux de mortalité et la morbidité en l'Europe et en Afrique, mais aussi entre les recherches médicales et la maîtrise des maladies. La fondation d'écoles de médecine tropicale, à Marseille Liverpool, Hambourg ou encore Bruxelles, comme le signale S. Diallo, visait toutefois à diagnostiquer les maladies, traiter les modes de transmission et soigner les malades. C'est ainsi que l'on passe de la théorie des miasmes à celle des germes, que l'on identifie le moustique comme vecteur du paludisme en 1898 et de la fièvre jaune en 1900 et la mouche tsé-tsé comme responsable de la transmission de la maladie du sommeil en 1909. À cela s'ajoutent les recherches sur les maladies intestinales et les parasitoses (onchocercose, bilharziose) tandis qu'à l'inverse, les conquêtes coloniales, l'activation des circulations humaines et animales, l'accélération de la déforestation aboutissent à l'intrusion ou à l'augmentation d'autres maladies et épizooties sur le continent africain.

En effet, la vision négative du continent qui circulait au XIXe siècle renvoyait bien sûr, avant tout, à un taux de mortalité, notamment infantile, élevé pour tous ses habitants. L'amélioration de la situation sanitaire pour les conquérants leur fut-elle également bénéfique ? Un adage, appliqué dans les villes européennes au XIXe siècle, peut en effet être aisément transposé : la pauvreté n'est pas contagieuse mais les maladies des pauvres le sont. Il est donc dans l'intérêt des dominants de s'en soucier non par altruisme, caractéristique que l'on ne peut guère accoler au projet colonial, mais par pragmatisme. C'est bien ce que montrent les études sur la santé dans les colonies et ce que confirme Safiatou Diallo à l'échelle de la Guinée. Outre le besoin d'une main-d'œuvre saine, autre préoccupation dans l'optique de la mise en valeur, concept lancé par le ministre Albert Sarraut dans les années 1920[1]*, l'obsession de la contagion aboutit à des politiques spécifiques. Elles prirent la forme de quarantaine dans des lazarets, forme minimale d'infrastructure sanitaire, ou de mise à l'écart par des politiques de séparation, voire de ségrégation urbaine*[2]*. Le souci de limiter la contagion ou la morbidité se traduit aussi par la création d'infrastructures médicales tournées vers les populations locales, d'abord ceux qu'on appelait les auxiliaires de la colonisation (militaires, employés de l'administration...) puis de manière plus large au fil des années. Cumulant les deux, et reproduisant une pratique métropolitaine, le souci de la « protection maternelle et infantile » (PMI) est mis en avant. Les premiers hôpitaux et dispensaires sont fondés tandis qu'un laboratoire bactériologique est ouvert en 1896 à Saint-Louis du Sénégal, transféré à Dakar en 1913 et transformé en Institut Pasteur après la guerre. Un autre ouvre à Brazzaville en 1908, tandis qu'une mission permanente de la Prophylaxie de la Maladie du Sommeil est confiée à Eugène Jamot en 1926 et qu'en 1934 un institut de la lèpre est créé à Bamako.*

Bien loin de l'apologie des « bienfaits de la civilisation », en l'occurrence de la médecine coloniale, les chercheurs qui travaillent sur la santé s'attellent à montrer les motivations et le fonctionnement des politiques qui se développent à partir de la fin du XIXe *siècle et s'épanouissent une fois les conquêtes achevées. Du passé faisant table rase, les colonisateurs ne se préoccupèrent guère des pratiques médicales antérieures, généralement méprisées et dont l'efficacité était niée, d'autant plus qu'elles étaient souvent inséparables de rites religieux. Ce n'est que dans les années 1950 qu'un intérêt pour la pharmacopée et l'usage des plantes locales se développa.*

On ne peut résumer tous les travaux des historiens qui, depuis plus de 40 ans, et au-delà des thèses en médecine qui leur étaient auparavant consacrées, étudient soit une maladie spécifique, soit un pays, soit encore une infrastructure de santé. Safiatou Diallo en propose un bref bilan en introduction avant de développer ses propres analyses sur la Guinée.

---

[1] Voir son ouvrage *La Mise en valeur des colonies françaises*, Payot, 1923.

[2] Odile Goerg, Xavier Huetz de Lemps, *La ville coloniale (XV*[e]*-XX*[e]*)*, Le Seuil, Points, 2012 [mise à jour de *Histoire de l'Europe urbaine* (Jean-Luc Pinol dir.) 2003].

Voyons maintenant les apports de l'ouvrage de Safiatou Diallo, acquis fondamental pour la connaissance du passé de la Guinée. Il dresse en effet un tableau de l'évolution de la politique médicale sur le long XXe siècle, faisant passer le pays de la colonisation française à l'indépendance acquise en 1958 et poursuit l'analyse jusqu'au début du XXIe siècle. L'on circule ainsi à travers une succession de systèmes et régimes politiques qui laissent leur marque, chacun à leur manière, sur les choix en matière sanitaire et en mode de formation des personnels de santé, des infirmiers, préparateurs en pharmacie aux médecins.

Réaliser ce travail fut une gageure du fait des difficultés à effectuer des recherches historiques en Guinée, c'est-à-dire à interroger le passé, sans être soupçonné de vouloir véhiculer une vision idéologique ou politique particulière, notamment en ce qui concerne le régime de Sékou Touré, que l'on est sommé de magnifier ou de condamner[3]*. Cette posture ne correspond pas à l'approche adoptée par les historiens, dont l'objectif n'est pas de juger mais de contextualiser et de comprendre. À cela s'ajoutent les problèmes concrets d'accès aux sources localement alors que les archives rassemblées à l'extérieur (Archives nationales du Sénégal, Archives nationales de France section Outre-Mer, Archives diplomatiques françaises...) ne peuvent combler tous les vides. Rassembler la documentation, même officielle, s'avère donc complexe dans le climat de méfiance qui règne souvent dans le pays.*

Alors que l'accès aux archives de la période coloniale, soigneusement conservées aux Archives nationales de Guinée (ANG) est restreint, les documents postérieurs à l'indépendance de 1958 sont rares parce que les ministères n'ont pas versé régulièrement leur documentation, que les conditions de conservation sont mauvaises ou que la consultation est limitée par des règles de consultation contraignantes. C'est auprès de personnes privées, autrefois acteurs de la santé ou membres de l'administration, qu'on peut retrouver des rapports. L'accès à ces documents implique parfois une relation monétaire de marchandisation des relations interpersonnelles et des archives. Compenser ces lacunes par des entretiens est une option que Safiatou Diallo a bien sûr suivie, avec les limites liées à la mémoire ou à la réticence des témoins les plus impliqués à s'exprimer. Cette approche lui permet cependant de donner un aspect dynamique à l'étude de la santé, au-delà de l'approche

---

[3] On peut citer par exemple : Ibrahima Baba Kaké, *Sékou Touré : le héros et le tyran*, Jeune Afrique, 1987 ; Goerg Odile, Pauthier Céline et Diallo Abdoulaye (dir.), *Le NON de la Guinée (1958). Entre mythe, relecture historique et résonances contemporaines,* Cahiers Afrique, n° 25, l'Harmattan, 2010.

institutionnelle qui met en évidence les changements de politiques au cours des divers régimes qui se succèdent depuis la fin du XIXe siècle.

La grande originalité du livre de Safiatou Diallo porte sur le fait d'analyser conjointement les infrastructures de la santé et les systèmes de formation médicale, c'est-à-dire les personnels destinés à les faire fonctionner. Ne voulant pas priver les lecteurs et lectrices de la découverte de ses analyses au fil des pages, je n'évoque ici que quelques axes de cette approche passionnante.

Débutant son étude à l'aube de la colonisation, dans la deuxième moitié du XIXe siècle, Safiatou Diallo met en avant l'existence d'une doctrine sanitaire commune à toutes les colonies d'Afrique occidentale française. Celle-ci se concrétise par une politique de centralisation, privilégiant Dakar, chef-lieu de la fédération d'Afrique occidentale française (AOF), où sont localisés les centres de formation médicale. Elle se traduit aussi par une uniformisation des pratiques, assurées par le même corps de médecins à majorité militaires, quelles que soient les colonies, et faisant appel aux compétences locales pour des tâches vues comme subalternes. Ce n'est qu'au lendemain de la Seconde Guerre mondiale que sont pensées, timidement, des politiques différenciées à l'échelle locale des divers territoires. La Guinée bénéficie ainsi de la création d'une « École d'Infirmiers et d'Infirmières de l'Assistance médicale indigène (A.M.I.) » en 1949. Loin de céder rétrospectivement au souci actuel de la prise en compte des femmes dans l'histoire, cette appellation originale renvoie bien à la volonté de former des soignants des deux sexes pour pouvoir répondre aux besoins de tous les patients, même si les hommes dominent largement et pendant longtemps le secteur de la santé. Si les premières infrastructures médicales sont contemporaines de la conquête, pour répondre, tout d'abord, aux besoins d'accès aux soins de colonisateurs, il faut attendre le Fonds d'Investissement pour le Développement économique et social (FIDES) pour que soient prévus de nouveaux équipements dans les années 1950, prenant en compte la rapide croissance des villes. Comme le montre toutefois l'analyse, même si l'on constate une augmentation effective des infrastructures, les chiffres restent dérisoires par rapport à la population.

Divers modèles de santé influencent les décisions prises en Guinée : modèle français à l'évidence sous la colonisation, ouverture vers les pays du bloc de l'Est et Cuba sous Sékou Touré, prédominance des consignes de l'OMS à partir des années 1980 et libéralisation économique des structures. L'internationalisation des questions de santé n'est toutefois pas nouvelle ; elle se met en place dès le milieu du XIXe siècle avec l'organisation en 1851 de la première conférence internationale réunie afin de lutter contre les risques de diffusion de la peste et du choléra à partir du Proche-Orient, notamment en liaison avec le pèlerinage de la Mecque. Elle prend désormais d'autres aspects, notamment l'intervention d'Organisations Non Gouvernementales (ONG) étrangères ou locales aux activités multiples, autant de prophylaxie que de soins. Elles semblent prendre la place dévolue dans le passé aux congrégations religieuses. Actuellement, la thématique dominante qui traverse les systèmes de santé mondiaux est celle des relations entre le secteur public et privé, qui prend de plus en plus d'importance[4]*. Par tous ces aspects, la Guinée rejoint le concert des nations.*

Odile GOERG

Professeure émérite des Universités, Histoire contemporaine de l'Afrique, Université de Paris
Ancienne élève de l'École Normale Supérieure, Membre de l'Institut Universitaire de France (IUF), Membre du CESSMA (UMR 245)

[4] Voir par exemple Sylvia Chiffoleau, *Médecines et médecins en Égypte. Construction d'une identité professionnelle et projet médical* L'Harmattan, 1997.

INTRODUCTION

Cet ouvrage analyse, pour la première fois, les *Politiques de santé en Guinée, de la colonisation au début du XXIe siècle.* Il s'agit d'explorer les mutations du secteur de la santé en lien avec les systèmes de formation aux professions médicales. Les mutations ne peuvent se comprendre qu'en regard de l'histoire politique du pays et de la vision des différents régimes qui se sont succédé depuis la période coloniale.

Toutefois, il est admis que d'importantes avancées ont été accomplies durant la période coloniale face aux endémo-épidémies du passé[5] qui sévissait en Afrique. Ceci s'est traduit par le renforcement de la protection maternelle et infantile en AOF[6], la maîtrise progressive de ces endémo-épidémies ou maladies (la trypanosomiase, la poliomyélite, la lèpre[7], la rougeole[8], la fièvre jaune) et de leur éradication (variole, peste[9])[10].

Une des conséquences majeures de ces avancées est le relèvement de l'espérance de vie qui, en Guinée, passe de 40 ans environ en 1950 à 54 ans en 2000[11]. La mise en place de spécialités médicales comme la

---

[5] Voir Léon Lapeyssonnie, *La médecine coloniale. Mythes et réalités*, Seghers 1988.

[6] Mor Ndao, « Colonisation et politique de santé maternelle et infantile au Sénégal (1905-1960) » *French Colonial History*, vol. 9, p. 191-211, 2008.

[7] Eric Silla *People are not the same. Leprosy and Identity in 20th c. Mali*, Heinemann/ Currey, 1998.

[8] Charles Becker, 1997, « Tempo d'une épidémie sur quarante ans en Afrique occidentale : la rougeole » in *AOF : réalités et héritages*, Becker C., Mbaye S., Thioub I., Karthala, 1997. Marie-Bérangère Jeannès *La rougeole en Afrique de l'Ouest francophone, 1930-1970,* thèse d'histoire, Université Paris-Diderot, 1997.

[9] Myron Echenberg *Black Death, White medecine. Bubonic Plague and the Politics of Public Health in Colonial Senegal (1914-1945)* Heinemann-Currey-D. Philip, 2002.

[10] Jean-Paul Bado, « La santé et la politique en AOF et à l'heure des indépendances (1939-1960) » in *AOF : réalités et héritages, op. cit.,* 1997.

Bado J. P. (dir.), *Les conquêtes de la médecine moderne en Afrique*, Karthala, 2006.

René Collignon et Charles Becker *Santé et population en Sénégambie des origines à 1960*, bibliogr. annotée, 1989.

[11] RGPH (Recensement général de la Population et de l'Habitat), 1996, cité par

chirurgie, la gynécologie-obstétrique, la cardiologie, pour ne citer que ces exemples, renforce sensiblement les progrès enregistrés dans le domaine sanitaire.

Cependant, au-delà de ces progrès et de leurs effets bénéfiques, l'accès aux soins de santé de qualité pour tous reste un véritable problème. L'absence de structures répondant aux normes, parfois les plus primaires, le déficit de personnel qualifié, la privatisation non contrôlée, la modicité des investissements ainsi que les déficiences organisationnelles dans le secteur de la santé expliquent les difficultés auxquelles se trouve confronté aujourd'hui le système sanitaire guinéen et, bien sûr, les populations. Ceci explique, en bonne partie, les réponses inappropriées de l'État guinéen face à l'épidémie de fièvre hémorragique Ebola en 2014 et le recours à l'aide internationale, notamment celle de l'Occident.

Pourtant les documents d'archives attestent que, de tous les services sociaux de base, celui de la santé figure parmi les priorités des autorités politiques aussi bien sous la colonisation que durant la période postcoloniale. Ainsi, le premier établissement sanitaire implanté en Guinée fut l'hôpital colonial de Conakry inauguré en 1902, auquel on donna le nom du lieutenant-gouverneur et médecin-militaire, Noël Ballay, qui en avait été l'initiateur lors de son mandat de 1890 à 1900[12]. Après l'accession de la Guinée à l'indépendance, dans le cadre d'un vaste élan d'africanisation et de contrôle étatique, la structure fut débaptisée pour prendre le nom d'Hôpital Ignace Deen, du nom d'un des premiers médecins africains en poste dans cet hôpital.

Depuis la création de cet établissement sanitaire, le secteur de la santé a connu bien des changements sous la colonisation. Ces évolutions et mutations sont-elles assez connues et documentées ? Il n'en est rien alors que ces connaissances sont indispensables. C'est en effet sur la base des améliorations internes à cet hôpital que certaines innovations majeures ont été effectuées, aussi bien à Conakry qu'à l'intérieur de la colonie où l'on assiste à la création de structures de santé complémentaires. Aussi, l'histoire de cet hôpital, insuffisamment connue, mérite-t-elle d'être revisitée par la recherche historique. Par ailleurs, la création d'un hôpital suppose l'existence d'un système de santé auquel s'adossent une gouvernance de la santé (législation,

---

l'Annuaire Statistique Sanitaire (OMS) de 2000.

[12] Nommé Gouverneur général de l'AOF en novembre 1900 pour faire face à l'épidémie de fièvre jaune qui sévissait au Sénégal, il y mourut en janvier 1902.

principes, règles), une administration, des infrastructures d'accueil et de soins, assorties d'écoles de formation des personnels appelés à travailler dans les structures sanitaires.

Ces éléments constituent en soi un premier niveau d'exploration de savoirs historiques qui convoque l'analyse des modalités de gestion administrative, des bénéficiaires, des prestataires de service, etc. Il s'agit aussi d'explorer l'évolution de chaque élément du système afin d'en saisir les continuités et discontinuités au fil des décennies. S'ajoute à cela, bien sûr, le fait que le système de santé de la Guinée évolue dans un contexte global et à plusieurs échelles qu'il faut prendre en compte : international (surtout après la création de l'Organisation Mondiale de la Santé en 1948), impérial (les héritages de l'empire colonial français), fédéral (du fait de l'appartenance de la Guinée à l'ensemble régional de l'Afrique Occidentale Française), local (colonie puis pays indépendant) et régional (selon la diversité interne du pays). L'imbrication de la Guinée dans ce complexe « géo-administratif » n'est pas sans influence sur les contours de la vie politique, administrative et, bien sûr, sur le système de santé. Ainsi, divers niveaux de connexion peuvent être observés tout comme des phénomènes d'interdépendance. Tout en remontant au début de la colonisation, cette étude se concentre sur la période peu connue, allant des années 1950, appelée le « colonialisme tardif », au début du XXIe s.

La nécessité, voire l'urgence de documenter toutes ces séquences historiques en grande partie absentes de la littérature scientifique, est impérative pour la recherche historique et la compréhension de la situation actuelle.

En 1958, la Guinée devint le premier pays indépendant d'Afrique française au sud du Sahara sous la férule de Sékou Touré. Cette indépendance, lancée comme un défi à la métropole, entraina une rupture avec la France et plusieurs États voisins, dont la politique était proche de celle de l'ancien colonisateur. Le pays rencontra de nombreuses difficultés au plan sociopolitique et économique, difficultés qui retentissent sur le secteur de la santé. Le nouvel État, confronté à d'épineuses contradictions à la fois internes et externes, met en place des stratégies afin de contourner ces contraintes. Cette période gagne à être étudiée au-delà du seul domaine politique qui occupe le devant de la scène. De nombreux chercheurs se sont en effet penchés sur l'idéologie du régime, sur la formation des citoyens devenus « camarades » ainsi que sur ses réalisations en politique extérieure ou culturelle[13]. Dans ce contexte, le secteur de la santé, angle mort de la recherche, mérite d'être documenté et étudié dans une perspective historique.

Dix ans après l'indépendance, l'année 1968 représente une autre étape importante dans l'histoire de la Guinée avec l'avènement de la révolution culturelle socialiste (RCS). Celle-ci apporta d'importants changements dans tous les secteurs, notamment celui de la santé et de l'enseignement. Les répercussions de la révolution culturelle dans le domaine sanitaire et la formation médicale sont également insuffisamment explorées par la recherche historique.

La politique de santé connut des orientations et des fortunes diverses, aussi bien au niveau des principes généraux qui la sous-tendent, de l'offre de soins que des mécanismes d'approvisionnement en médicaments. Ces choix ont un impact sur la perception du personnel soignant, médecins et infirmiers, de la médecine « moderne », c'est-à-dire occidentale, des prestations et pratiques médicales ainsi que sur la nature des relations entre soignants et soignés.

À cela s'ajoute le fait que chaque étape ou chaque changement majeur implique de nouvelles approches et stratégies en ce qui concerne les moyens en matière de formation, de recherches, de personnel et de structures d'accueil. Parmi les facteurs influençant les trajectoires de la médecine moderne figurent la conception et l'adaptation concernant la médecine dite traditionnelle dans le cadre de la nouvelle politique de santé. Un tel phénomène explique la dualité, voire la concurrence thérapeutique, qui existe encore de nos jours entre les deux pratiques médicales : médecine moderne et médecine locale (ou dite traditionnelle) qui peuvent cohabiter dans des configurations fluctuantes. Les pratiques d'immunisation et de vaccination l'illustrent aisément.

Contrainte au repli sur elle-même et à la réorientation de ses alliances internationales, la Guinée connut toutefois, malgré un certain isolement, des soutiens en provenance des pays socialistes, des non-alignés et, plus tardivement, des institutions internationales. Toutes ces données doivent être documentées et étudiées afin de combler le vide en matière de recherche.

Après un quart de siècle de règne, la disparition de Sékou Touré, fin mars 1984, marque un nouveau tournant politique. La politique du défunt président Sékou Touré est brutalement rendue « caduque » par

[13] On ne peut les citer tous ici. Voir la rubrique « ouvrages sur la Guinée », dans la bibliographie.

la junte militaire arrivée au pouvoir par un coup d'État le 3 avril 1984 et les institutions du parti unique, le Parti démocratique de Guinée, s'écroulent. Le système médical, comme du reste tous les autres secteurs de la vie nationale, est particulièrement touché. La junte militaire dirigée par le nouveau président Lansana Conté, à la tête du Comité national du Redressement national (CMRN), adopta des réformes majeures en s'orientant vers le libéralisme économique dès décembre 1985, politique amorcée sous le régime précédent notamment dans le domaine du commerce. Cette réorientation, décisive, s'accompagne de nouveaux plans de développement. Dans ce cadre, figure, parmi les premiers actes posés, le renforcement des moyens humains et matériels déployés pour la formation, la recherche et la construction des infrastructures de santé, avec l'appui désormais de financements internationaux. Cette nouvelle politique n'avait pas encore été étudiée.

Problématique et sources

Cet ouvrage vise à répondre à la question centrale suivante : quelles trajectoires ont marqué les politiques de santé en Guinée, aussi bien sous la colonisation que durant la période postcoloniale de 1958 à 2000 ? Autour de cette question principale émerge un ensemble de questions spécifiques : quelles sont les caractéristiques générales et les bases idéologiques du système de santé colonial français ? Quels sont les facteurs historiques ayant favorisé la prise en compte des populations colonisées dans la politique sanitaire et la formation médicale ? Comment se présente la cartographie des infrastructures de santé et de la formation en AOF, et particulièrement en Guinée ? Quels sont les offres de formation médicale aussi bien pour les médecins que pour les auxiliaires de santé ? Quelles sont les continuités et discontinuités des politiques de santé entre le temps colonial et postcolonial ? Quel est l'impact du contexte international de l'après-guerre jusqu'à l'ère de la libéralisation économique ? Comment se présentent les divers aspects du système de santé, notamment les programmes de vaccination, les relations patients-soignants ou la coexistence avec la médecine traditionnelle ?

Pour répondre à toutes ces interrogations ont été associés la recherche documentaire (ouvrages, rapports, notes de service et circulaires, actes administratifs…) et les entretiens permettant de pallier la rareté ou les lacunes des archives. À travers leurs souvenirs, les témoins directs donnent un autre éclairage et apportent leur perception du système de santé, qu'il s'agisse du personnel médical ou administratif de niveau de compétence divers, en fonction ou à la retraite et, plus marginalement, de patients, soit plus d'une cinquantaine de personnes enquêtées ; elles sont nées entre 1925[14] et 1970, choisies selon des critères d'âge, de genre, de localisation ou d'expérience.... Ces témoignages enrichissent cette étude.

Les archives concernant la santé ne sont pas toujours faciles à collecter ou ne sont pas bavardes. Autant celles de la période coloniale sont bien conservées et détaillées[15], autant celles des périodes ultérieures sont disponibles de manière aléatoire. Il en va de même pour la documentation[16], retrouvée parfois chez des privés et non dans un centre de documentation comme la Bibliothèque Nationale ou à l'université. Par ailleurs, le traitement des données chiffrées livrées par les services sanitaires est particulièrement délicat. Ainsi, les taux de mortalité relevés ne prennent en compte que la létalité hospitalière ou font souvent abstraction de nombreux décès en dehors des structures médicales, notamment en zone rurale. Ceci entraine une certaine sous-estimation des décès dans les statistiques sanitaires. À l'inverse, on peut constater, le « gonflement » de certains chiffres concernant les réalisations des infrastructures sanitaires ou autres dépenses de santé.

Historiographie des études de la santé en contexte colonial et postcolonial

Avant d'entrer dans le vif du sujet, il est important d'évoquer rapidement l'état de la recherche sur l'histoire des maladies et de la médecine en Afrique occidentale en contexte colonial et postcolonial, en se centrant sur les recherches francophones[17].

---

[14] L'entretien avec Dr Gabriel Sultan, né en 1917 (décédé en sept. 2018) et formé comme « médecin africain » à Dakar dans les années 1930, n'a finalement pas abouti.

[15] L'accent a été mis sur les Archives nationales de Guinée (ANG). Les Archives nationales du Sénégal (ANS), comportent l'ancien fonds de l'AOF qui détient aussi des documents sur la Guinée.

[16] Sidiki Kobélé Keita « Pourquoi écrire ou filmer l'histoire ou la mémoire récente de la Guinée paraît aujourd'hui très difficile », *Kurukan-Fuga* (bimensuel d'informations générales), n° 11, 7 février 2015. Il évoque la destruction volontaire ou les vols de documents de la période de Sékou Touré. Il y voit une volonté de condamner ce régime par les successeurs.

[17] Les études anglophones, très nourries, ne sont pas développées ici.

Pourquoi étudier la santé en Afrique ? On peut avancer l'importance des diverses fièvres et maladies, dont la malaria, autant d'obstacles à la colonisation pour les Européens. Ceci a entraîné une représentation négative du continent. Ainsi le Pr Mahé de l'École de Médecine navale de Brest fait une envolée lyrique en 1875 :

Là-bas, sur les rives empestées de l'Atlantique, vous rencontrerez le redoutable sphinx de la Malaria, pernicieux Protée, le fantôme délirant du Typhus, le spectre livide et glacé du Choléra, le masque jaune du vomito-négro. Défiez-vous! De la terre et des eaux s'exhale un souffle empoisonné[18].

Pour dépasser ces représentations, plusieurs auteurs ont consacré des études aux conditions médicales. Après Léon Lapeyssonie, ancien médecin militaire, qui présente une vision triomphaliste de la politique sanitaire coloniale[19], Jean-Paul Bado joue un rôle pionnier. Son terrain de recherche initial porte sur la Haute-Volta (Burkina Faso) : *Politiques sanitaires et grandes endémies : lèpre, trypanosomiase humaine africaine et onchocercose dans les pays voltaïques : de la découverte des foyers à la mise en place des politiques de prophylaxie*[20]. Il élargit ensuite spatialement ses recherches en publiant une synthèse, *Médecine coloniale et grandes endémies en Afrique* (Karthala, 1996), puis en dirigeant *Les conquêtes de la médecine moderne en Afrique* (Karthala, 2006), livre qui associe divers chercheurs et montre l'avancée des recherches dans ce domaine au fil des années[21]. Il propose notamment une réflexion sur la relation entre la médecine occidentale et les pratiques de soins en Afrique[22].

D'autres chercheurs ont exploré le secteur de la santé à l'échelle d'un pays, notamment le Sénégal (travaux de Mor Ndao[23], Mamadou

---

[18] cité par Mathis C, *L'œuvre des pastoriens en Afrique noire. Afrique Occidentale Française*, PUF, 1946, p. 7.

[19] *La médecine coloniale, op. cit.,* 1988.

[20] Thèse d'histoire, université d'Aix-Marseille, sous la direction de Marc Michel, 1991.

[21] Voir aussi : M'bokolo E., « Histoire des maladies, histoire et maladies : l'Afrique » in Augé M, Herzlich C, *Le sens du mal. Anthropologie, histoire, sociologie de la maladie*, Édition des Archives Contemporaines, 1984, p. 155-186.

[22] « Histoire, maladies et médecines en Afrique Occidentale XIXe-XXe siècle » in *Revue française d'Outre-Mer,* 1999, vol. 86, n° 322-323, p. 237-268, note 26, p. 247-248.

[23] *L'alimentation et la santé des enfants dans le Sénégal colonial, 1905-1960*, L'Harmattan, 2015 (thèse d'état, UCAD, Dakar, 2011).

Moustapha Dieng[24] ou encore d'Adama Aly Pam[25] après les études de Charles Becker[26]) ou la Côte d'Ivoire (Danielle Domergue-Cloarec[27]) par exemple. La santé en Guinée n'avait pas attiré les historiens jusqu'à ce jour mais elle avait retenu l'attention d'autres disciplines, notamment pour des mémoires de fin d'études à la faculté de médecine dans les années 1970. Plus récemment, au début du XXIe s., on constate une recrudescence de mémoires dans le département de sociologie, parfois suscités par des demandes de rapport pour des organismes internationaux. Divers thèmes sont abordés : liens entre hygiène, assainissement et maladie ; analyse des comportements néfastes à la santé à Conakry, malgré des campagnes éducatives, comportements des patients dans les dispensaires, difficile accès aux soins des femmes, santé des enfants de la rue…[28]

Quel que soit l'intérêt de ces mémoires, ils se situent rarement dans la durée : l'approche historique est généralement absente d'où l'importance de cette recherche pour comprendre l'évolution des politiques de santé en Guinée.

Contexte historique

Avant d'aborder la question de la santé, il convient de présenter brièvement le cadre historique dans lequel les politiques de santé ont été adoptées et appliquées. Les territoires de l'actuelle Guinée ont été progressivement colonisés à partir du milieu du XIXe siècle et constitués en colonie au tournant des années 1890. Pendant plus d'un demi-siècle, la Guinée a fait partie de la fédération de l'Afrique occidentale française (AOF), de 1895 à 1958. Les politiques médicales coloniales sont décidées dans ce cadre législatif et politique, la même doctrine et les mêmes mesures étant valables pour toutes les colonies de l'AOF. C'est à cet échelon également que les instances de formation médicale sont organisées.

---

[24] *Famines, disettes et épidémies dans la basse et la moyenne vallée du fleuve Sénégal 1854-1945*, L'Harmattan, 2015.

[25] *Colonisation et santé au Sénégal (1816-1860). Crises épidémiques, contrôle social et évolution des idées médicales*, L'Harmattan, 2018.

[26] Santé *et population en Sénégambie des origines à 1960. Bibliographie annotée*, avec René Collignon, *Paris*, INED, 1989.

[27] *La santé en Côte-d'Ivoire (1905-1958). Politique française et réalités coloniales*, Univ. de Toulouse et Académie des Sciences d'outre-mer, 1986 (thèse d'État, Poitiers, 1984).

[28] Voir leur mention dans les sources à la fin de l'ouvrage.

En 1958, la Guinée opta pour l'indépendance immédiate, en votant massivement NON au référendum portant sur la question de l'adhésion, ou non, à la Communauté française dans le cadre de la nouvelle constitution qui créait la Ve République[29]. C'est ainsi que la Guinée accéda à l'indépendance le 2 octobre 1958 et devint membre de l'ONU en décembre de la même année. Sékou Touré en devint le premier chef d'État, selon la constitution promulguée le 10 novembre 1958 qui fondait la Ière République ; il le resta jusqu'à sa mort en 1984. Animée par Sékou Touré et confrontée à l'attitude hostile de l'ancienne métropole, la Guinée se tourna vers les pays du bloc socialiste dans le contexte général de la guerre froide. Elle opta pour une politique de parti unique, le PDG-RDA, et de nationalisation et collectivisation du secteur économique. Le régime organisa le pays de manière autoritaire, s'orientant vers une répression de plus en plus rigoureuse, en réponse à des complots réels ou supposés qui se succédèrent[30]. Le régime s'effondra une semaine après la mort de Sékou Touré le 26 mars 1984 lorsqu'un coup d'État renversa le président intérimaire, Louis Lansana Béavogui, le 3 avril 1984. Le colonel Lansana Conté (1934-2008), qui s'imposa rapidement au sein du groupe, institua le Comité national du Redressement national (CMRN). Sur le plan politique, il dissout la constitution et ouvrit le pays vers l'Occident et l'aide internationale. Sur le plan économique, un changement total de politique fut adopté : fin du collectivisme et autorisation du secteur privé, privatisation d'entreprises nationales. Une nouvelle constitution fut adoptée par référendum en 1990, instaurant notamment le multipartisme. Le 16 janvier 1991, le CTRN (Comité de Transition pour le redressement National) remplaça le CMRN. Les militaires quittèrent leurs uniformes, créèrent le Parti de l'Unité et du Progrès (PUP) et Lansana Conté fut élu président lors des premières élections en décembre 1993. Réélu constamment, il meurt à ce poste le 22 décembre 2008.

---

[29] Les analyses de cet événement et sa signification sont nombreuses. Voir notamment Goerg Odile, Pauthier Céline et Diallo Abdoulaye (dir.), *Le NON de la Guinée (1958).* Entre mythe, relecture historique et résonances contemporaines, Cahiers Afrique, n° 25, l'Harmattan, 2010. Keita Sidiki Kobélé *La Guinée de Sékou Touré ; pourquoi la prison du camp Boiro ?* L'Harmattan, 2014.

[30] Les études portant sur la Guinée sous Sékou Touré se multiplient, en Guinée comme à l'extérieur. Pour un bilan historique récent, voir notamment Mohamed Saliou Camara, *Political History of Guinea since World War Two*, New York, Peter Lang Publishing, 2014. ; Gilbert Iffono *La Guinée : de Ahmed Sékou Touré à Alpha Condé ou le chemin de croix de la démocratie*, L'Harmattan, 2013 ; Keita *op. cit*, 2014. Pour une liste des complots, voir Iffono, *op. cit.,* p. 257-258.

Les changements de politique médicale et sanitaire se situent dans ce contexte politique et économique, aux orientations diverses que l'on peut résumer ainsi :

– dirigisme et centralisation sous la colonisation, pondérés après la 2e guerre mondiale et les réformes des années 1950. Celles-ci mettent en avant une certaine africanisation et autonomie accrue de chaque territoire, surtout dans la mise en œuvre de la Loi-Cadre Defferre de 1956.

– collectivisme et autoritarisme sous la 1ère République avec, toutefois, reconnaissance partielle du secteur privé, dans le commerce notamment, à partir de la fin des années 1970

– privatisation économique et contrôle politique sous les militaires du CMRN et CTRN puis dans le cadre de la IIe République.

C'est dans ce cadre qu'est étudié le système de santé et de formation médicale en Guinée, en fonction des trois périodes historiques. L'approche adoptée est donc chronologique. La première partie analyse l'évolution de la politique de santé coloniale sous la colonisation, à la faveur des changements liés au contexte de l'après-guerre caractérisé par une internationalisation des questions sanitaires et l'émergence de nouveaux acteurs. L'accent est donc mis sur la période du colonialisme tardif et du crépuscule du régime colonial, de 1945 à 1958. La deuxième partie traite du système de santé sous la Révolution instaurée par le régime de Sékou Touré de 1958 à 1984. La dernière analyse l'évolution de la politique médicale de 1984 à 2000, sous deux régimes politiques différents, militaire puis issu de la constitution mettant en place la IIe République, marquée par la mise en place du libéralisme économique.

PREMIÈRE PARTIE

LA SANTÉ AU TEMPS COLONIAL

Chapitre 1 : Bases idéologiques de la santé en situation coloniale

Ce chapitre analyse tout d'abord les bases idéologiques qui fondent la politique sanitaire coloniale et déterminent la place respective des Européens et des Africains dans le système de santé. Il traite ensuite du système de santé colonial en se focalisant sur le contexte spécifique de l'Afrique Occidentale Française, entité fédérale à laquelle appartient la colonie de Guinée. Même si la même politique est appliquée dans toute l'AOF, certaines spécificités caractérisent la Guinée. De nombreuses études permettent de dresser un bilan des principes mis en œuvre sur le plan sanitaire et des structures créées. Elles s'intéressent prioritairement aux fondements de la politique médicale, aux personnels recrutés et formés, ou encore à la lutte contre les grandes endémies. Des monographies analysent également le système de santé dans diverses colonies. On peut citer par exemple la thèse de Danielle Domergue Cloarec sur la Côte d'Ivoire : *La santé en Côte-d'Ivoire (1905-1958). Politique française et réalités coloniales* (1986) ou les travaux de Mor Ndao sur « Colonisation et recherche médicale au Sénégal, 1895-1958 »[31]. Il n'est pas question ici d'en faire une analyse détaillée mais d'en présenter les grandes lignes.

1) Un système de santé au service des Européens et, secondairement, des colonisés

Les Européens sont tout d'abord la cible principale des services de santé, organisés selon les principes de la médecine occidentale[32]. Dans

---

[31] Voir la présentation de son projet de recherche à l'Institut d'études avancées (IEA) de Nantes (2015-2016) (consulté le 30 juin 2020).
https://www.iea-nantes.fr/fr/chercheurs/ndao-mor_345

[32] Isabelle Surun (dir.), H. Blais, V. Caru, A. Enders, Cl. Fredj, E. Sibeud, P. Singaravélou, M.-A. de Suremain et S. Thénault (2012), *Les sociétés coloniales à l'âge des empires, 1950-1960*, éditions Atlande, p. 311-319 « Hygiène, santé et médecine ».
Moulin Anne-Marie., « Expatriés français sous les tropiques. Cent ans d'histoire de la santé », *Bulletin de la Société de Pathologie exotique*, 1997, 90, p. 221-228.

un premier temps, il s'agissait de protéger la santé des Européens censés diffuser les valeurs de la civilisation occidentale et assurer la domination. Or, durant cette difficile période d'implantation des Européens, le continent africain était considéré à tort ou à raison comme le rivage de la mort, le « tombeau de l'homme blanc »[33] du fait d'une mortalité élevée liée à des « fièvres » et autres maladies mal identifiées et pour lesquelles on ne disposait pas de traitement efficace. Des mesures de prévention, comme la quinine contre le paludisme, sont adoptées. Les préoccupations de santé publique et de prévention prennent toujours plus d'importance au cours du XIXe siècle. Au fil des années, la prise en charge de la santé des colonisés s'affirme mais c'est, surtout, après la Grande Guerre que la politique sanitaire s'élargit aux populations colonisées avec la mise en place d'une médecine préventive et la création d'infrastructures sanitaires. Ceci cadre avec les impératifs de la « mise en valeur coloniale », programme économique et politique promu par le ministre des colonies Albert Sarraut[34]. Même si la santé est présentée comme le principal exemple des effets bénéfiques de la colonisation, il n'en demeure pas moins que la médecine occidentale, en tant qu'instrument de domination, repose sur des bases idéologiques. Celles-ci, fondées notamment sur la notion de « race », ont été largement analysées.

La médecine aux colonies sous les tropiques pose en effet d'abord l'épineuse question de l'acclimatement. Ce concept, qui met en avant la vulnérabilité des Européens, qui seraient intrinsèquement différents des habitants, a été analysé[35]. Il découle notamment du constat des taux élevés de morbidité et de mortalité enregistrés au sein des troupes engagées dans les opérations de conquête en Afrique occidentale et ailleurs sous les tropiques. Des mesures, comme le déplacement des troupes sur les hautes terres, la surveillance de la qualité de l'eau, de la propreté et des règles d'hygiène de vie permettent, à partir de 1840-1860, une diminution importante de la mortalité des soldats engagés

Lapeyssonnie Léon, *La médecine coloniale. Mythes et réalités*, Seghers 1988.

[33] Cette expression est reprise de Rankin F.H., 1836, *The White Man's Grave : A Visit to Sierra Leone in 1834*, Londres, R. Bentley. Voir aussi Banbury G.A. Lethbridge, 1889, *Sierra Leone, or the White Man's Grave*, Londres, Swan Sonnenschein & C°.

[34] Albert Sarraut, *La mise en valeur des colonies françaises*, Payot, 1923.

[35] Jean-Pierre Dozon, « D'un tombeau l'autre », *Cahier d'Études Africaines*, XXXI (1-2), 121-122, 1991, p. 135-157.

Philip D Curtin, *The "White Man's Grave" : Image and Reality, 1780-1850*, University of London-Institute of Commonwealth Studies, 1961.

dans les conquêtes coloniales. Ces mesures d'hygiène associées au rôle important de la quinine et de la vaccination conduisent, entre 1830 et 1914, à une baisse du taux de mortalité des soldats stationnés sous les tropiques[36].

Cela vaut aussi pour les premiers administrateurs. D'où l'expression de « tombeau de l'homme blanc » évoquée plus haut. La question étant formulée ainsi, se pose celle de la capacité de l'acclimatement des Blancs, c'est-à-dire savoir si les hommes sont censés se transformer en changeant de climat. Pour les polygénistes, les différentes races humaines sont uniquement adaptées à des zones climatiques précises, alors que pour les monogénistes, les êtres humains n'ayant qu'une seule origine, les variations physiques et culturelles se sont produites sous l'influence du climat et de l'environnement. Dans ces conditions, les Européens pourraient donc, au fil du temps, acquérir une immunité, telle que supposée pour les autochtones, face aux maladies tropicales qui représentaient une entrave majeure à l'implantation européenne.

Dans la seconde moitié du XIXe siècle, les thèses relatives aux possibilités d'acclimatement sont sensiblement nuancées. Cette évolution va modifier la vision de l'administration coloniale pour qui, désormais, la colonisation des pays chauds doit s'effectuer, non pas dans le cadre de colonies de peuplement, mais dans celui de colonies d'exploitation. L'on conserve toutefois l'idée de processus de « racialisation » des questions médicales en construisant des barrières entre les « races », concept construit au XIXe s. Dans ce contexte, le climat malsain et la dégénérescence raciale sont de plus en plus associés. On pensait que divers peuples auraient été conquis parce que le climat de leur habitat les aurait transformés en êtres incapables de se défendre.

À l'orée du XXe siècle, se développent des théories sur les autochtones comme porteurs de germes, faisant désormais apparaitre l'indigène comme une menace pour les corps blancs. La maladie est, de plus en plus, envisagée comme une conséquence des pratiques culturelles des « indigènes », de l'insalubrité de leurs mœurs et de leur manque d'hygiène. La peur de l'infection, renforcée par des découvertes médicales, sert à imposer la ségrégation résidentielle à partir du tournant du XXe siècle. Ainsi, la découverte du vecteur de la malaria par le Dr Ross en 1899 permit de justifier la séparation

---

[36] *Ibid.*

résidentielle[37]. Parallèlement se marque la volonté d'éduquer les colonisés à l'hygiène, selon les critères occidentaux. Dans cette optique, l'éducation sanitaire et l'hygiène sont inscrites dans les programmes scolaires à partir de 1913.

Du fait de la peur de la contagion, on se préoccupe de soigner les colonisés, notamment en priorité les catégories qui sont à proximité des Européens : les militaires et leur famille, les commis de l'administration… Les grandes endémies préoccupent également les colonisateurs, au nom notamment de l'efficacité de la main-d'œuvre, mâtinée de principes humanistes : maladie du sommeil, lèpre… Des services spécifiques seront créés pour ces maladies. Peu à peu émerge la médecine tropicale qui se soucie, outre des recherches et une formation en maladies tropicales comme la fièvre jaune[38] ou le paludisme, de mettre en place des mesures hygiénistes, cherchant à cadrer les pratiques des populations.

Préoccupée par une forte morbidité parmi les Européens, liée aux ravages de maladies mortifères (paludisme, fièvre jaune, trypanosomiase humaine), la médecine tropicale s'est construite à la faveur d'avancées significatives de la science au XIXe s. (microbiologie, science expérimentale, microscope, etc.). Ainsi, à partir des années 1870, de nombreux agents pathogènes sont découverts : l'Allemand Koch décrit le vibrion cholérique à Calcutta en 1880 alors qu'en Algérie l'hématozoaire de la malaria est observé même si ce n'est qu'en 1897 que Ronald Ross, durant ses travaux en Inde, aux Antilles et finalement en Sierra Leone, découvre son vecteur, le moustique anophèle[39].

Des écoles de médecine tropicale ouvrent dans plusieurs métropoles. La première, la *School of Tropical Diseases and Medical Parasitology* de Liverpool est créée en 1898 et, une année plus tard, la *London School of Tropical Medicine* ouvre ses portes, suivie par l'*Escola de Medicina Tropical* à Lisbonne en 1902, et l'École d'Application du Service de Santé des Troupes coloniales à Marseille en 1905. Au même moment,

---

[37] Odile Goerg, 1998. « From Hill Station (Freetown) to Downtown Conakry: Comparing French and British Approaches to Segregation in Colonial Cities», *Canadian Journal of African Studies/Revue Canadienne des Études Africaines*, 32 (1), p. 1-30.

[38] François Delaporte, *Histoire de la fièvre jaune : naissance de la médecine tropicale*, Paris, Payot, 1989 ; Christophe Wondji, « La fièvre jaune Grand-Bassam (1899-1903) », Revue française d'Histoire d'Outre-Mer, 1972, n°215, p. 205-239.

[39] Elikia M'bokolo, « Histoire des maladies, histoire et maladies : l'Afrique » in Augé Marc, Herzlich Claudine (éd.), *Le sens du mal. Anthropologie, histoire, sociologie de la maladie* ; Ed. Archives Contemporaines, 1984, p. 155-186.

des laboratoires et instituts se multiplient dans les colonies, rattachés à l'institut Pasteur s'agissant de l'empire français. Ils produisent de la vaccine antivariolique à partir du Laboratoire Microbiologique de Saint-Louis créé en 1896 et placé sous la direction d'Émile Marchoux[40]. L'essor de la microbiologie consacre le triomphe de la doctrine des germes sur la théorie des miasmes.

Sans pour autant nier l'impact de la médecine coloniale sur une amélioration progressive de l'état sanitaire des colonies et la diminution de plusieurs maladies endémiques, il faut aussi bien admettre que la colonisation entraine parallèlement l'émergence ou la recrudescence de pathologies qui, jusqu'alors, n'existaient pas ou évoluaient dans des espaces plus ou moins clos et restreints. En effet, les bouleversements induits par les transformations des écosystèmes, la déforestation des zones humides avec, comme corollaire, la multiplication et la diffusion d'agents vecteurs, les aménagements (canaux d'irrigation) et l'édification d'infrastructures de communication à grande échelle (routes, rails, ports) mais aussi le portage vont créer les conditions de la diffusion des endémo-épidémies comme la maladie du sommeil[41]. Diverses études médicales le montrent clairement. En atteste un rapport du docteur Kerandel établi en 1908, ciblant l'Européen comme le principal agent de propagation de trypanosomiase en Oubangui-Chari du fait des aménagements (transports, infrastructures) et des nouvelles formes d'administration (guerres, police, explorations, mise en valeur, main-d'œuvre). Ainsi, lorsque la récolte du latex, abandonnée en 1915, reprend au Cameroun durant et après la Seconde Guerre Mondiale, on constate que la maladie du sommeil, jusqu'ici en veilleuse, rebondit et se diffuse largement[42].

---

[40] Constant Mathis, *L'œuvre des Pastoriens en Afrique noire. AOF*, PUF, 1939.
Jean-Pierre Dozon, « Quand les pastoriens traquaient la maladie du sommeil », *Sciences sociales et santé*, 1985, III, n°3-4.
Jean-Pierre Dedet, *Les Instituts Pasteur d'Outre-Mer. Cent-vingt ans de microbiologie française dans le monde*, Paris, L'Harmattan, 2000.
Jean-Pierre Bado, et Michel, M., « Sur les traces du Dr Emile Marchoux, pionnier de l'Institut Pasteur en Afrique noire », in Michel Morange (éd.), *L'Institut Pasteur. Contributions à son histoire*, La Découverte, 1991, p. 296-311.
[41] Surun, *op. cit*, p.312.
[42] John Ford, *The Role of the Trypanosomiases in African Ecology : a study of the tse-tse fly problem*, Oxford University Press, 1971.

De même les conditions du travail forcé[43], les déplacements de populations pour les plantations ou les mines accroissent également la morbidité pour des organismes peu habitués à certaines maladies et affaiblis par les durs travaux et la sous-alimentation.

Dans tous les cas, la médecine occidentale constitue non seulement un moyen de contrôle des maladies mais aussi et surtout des populations africaines[44]. Contraignante, coercitive et autoritaire, elle représente une forme de « savoir-pouvoir » imposée pour contrôler les corps, en l'occurrence des Africains.

Cette politique s'accompagne d'un arsenal de techniques et de mesures administratives. Ainsi des campagnes de vaccination sont rendues obligatoires, avant même leur application en métropole.[45] Celles-ci peuvent prendre différentes formes : des interventions médicales rapides autoritaires mais aussi le contrôle des mouvements des populations. Les initiatives de lutte contre les maladies infectieuses s'accompagnent de dénonciations de foyers abritant des individus atteints ou suspects. Des mesures de quarantaine et d'isolement des malades sont mises en œuvre ; un lazaret est construit dans chaque grande ville ainsi que des villages de ségrégation pour la maladie du sommeil. Les notables des villages sont mis à contribution pour organiser ce contrôle et convoquer les familles, ce qui oblige souvent à effectuer de longs trajets. Les populations craignent aussi que ces mesures à visée sanitaire n'aient d'autres objectifs comme le contrôle de la main-d'œuvre, car les mesures de santé publique conduisent à exercer un contrôle sur la population. L'isolement des lépreux et l'obligation de les déclarer deviennent des règles quotidiennes[46].

Au Sénégal, des « villages de ségrégation » de la maladie du sommeil sont mis en place par le médecin André Thiroux en 1906 ; plus tard la lutte contre cette endémie est associée au médecin militaire Eugène Jamot (1879-1937) au Cameroun un dispositif législatif instaurait l'isolement et le traitement obligatoire en 1948, obligeant

[43] Babacar Fall, *Le travail forcé en Afrique Occidentale Française*, Paris, Karthala, 1993.
[44] Voir le concept de biomédecine forgé par M. Foucault.
[45] Surun, *op. cit,* p. 317.
Voir Henry Gallay, *Trois années d'assistance médicale aux indigènes et la lutte contre la variole : 1905, 1906, 1907*, Gouvernement général de l'AOF, Paris Larose, 1909.
[46] Voir par exemple le cas du Mali : Eric Silla, *op. cit.*, 1998.

les malades sommeilleux à se présenter aux campagnes médicales[47]. Dans les régions minières les entreprises participent à cette politique de contrôle à travers des mesures d'encadrement de la main-d'œuvre[48].

La médecine telle que pratiquée dans les différentes sociétés africaines n'a guère de place dans ces perspectives mais les Européens s'intéressent peu à peu à ces pratiques locales qui sont de plus en plus interrogées que ce soit en Inde ou en Afrique même si, comme en Afrique du Sud, l'idée d'une supériorité de la médecine occidentale est déjà bien ancrée, lorsque démarrent les opérations de conquête. Partout cette attitude prévaut, ce qui ne veut pas dire que certains médecins n'y prêtent pas attention. Dans le domaine de la médecine comme en général est mise en avant la supériorité du colon blanc sur l'Africain colonisé. Dans cette optique, les pratiques et praticiens africains sont combattus, voire interdits par des arrêtés, ce qui n'empêche pas bien sûr les Africains de recourir à leurs services pour diverses raisons : attachement à cette médecine, rejet ou incompréhension de la médecine occidentale, difficulté d'accès aux infrastructures.[49].

Une fois la conquête achevée, il faut mettre en place les infrastructures médicales pour répondre aux besoins autant des administrateurs que des soldats. Les conditions de l'exercice de la médecine sont alors définies dans les colonies. En atteste le décret du 30 novembre 1892 qui fixe les bases juridiques de l'exercice de la médecine en France et dans les possessions coloniales. En vertu du décret, le président de la République française décrète :

Au commencement de l'année judiciaire et dans le mois qui suit la rentrée, les cours d'Appel, en chambre de Conseil, le procureur général entendu désignent, sur les listes de proposition des tribunaux de premières instances du ressort, les docteurs en médecine à qui elles confèrent le titre d'experts devant les tribunaux. Dans les colonies où il n'y a pas de cours d'Appel, la désignation des experts médecins est

---

[47] Eugène Jamot, *La maladie du sommeil au Cameroun. Comment nous la combattons*, Archives du Centre Muraz de Bobo-Dioulasso, 1929.
Lapeyssonnie Léon, *Moi, Jamot. Le vainqueur de la maladie du sommeil*, Presses de l'INAM, 1986.
Bado Jean-Paul Eugène *Jamot 1879-1937. Le médecin de la maladie du sommeil ou trypanosomiase*, Karthala, 2011

[48] Surun, *op. cit*, p. 317-318.

[49] Surun, *op. cit*, p. 318-319 ; Laurence Monnais-Roussellot, *Médecine et colonisation, l'aventure indochinoise, 1860-1939*, CNRS édition, 1999 ; David Baronov *The African Transformation of Western Medicine and the Dynamics of Global Cultural Exchange*, Temple University Press, 2008.

faite dans les mêmes formes par le Tribunal supérieur ou le conseil d'Appel[50].

Ceci implique l'obligation de disposer de la nationalité française, d'avoir un doctorat en médecine et un brevet spécial délivrés par les instituts ou facultés de médecine métropolitains.

Il en est de même pour l'exercice de la pharmacie en AOF. En effet, l'arrêt du 25 mai 1905 qui le règlemente précise, en son article 1 que :

Nul ne pourra exercer la profession de pharmacien en AOF, s'il n'est muni de diplôme de pharmacien délivré par le gouvernement français, à la suite d'examen subi devant les Facultés ou Écoles de l'État. Le privilège de vendre des médicaments, reconnu par cet arrêté aux pharmaciens établis en AOF, ne saurait engager la liberté de l'Administration. Dans un délai de huit ans, à compter de la promulgation du présent arrêté, nul ne pourra ouvrir ou acquérir une pharmacie sans être pourvu de diplôme de pharmacie universitaire de première classe dans les conditions prévues par la loi du 15 avril 1898. Exception est faite pour les docteurs en médecine munis d'un diplôme délivré par le gouvernement français se trouvant dans les conditions prévues à l'article 8 du présent arrêté »[51].

L'article 2 fixe les conditions d'installation de pharmaciens en AOF :

Tout pharmacien ou médecin, avant d'ouvrir une officine ou d'entrer en possession d'une officine déjà établie, est tenu d'en faire la déclaration et de produire son diplôme au Lieutenant-Gouverneur de la colonie où il doit exercer, soit directement, soit par l'intermédiaire des maires administrateurs ou commandants de cercle, ainsi qu'au greffe du Tribunal duquel il doit exercer[52].

2) Impact sur les relations patients et soignants en AOF

Les relations entre soignants et malades sont marquées par le système colonial lui-même et l'orientation des politiques sanitaires coloniales, à savoir le rapport de domination et la hiérarchisation sociale. De nombreux stéréotypes portent sur les Africains qui confortent « la perception de barrières entre les races »[53]. Les Africains sont

---

[50] ANS, Bulletin Administratif du Sénégal, 1904, p. 553-561.

[51] Arrêté réglementant l'exercice de la pharmacie en AOF, *JOAOF*, 1906, 73, p. 290.

[52] *Ibid.*

[53] Surun, *op. cit,* p. 313.

considérés comme pathogènes en eux-mêmes. Sur eux se greffent des visions liées à « la racialisation des porteurs de germes »[54]. C'est partant de cette conviction que les colonisateurs estiment que le corps des sujets colonisés est différent du leur et potentiellement dangereux (cf. *supra*). Dans ce contexte, la maladie est un reflet et une projection de l'image que les Européens se font des sociétés indigènes. Ce discours, basé sur des préjugés et renforcé par un argumentaire scientifique, aboutit à la ségrégation résidentielle et à des mesures visant à redresser des pratiques considérées comme néfastes. Dans ce domaine aussi, il faut « éduquer » les sociétés africaines. L'école constitue ainsi un des piliers du projet d'éducation sanitaire. Le projet « L'hygiène à l'école et par l'école » devient effectif dans les programmes depuis 1913, date à partir de laquelle l'enseignement de l'éducation sanitaire est devenu obligatoire. Les écoliers deviennent des médiateurs entre le projet colonial et les communautés africaines et sont sollicités pour diffuser les messages hygiénistes dans les concessions indigènes. La médecine moderne et la dictature sanitaire intègrent la logique de la “mission civilisatrice” mais aussi celle des impératifs de la mise en valeur coloniale qui passent par la santé des populations colonisées.

Les soignants assoient leur légitimité et supériorité sur le double plan de la race et de la profession. À vrai dire, la supériorité du Blanc sur le Noir est un des fondements idéologiques essentiels du système colonial. Cette posture est d'autant plus confortée que la position de patient, demandeur d'aide, constitue un élément important de déséquilibre des relations entre le médecin ou l'agent de santé et le soigné. Aussi, note-t-on une asymétrie marquée par le regard des soignants sur les colonisés considérés comme inférieurs et porteurs de germes pathogènes dangereux. Ceci dit, les soignants européens restent soumis, et souvent fidèles, aux principes de déontologie qui caractérisent leur profession.

Dans les structures de santé, la hiérarchie sociale établie mettait en avant d'abord les patients, selon leur « race » et leur statut : blancs, métis, autochtones mais aussi citoyens et sujets. Il faut prendre en compte aussi certains auxiliaires des colonisateurs, notamment les troupes coloniales qu'il fallait préserver. Une telle hiérarchisation s'exprime dans la plupart des relations de soins, tant dans l'accueil que dans le niveau d'attention et de respect accordé à la personne humaine.

[54] ANS : O212 (31), Les superstitions et l'hygiène en AOF.

La séparation au niveau des structures de santé entre Européens et Africains, et donc des espaces, a longtemps constitué un des principes du système colonial. La répugnance psychologique dont les colonisés sont victimes constitue un des facteurs qui peut expliquer la méfiance, voire le recul, non pas à l'égard des hôpitaux ou des traitements dispensés, mais aux conditions dans lesquelles les soins sont exercés du fait des relations entre les deux parties. La difficulté, voire l'absence de dialogue est liée à l'ignorance de l'Autre (l'Africain), de la différence et de l'altérité. Le système colonial et les services sanitaires ont une vision et une image souvent négatives de l'Africain, de son mode de vie et de ses pratiques jugés non conformes aux normes hygiénistes. Une telle image a des conséquences sur les relations soignants/soignés, d'autant que le soignant européen ignore l'impact des mesures médicales sur les consciences individuelles et collectives des patients.

Dans ce contexte, sans tenir compte des stratifications sociales (hommes-femmes, enfants-adultes, jeunes-ainés), il arrivait que tout le monde soit soumis aux mêmes pratiques sans discrimination. Ainsi, toutes les catégories d'âge (hommes, femmes, personnes âgées, enfants) sont « mélangées » sans tenir compte des réalités africaines. Ainsi, des documents historiques mentionnent des réquisitions pour des opérations d'immunisation de masse, ce qui occulte la sensibilité humaine des colonisés, contraints à se faire vacciner, à se faire injecter en plein air, sans tenir compte des groupes d'âge et du sexe.

Le respect du corps et de l'intimité constitue un indicateur certain, souvent négligé par les soignants, de la qualité des relations et des prestations. Se fiant à la seule efficacité thérapeutique de la médecine coloniale, des produits et des techniques médicales qui y sont associées, quelles que soient d'ailleurs les conditions de leur administration, certains soignants faisaient fi ou méconnaissaient totalement les caractéristiques culturelles des sociétés africaines. S'ajoute à cela l'épineux problème des essais cliniques avec des dérapages thérapeutiques, pouvant conduire à des accidents[55]. Ceci a été analysé par divers historiens. L'administration et l'expérimentation de médicaments pouvaient s'accompagner de dommages qui favorisent la diffusion des préjugés sur la médecine occidentale. Ces préjugés

[55] Guillaume Lachenal, *Le médicament qui devait sauver l'Afrique. Un scandale pharmaceutique aux colonies*, La Découverte, 2014.
Marie-Bérangère Jeannès, *La rougeole en Afrique de l'Ouest francophone, 1930-1970*, thèse, Université Diderot, 1997. Elle analyse les dégâts causés par une campagne de vaccination mal maîtrisée. Voir aussi la polémique autour du Dr Jamot.

assimilaient le milieu hospitalier à la mort et au mal, ce qui aboutissait à des formes d'évitement des structures sanitaires. Toutefois Les mesures de coercition vis-à-vis de ceux qui fuyaient les structures sanitaires apportaient plus de problèmes qu'ils n'en résolvaient.

Il faut toutefois nuancer selon les individus et leurs sensibilités mais aussi se situer dans la durée. Évidemment, au fil du temps, le fossé eut tendance à se dissiper. Certains personnels de santé, affectés dans des milieux ruraux reculés des centres, en raison de leur éloignement et de la solitude, vont développer des relations informelles, de familiarité, avec les colonisés. Ailleurs, ce sont les valeurs liées au serment d'Hippocrate qui l'emportent. Ceci contribue à l'humanisation des relations de soins, même si dans les faits, elles vont, pendant longtemps, conserver leur caractère bureaucratique, asymétrique, voire autoritaire. Ainsi, même si la dualité arrogance-résistance va continuer à constituer les relations entre corps médical européen et patients indigènes, on trouve des contre-exemples.

Le témoignage d'El Hadj Fodé Salim Fofana, aide de santé, né en 1938, montre ainsi que le respect des malades pouvait prendre en compte les cultures africaines dans les années 1950. À la question de savoir quel est « le niveau d'attention qu'on accorde au malade », il répond :

La déontologie était très respectée parce que quand la sanction tombait, il n'y avait pas d'avocat pour ça.

À celle du « niveau de respect de l'intimité du corps du patient », il dit :

C'était respecté parce que si c'était par exemple une femme, on demandait les renseignements supplémentaires si elle était mariée et le secret n'était pas dévoilé[56].

Ceci est confirmé par maints autres entretiens.

[56] Entretien, 2016.

Chapitre 2 : Les infrastructures sanitaires en AOF et en Guinée

Ce chapitre analyse les infrastructures de santé et de formation des professionnels de santé en AOF et en Guinée. Les infrastructures de santé sont constituées d'abord par les hôpitaux de première génération, construits au début de la colonisation destinés, prioritairement, à soigner les expatriés européens. Ils comprenaient toutefois des pavillons ou sections pour les patients africains, notamment les auxiliaires de la colonisation. À cela s'ajoutent les hôpitaux, les postes et les centres de santé, les dispensaires placés sous la tutelle de l'Assistance médicale indigène (AMI), dans la perspective d'étendre les soins médicaux aux populations africaines.

L'ouverture, à partir de 1918 d'une École de Médecine à Dakar constitue un tournant dans la formation tandis que l'implantation d'Instituts Pasteur, où s'effectuent des recherches de pointe sur la pathologie tropicale, permettent une collaboration des hôpitaux avec les laboratoires.

1) La genèse des services et établissements de santé

Au début du XXe siècle un arrêté général, daté du 5 juin 1905, harmonise au niveau de l'AOF l'organisation du service d'hygiène[57]. Ses activités concernaient des domaines très variés : l'habitat, les maladies contagieuses à déclaration obligatoire ou le contrôle de la qualité de l'eau, mais également le contrôle des prisons, la surveillance de la prostitution, la lutte antimoustique, les vaccinations …

---

[57] Voir, outre les livres cités, le bilan proposé par l'Association Amicale Santé navale et d'Outre-Mer (ASNOM) sur son site. Il contient de riches informations et présente une vision globale des réalisations médicales jusqu'à la fin du XXe s.
http://www.asnom.org/oh/fr/0740_hopitaux_coloniaux.php?PHPSESSID=ae629fb09017c051eba6ce41ae8fd119#a
Pour un historique voir aussi Jean-Paul Bado « Histoire, maladies et médecines en Afrique Occidentale XIXe-XXe siècles », *Outre-Mer*, 1999, n°322-323, p. 237-268.

Le Sénégal, du fait de l'ancienneté de l'installation des Français, dispose des plus anciens établissements de santé. Un hôpital militaire est créé à Saint-Louis du Sénégal dès 1681. Il est reconstruit en 1786 puis en 1827 et confié d'abord aux médecins de la Marine, puis au Corps de santé colonial. Par la suite, l'intérêt des Français se concentre plus au sud, vers Gorée et la presqu'île du Cap Vert où Dakar est édifié dans les années 1850. En 1882, on y prévoit la construction d'un hôpital. En 1890, les premiers bâtiments de l'Hôpital Principal sont construits et le quadrilatère central est terminé en 1897. Progressivement, il s'étend et sa capacité d'accueil s'accroît[58]. Un hôpital pour les Africains est ajouté en 1912, connu sous le nom de Le Dantec, premier directeur de l'École de médecine de Dakar. Sur le plan administratif, les textes de 1890 précisent que l'hôpital est placé sous la tutelle du directeur du service de santé de la colonie qui est en même temps médecin-chef de la colonie. L'établissement est placé sous l'autorité du gouverneur.

Les autres colonies sont également dotées au fil des années ; ainsi en Guinée, l'hôpital de Conakry est créé en 1902 tandis que celui de Bamako, dit hôpital du point G, est fondé en 1906.

La création de l'Assistance médicale indigène (AMI) et ses développements

L'arrêté du 8 février 1905 crée en AOF l'Assistance médicale indigène (AMI) chargée dans le cadre de la nouvelle politique sanitaire d'étendre les prestations à la population africaine[59]. La médecine foraine, itinérante, mobile, assurée par les unités de l'AMI et du service des Grandes Endémies qui connaît diverses mutations devant l'ampleur des endémies notamment celle de la maladie du sommeil. Avec la création de l'AMI s'amorce une politique sanitaire soucieuse d'étendre les prestations à la population africaine, dans un souci d'endiguer les maladies et de lutter contre la mortalité infantile.

Pour les autorités sanitaires et le gouverneur général Roume (1902-1907), l'AMI doit : *augmenter le bien être des indigènes, multiplier les médecins, lutter contre la syphilis, l'alcoolisme et les maladies épidémiques, lutter contre la mortalité infantile, donner aux médecins*

---

[58] Jean-Claude Cuisinier-Raynal, « L'Hôpital Principal de Dakar à l'époque de l'AOF de 1895 à 1958 », in Charles Becker & alii (dir.) *AOF : réalités et héritages*, p. 1188-1192, p.1188.

[59] *Journal Officiel de l'AOF*, 1905, p. 84.

des aides-indigènes, faire participer le médecin à l'action sociale et administrative[60].

En effet, les conclusions de l'enquête de l'Inspection des Services sanitaires et civils, validée par la circulaire du gouverneur général Roume en date du 5 avril 1905, mettent en évidence un taux de mortalité très élevé. Deux principaux facteurs sont ciblés. D'une part, les maladies induites par la pauvreté, les conditions d'hygiène et d'insalubrité et, d'autre part, les pathologies dangereuses comme la tuberculose et les maladies vénériennes (syphilis). La mortalité infantile est particulièrement élevée. En outre, l'enquête incrimine également les maladies endémiques spécifiques au milieu tropical : béribéri, lèpre, trypanosomiase, paludisme.

Dans ces conditions, l'AMI assure la prise en charge des maladies vénériennes, des endémo-épidémies et des facteurs de la mortalité infantile, ciblées comme source de dénatalité dans les colonies. De sa création en 1905 aux années 1940, les services de l'Assistance médicale indigène furent les piliers de l'action sanitaire. Ils se mirent lentement en place. La création de l'AMI épouse le projet de médicalisation des sociétés africaines. Outre la lutte contre les maladies endémiques, il fallait créer ou perfectionner les infrastructures hospitalières et sanitaires, former du personnel médical et paramédical africain (médecins, pharmaciens, infirmiers et sages-femmes).

La lutte contre la maladie du sommeil fait l'objet d'un service à part organisé en Haute-Volta, concrétisé par la création du Service général Autonome de la Maladie du Sommeil (SGAMS) en 1939, transformé en SGHMP (Service général d'hygiène mobile et de prophylaxie) en 1945 à la suite d'une décision prise à la conférence de Brazzaville en 1944. Il intervient surtout en milieu rural[61].

La mise en place de l'AMI est aussi liée au projet eugénique, en réponse à la question démographique : « faire du Noir », c'est-à-dire s'assurer les services d'une main-d'œuvre suffisante et en bonne santé. Pour le gouverneur général Carde (1923-1930) « l'œuvre sanitaire et l'action médicale sont dictées par la nécessité de développer la race en quantité et en qualité »[62]. Il est évident que l'objectif de ce projet

---

[60] Marc Sankalé, *Médecins et action sanitaire en Afrique noire*. Présence africaine, 1969, p.36.

[61] http://www.asnom.org/oh/fr/0821_centre_muraz.php?PHPSESSID=ae629fb09017 c051eba 6ce41ae 8fd119#a

[62] ANS 1H102 (163), Circulaire du 12/3/1924, Gouverneur général, Instruction sur le fonctionnement de l'AMI.

recoupe les impératifs de la mise en valeur coloniale. Dans ce contexte, le personnel médical doit aller au contact des malades et des populations des zones rurales. Dans le nouveau maillage, les formations sanitaires implantées en milieu rural sont placées sous la tutelle des « médecins africains » formés à l'école de médecine de Dakar.

Au tableau des priorités de l'AMI, figurent la gratuité des soins, l'augmentation de l'état sanitaire des populations, le renforcement des effectifs du personnel médical et paramédical (médecins et aides de santé), les campagnes de vaccination, la lutte contre les diverses pathologies ainsi que la baisse de la mortalité infantile. La diffusion de la vaccination antivariolique est prioritaire. La variole est considérée comme l'un des principaux facteurs compromettant l'avenir démographique. En 1902, un service mobile et permanent est créé en AOF. Des centres vaccinogènes sont mis en place, mais la couverture des colonies se heurte à maintes difficultés, notamment celle de convaincre les habitants de l'efficacité du vaccin.

La survenue des deux guerres mondiales occasionne des dysfonctionnements qui perturbent le système sanitaire colonial du fait de la mobilisation du personnel européen souvent redéployé en métropole ou mobilisé. Cette période est marquée par l'appel accru à des auxiliaires autochtones formés dans les colonies afin de suppléer aux carences de personnel. Après le second conflit mondial, l'AMI, transformée en Assistance médicale africaine (AMA), est déchargée de la lutte contre les grandes endémies confiées au SGHMP.

Le principe de l'accès aux soins est généralement la gratuité pour les fonctionnaires ou les indigents. La tarification des prestations de santé est définie par l'État colonial. Le système colonial de tarification est officiellement fondé sur l'indigénat. Selon des sources issues de praticiens de l'époque :

C'était l'indigénat. Le patient est traité gratuitement parce que l'impôt est payé. Donc, le colon assurait la prise en charge[63].

Un autre précise :

Le patient est traité gratuitement, parce qu'il paye l'impôt. Donc, le colon assurait la prise en charge de la plupart des cas. C'est à ce régime de gratuité que les fonctionnaires et les démunis sont soumis. Il y avait

[63] Entretien 2016, Sény Keïta (né en 1940).

des circonstances de paiement, souvent insignifiant qui ne concernaient que ceux qui ont des moyens[64].

La notion de gratuité des soins doit donc être prise avec beaucoup de précautions. Le fonctionnement des infrastructures est en effet financé par les budgets coloniaux locaux, c'est-à-dire par les impôts payés à divers niveaux par les colonisés, impôts directs (capitation) ou indirects (droits de douane notamment). En poussant l'analyse, on peut dire que la gratuité peut être perçue comme un mécanisme visant à maintenir la main-d'œuvre dans un bon état de santé. Il faut, selon Sarraut, « augmenter le capital humain pour pouvoir faire travailler et fructifier le capital argent »[65]. La gratuité ne concerne d'ailleurs pas toutes les composantes de la population. On peut comprendre, dans ce contexte que certains pensent que :

La gratuité n'est que leurre, mirage et piège, tellement les charges de compensation sont nombreuses et pesantes sur les colonisés[66].

Par « charges de compensation » ce témoin, médecin mais aussi commandant d'arrondissement sous le régime de Sékou Touré, entend le travail forcé lié aux prestations, l'exploitation des ressources naturelles, l'appropriation des terres des colonisés, sans consentement ou contrepartie, les bénéfices tirés de l'échange inégal c'est-à-dire les débouchés qu'offrent les colonies à la production industrielle métropolitaine.

Selon lui, la mesure de gratuité des soins n'était donc qu'une compensation bien limitée par rapport aux profits rapportés par la colonisation. Cependant, du point de vue sanitaire, on ne saurait affirmer que les colonisés n'ont rien gagné, parce que les soins médicaux ont freiné, voire éradiqué, certaines maladies qui affligeaient des communautés entières, ce qui a permis une réduction sensible des taux de morbidité et de mortalité.

Cette analyse n'est pas suivie par tous les témoins dont certains soulignent l'impartialité du fonctionnement du fait d'un contrôle sévère :

---

[64] *Idem.*

[65] Cité par Catherine Coquery-Vidrovitch p.31 in Coquery-Vidrovitch Catherine et Goerg Odile (éd.), *L'Afrique occidentale au temps des Français. Colonisateurs et colonisé, c..1860-1960*, La Découverte, 1992.

[66] Confie un médecin (85 ans).

Le respect des tarifs était de rigueur, parce que ceux qui y travaillaient bénéficiaient des privilèges qu'ils ne souhaitaient pas perdre. Donc, pas de corruption[67].

De même, certains témoins ont une vision très positive des pratiques au temps colonial :

La planification du travail évitait le retard. Les consultations se faisaient par ordre d'arrivée sur la liste d'inscription. Seuls ceux qui devaient être hospitalisés patientent le plus pour l'approfondissement des consultations.

On respectait le corps du patient. Le corps du malade n'était pas exposé. On examinait les parties concernées.

Seules les parties à consulter sont découvertes. En exemple, la poitrine pour la bronchite, le ventre pour la diarrhée et les douleurs abdominales. Pour la hernie ou l'hydrocèle, la gonococcie, la chaude pisse on baisse le pantalon pour la consultation. Cette phase est obligatoire pour regarder si le pus ne coule pas[68].

Ce type d'analyse est difficile à extrapoler, tant les situations devaient varier selon les personnels et les situations. Il peut aussi être influencé par le regard rétrospectif, lié notamment à la détérioration du système de santé contemporain.

2) Les infrastructures sanitaires en Guinée

Comme dans les autres colonies, le maillage des infrastructures obéit à une organisation pyramidale. Au sommet, c'est-à-dire le niveau central, se trouvent les hôpitaux, structures de soins et de formation, implantés, dans la plupart des cas, dans les chefs-lieux et les grandes villes. Au niveau provincial se trouvent des centres médicaux, des postes médicaux, des formations rurales, qui peuvent être sollicitées pour des activités foraines (médecine mobile ou ambulatoire). Le dispositif est complété par les pharmacies et les laboratoires comme l'Institut Pasteur de Kindia, créé le 20 mars 1922. Filiale de l'Institut Pasteur de Paris, il dispose d'un centre médical, d'un centre d'élevage de serpents et de singes, d'un laboratoire de production de vaccins et d'un dispensaire.

---

[67] Entretien 2016, Dr Mamady Kourouma (né en 1948).
[68] Entretien 2016, Sény Keïta (né en 1940).

À Conakry, chef-lieu de la Guinée

Chaque chef-lieu de colonie devait être doté d'un hôpital permettant de soigner sur place les populations européennes, et plus marginalement, africaines. À Conakry, se trouvaient cinq structures de santé : l'hôpital Ballay, l'Inspection médicale des écoles, le service d'hygiène, le dispensaire central de Conakry et le dispensaire de Dixinn.

L'hôpital principal, construit de 1899 à 1902 pour remplacer un établissement désuet ouvert en 1894, relevait de l'autorité directe du Directeur local de la santé publique. Il fut nommé hôpital Ballay en hommage au premier lieutenant-gouverneur de la Guinée en 1891, Noël Ballay (1847-1902) médecin, mort lors de l'épidémie de fièvre jaune au Sénégal en 1902 au poste de Gouverneur général. L'hôpital comportait quatre pavillons pour Européens, reliés par des passerelles, et des dépendances. Les pavillons étaient hiérarchisés en fonction du statut des patients. Une section, dite « indigène » fut rajoutée en dehors de l'enclos.

Le Directeur de la santé, souvent un officier supérieur (colonel en l'occurrence), avait sous sa responsabilité tous les services de santé ainsi que les médecins-chefs de l'hôpital et des cercles. La Direction disposait d'un cabinet dirigé par un chef-matériel et un service en charge des statistiques[69]. Le personnel médical hospitalier, pour l'essentiel européen, était assisté par un personnel local africain recruté dans la colonie (manœuvres, aides-soignants, etc.). Ainsi, à partir de 1910, un corps d'aides-médecins auxiliaires fut créé afin d'assister les médecins européens. Des infirmiers sont formés, spécialisés dans le traitement de la maladie du sommeil, auxquels s'ajoutent des équipes de lutte contre les maladies endémiques. Le nombre de personnes à soigner à l'époque variait entre 50 et 60 patients alors que la capacité d'accueil de l'hôpital ne dépassait guère une dizaine de lits, réservés exclusivement aux urgences[70].

Dans les cercles

Au niveau des cercles, c'est-à-dire des provinces actuelles, les structures de santé étaient également hiérarchisées : hôpitaux, centres

---

[69] Alpha Oumar DABO, *Réaménagement de l'hôpital Docteur Ignace Deen*, Mémoire de fin d'Études Supérieures, Faculté de Génie Civil, Université Gamal Abdel Nasser de Conakry, 1970.

[70] *Ibid.*

et postes médicaux, dispensaires, consultations ambulantes et dispensaires gérés par des missionnaires. Les structures des cercles sont placées sous la direction des chefs de circonscriptions médicales, des médecins-chefs de l'Ambulance et des chefs de postes médicaux[71].

Pour la région montagneuse du centre, un agent technique de santé, qui a exercé à Labé, précise :

Dans tout le Fouta, il y avait le service de santé Labé, qui est un dispensaire, le Centre des Grandes Endémies qui avait deux équipes : une pour la prospection et l'autre pour le traitement. Ces équipes faisaient deux tours par an au niveau de la région pour dépister et traiter la lèpre et la trypanosomiase. Quand on détectait un nombre élevé de malades dans une localité, un infirmier était affecté pour le traitement.

L'hôpital recevait les malades à hospitaliser et le Centre des grandes Endémies allait vers les populations pour le traitement de la lèpre et de la trypanosomiase[72].

Il évoque par ce témoignage des maladies récurrentes dans la région en ajoutant que *le service médical traitait le paludisme, la diarrhée, la fièvre typhoïde.* La spécialisation des soins permettait d'être plus efficace.

De même, dans la région de Kankan, diverses infrastructures fonctionnent :

Il y avait 3 hôpitaux, le Centre des Grandes Endémies et le Dispensaire du Camp.

[...]

À Kankan, l'hôpital était là où se trouve actuellement l'Université Julius Nyerere : le grand bâtiment était l'hôpital. À Kouroussa, l'actuel siège de l'hôpital préfectoral. À Siguiri, c'est au siège de l'actuel hôpital préfectoral. Le logement du directeur de chaque hôpital était dans l'enceinte dudit hôpital.

Les soins de base étaient pratiqués à savoir :

La prise en charge des maladies courantes, les interventions chirurgicales simples comme la hernie[73].

---

[71] Guinée française, Direction locale de la Santé publique, bordereau de pièces-jointes relatives aux textes de référence sur l'exercice de la clientèle privée par les praticiens de l'administration, en date du 14 avril 1954.

[72] Entretien 2016, Elhadj Mamadou Billo Diallo (né vers 1926).

[73] Entretien 2016, Dr Mamady Kourouma (né en 1948).

Chaque hôpital avait son laboratoire et effectuait diverses analyses :

Des examens de sang, urine et selles pour lutter contre le palu, la fièvre jaune, les parasites, le diabète, les microfilaires, la trypanosomiase[74].

À Kankan même se trouvaient, en plus des dispensaires :

Hôpital à Sobhè au centre-ville de Kankan ; le Centre des Grandes Endémies à Salamani au nord de la ville de Kankan[75]

Le personnel était identique dans toute la colonie, les Français occupant le haut de la hiérarchie et les Guinéens les fonctions subalternes :

La direction était assurée par des Français jusqu'à l'indépendance ; les indigènes (Guinéens) étaient chargés de soins et de l'entretien[76].

Toutefois, certains Africains, formés à l'école de Dakar, pouvaient faire partie du personnel qualifié. La mémoire des noms persiste, montrant l'importance de ces moments de soins. Ainsi le personnel est décrit pour le début des années 1940 ainsi :

Des médecins militaires français, et une infirmière ou sage-femme sénégalaise Hana Guèye. Ma sœur qui vient après moi porte le nom de cette Sénégalaise. Des infirmiers et sages-femmes guinéens comme Sanoussy Kanfory qui était musicien et infirmier ; et c'est lui qui m'a circoncis. Il faisait la chirurgie.[77]

De même un infirmier, né en 1934, évoque des noms de médecins et infirmiers :

À l'hôpital de Labé, il y avait Johnson de nationalité dahoméenne. Des Guinéens comme Dr Abdoulaye Touré, Traoré. Il n'y avait pas beaucoup de médecins guinéens, Infirmier d'État comme Diallo Dalein, Diallo Maci.[78]

---

[74] Entretien 2016, Dr Sény Keïta (né en 1940).
[75] *Idem.*
[76] Entretien 2016, Dr Mamady Kourouma (né en 1948).
[77] Entretien 2016, Dr Sény Keïta (né en 1940).
[78] Entretien 2016, Elhadj Ismaëlou Baldé, (né en 1934). Il faudrait pouvoir confronter la mémoire orale aux registres mais elle est symptomatique.

L'essentiel du budget de la santé était centré sur la médecine des soins absorbée par les hôpitaux et les centres sanitaires des villes qui concentrent ainsi une partie importante du budget alloué à la médecine. L'analyse des pratiques de la médecine coloniale indique de grandes disparités devant la maladie et la mort. Le système privilégie non seulement les Européens mais aussi les villes au détriment des zones rurales.

Se déplacer vers l'hôpital était complexe comme dans la vaste région de Kankan :

Pas d'ambulance pour aller les chercher. Les malades venaient de partout : Siguiri, Mandiana, Kérouané, Kouroussa et Faranah.

La présence de l'hôpital était la bienvenue ; les malades étaient traités ; il y avait la chirurgie et autres. Il répondait à la satisfaction des populations. C'était aussi une expérience pour le personnel soignant qui traitait les maladies tropicales[79].

Un autre témoin confirme :

Un accès difficile pour ceux qui sont éloignés. En exemple, les malades de Saladou, une sous-préfecture de Mandiana située à la frontière guinéo-ivoirienne, devaient venir à l'hôpital de Kankan pour des soins[80].

Ils devaient donc parcourir environ 150 km, ce qui ne pouvait qu'aggraver leur état de santé.

Il en va de même dans la région de Labé, questionné sur l'accès aux soins :

Très difficile pour ceux qui sont loin de la structure sanitaire. Certains étaient transportés en hamac par manque de véhicule et le mauvais état de la route[81].

Le personnel médical était, dans bien des cas, en nombre insuffisant. Sa répartition au sein de la colonie favorisait également le milieu urbain. Cependant, il peut aussi arriver qu'en cas d'urgence ou de crise sanitaire, une région puisse bénéficier d'un renforcement momentané en personnels de santé. La répartition du personnel était donc fonction

[79] Entretien 2016, Dr Sény Keïta (né en 1940).
[80] Entretien 2016, Dr Mamady Kourouma (né en 1948)
[81] Entretien 2016, Elhadj Mamadou Billo Diallo, (né vers 1926).

des besoins spécifiques de chaque région. Ce qui, aucunement, ne saurait occulter le déficit de personnel. Il est courant de voir un seul médecin pour une région tout entière.

Les hôpitaux disposaient d'une dotation budgétaire de la colonie et les recettes provenaient aussi des frais payés par des particuliers admis en consultation externe ou en hospitalisation.

Pour l'hospitalisation, il fallait payer 4500 francs pour 15 jours et 9000 francs pour un mois. Et si le malade sortait avant ce délai, une partie de son argent lui est restitué, dit le même agent de santé en poste à Labé[82]. Un autre agent de santé précise :

L'administration coloniale prenait en charge les frais de traitement des fonctionnaires et personnes démunies. Et les nantis se prenaient en charge[83].

D'une région à l'autre, la situation est assez similaire : l'accès aux soins est assez aisé pour les habitants des villes tandis que les villageois ont du mal à se rendre dans les infrastructures sanitaires ; les raisons sont toujours les mêmes : état des routes, niveau de vie bas, manque d'informations. Un médecin en poste à Zérékoré dans la région forestière témoigne clairement de cette situation :

Il y avait des hôpitaux mais archaïques à Nzérékoré, Beyla, Yomou, Macenta et Guéckédou, villes dotées aussi d'une pharmacie.

N'Zérékoré était le centre principal *où il y avait une structure réservée pour le trypanosome, cette maladie du sommeil était dans une autre structure réservée en dehors de l'hôpital. Ces infrastructures, au centre-ville, étaient donc accessibles pour les populations environnantes mais inaccessibles aux villages reculés qui n'avaient pas de voies d'accès faciles.*

Comme ailleurs, le personnel guinéen occupait une position secondaire, sous l'autorité de Français mais aussi d'Africains originaires du Cameroun ou du Dahomey, pense-t-il se souvenir.

Les centres médicaux sont érigés dans les chefs-lieux des cercles, dénommés, à cet effet, circonscription médicale. Une Circonscription médicale comprend, généralement, un dispensaire, un centre de lutte contre la trypanosomiase, une maternité ainsi que des logements du personnel, réservés le plus souvent aux médecins et aux sages-femmes. En effet, les autres personnels de santé rencontraient des problèmes de logement, même si c'était prévu dans le règlement datant de 1912.

---

[82] *Ibid.*
[83] *Ibid.*

Les premiers dispensaires sont progressivement créés dans les cercles de l'intérieur. Dans le cadre du projet de médicalisation, la fréquentation des dispensaires connut une progression sensible. Avec l'arrivée des hygiénistes, des secouristes et le renforcement du corps paramédical, les endémo-épidémies furent sensiblement maîtrisées. Grâce à la création en 1922 du Service des Grandes Endémies, des équipes mobiles sillonnent les campagnes en appui aux dispensaires. Les postes médicaux, structures implantées dans les subdivisions administratives des cercles, jouent le rôle de point focal en matière de soins pour les populations rurales. Les formations fixes, unités de soins au niveau d'unités villageoises plus réduites, favorisent l'affluence des populations, même si l'accès n'est pas toujours aisé vu la situation des routes. Les consultations foraines ambulatoires offrent ponctuellement des prestations de soins dans les lieux de regroupements temporaires, comme les marchés hebdomadaires et certaines places publiques choisies à cet effet souvent avec l'appui de la chefferie locale.

Une station climatique, à vocation sous-régionale, prévue comme centre de repos pour les Européens, est inaugurée en 1936 à Dalaba, dans la région fraîche des montagnes au centre du Fouta-Djalon. Durant la Seconde Guerre mondiale, elle attira des Français de toute l'AOF[84].

L'Institut Pasteur (Pastoria) de Kindia

L'institut Pasteur de Kindia, communément appelé Pastoria, est créé le 20 mars 1922, fonctionnel en 1923. C'est une structure de recherche, filiale de l'Institut Pasteur de Paris. Il est fondé à l'initiative d'Albert Calmette (1863-1933), sous-directeur de l'Institut Pasteur de Paris, dans la ville de Kindia, ville facile à rejoindre par le train Conakry-Kankan, spécifiquement pour ravitailler en singes l'Institut Pasteur de Paris. L'établissement est constitué d'un centre d'élevage de singes et de serpents, d'un laboratoire de production de vaccins et d'un dispensaire. À ce complexe, s'ajoutent des laboratoires de recherche biomédicale[85]. L'élevage et les recherches sur place sont rendus

---

[84] Marc Alberge, *La station climatique de Dalaba : du tourisme sanitaire au tourisme de loisirs de 1932 à nos jours*, Université Toulouse 2, 2005, mémoire de maîtrise.

[85] Institut de Recherche et de Biologie Appliquée de Guinée, IRBAG, Conakry, République de Guinée, Entretien 2016.

Voir aussi Vincent Leblan, « Une frontière coloniale homme/animal : captures de chimpanzés et fabrique des identités raciales à l'Institut Pasteur de Kindia, Guinée française, 1920-1930 », in Dominique Juhé-Beaulaton et Vincent Leblan (dir.), *Le spécimen et le collecteur. Savoirs naturalistes, pouvoirs et altérités (XVIIIe-XXe siècle)*, Publications scientifiques du Muséum national d'histoire naturelle, 2018, p. 385-427.

possibles grâce à l'aménagement d'un parc à chimpanzés en 1927 (semi-liberté, reproduction sur place). Pastoria cumule ainsi des tâches biomédicales (test de vaccins sur des singes) et des recherches en médecine vétérinaire et observation des singes (recherches en psychologie animale). La volonté d'en faire un lieu de recherches internationales avec accueil de chercheurs étrangers (dont les Américains Robert Yerkes et Henry Nissen) ne fut toutefois pas totalement réalisée.[86]

Une analyse des archives montre que la principale mission de Pastoria est la lutte contre les grandes endémies tropicales. Il s'agissait ainsi de produire des vaccins dans le cadre de la prévention de ces maladies, des sérums antivenimeux à des fins curatives et de développer des expérimentations médicales, des essais cliniques sur des espèces animales. Cet institut contribua à freiner, voire à endiguer, les endémo-épidémies. Les ruptures d'approvisionnement en serpents par les populations locales fut l'une des plus grandes contraintes de fonctionnement que ce centre va couramment rencontrer au cours de son évolution.

3) Laboratoires et pharmacies

Chaque hôpital est pourvu d'un laboratoire et d'une pharmacie. Les Centres des Grandes Endémies en disposaient aussi. S'agissant de la pharmacie, notons que les premières sources d'approvisionnement en médicaments étaient les services annexes des structures de santé, qui hébergeaient une petite unité pharmaceutique. Il ne s'agissait pas de pharmacies au sens d'unités spécialisées et autonomes de fourniture de médicaments, mais de modestes points de vente, relevant de la structure interne des services de santé. Ce qui, selon un très vieil infirmier, « va générer une pluralité de petits points de vente de médicaments, pas très étoffés, mais contenant tout juste l'essentiel des médicaments de soins courants »[87].

Le service autonome de la pharmacie n'apparut qu'à la fin des années trente. Auparavant, les patients accédaient directement aux

---

[86] Marion Thomas, « Entre Paris et les Tropiques, le rôle inattendu des Instituts Pasteur dans la naissance de la psychologie animale pendant la période coloniale », *Revue de primatologie* [En ligne], 8 | 2017, mis en ligne le 31 mars 2018, consulté le 23 juillet 2018. URL : http:// journals.openedition.org/primatologie/2816 ; DOI : 10.4000/primatologie.2816.

[87] Cette analyse est fréquente parmi le personnel de santé en poste du temps colonial.

produits médicamenteux à partir des services de santé après prescription, sans la délivrance d'une ordonnance médicale. Les ordonnances relevaient des outils de gestion interne des structures de santé, au même titre que les carnets, à la différence que les ordonnances ne sont pas aux mains des malades, mais des consignes écrites qui ne doivent circuler qu'entre le personnel médical de la structure soignante.

Sur la foi des témoignages d'informateurs oraux, les premières pharmacies apparaissent à partir de 1940. Au nombre de deux, elles sont installées dans un premier temps à Conakry avant d'être implantées au niveau des chefs-lieux des cercles et des provinces :

Dans l'hôpital [de Conakry] *il y avait une pharmacie et dans chaque préfecture il avait aussi une petite pharmacie* dit un médecin qui décrit ainsi les médicaments disponibles :

Des antiseptiques, antibiotiques, des pansements. Seulement retenez que chaque période a ses types de médicaments et en fonction de l'évolution des familles de médicament.[88]

Les impératifs d'organisation et de coordination des activités de ce secteur vont conduire à la création en 1944 de la pharmacie centrale d'approvisionnement en médicaments (PHARMAPRO) à Dixinn qui, désormais, va s'occuper du ravitaillement de toutes les structures de santé de la Guinée, à travers des instances techniques et administratives, aussi bien au niveau central que périphérique.

Les médicaments non disponibles faisaient objet de commandes directes à Dakar ou en France. À terme, chaque structure de santé disposait d'un point de vente. De même, dans chaque ville existait aussi une petite pharmacie. Ainsi, pour chaque Circonscription médicale, on distingue des points de vente implantés au niveau du dispensaire du chef-lieu, du Centre des Grandes Endémies et de la pharmacie au centre-ville.

S'il est admis que dans une première phase les points de vente et les pharmacies relevaient de la sphère publique, il n'en demeure pas moins que progressivement, ils vont passer dans le secteur privé, à travers les structures de soins de santé tenues par des missions catholiques et les pharmacies privées tenues par des particuliers expatriés. En définitive, on distinguait d'abord les pharmacies et points de vente publics implantés en milieu hospitalier ; ensuite viennent les pharmacies

[88] Entretien 2015, Dr Mamadou Bah Kaba (né en 1925).

publiques proprement dites, détachées des hôpitaux, situées dans les centres villes ; enfin les points de vente des structures privées de soins de santé des missions catholiques et des pharmacies privées, tenues par des particuliers.

Comme dit plus haut dans la présentation du système de santé, l'exercice de la pharmacie était en effet contrôlé et règlementé en AOF par l'arrêt du 25 mai 1905. Ceci explique que le personnel des pharmacies soit essentiellement composé d'expatriés français et d'autres nationalités, dont des Sénégalais, Togolais ou Camerounais issus des écoles de médecine de la Fédération. Toutefois, la tutelle des responsabilités relevait des expatriés français et les contrôles sur la qualité et la sortie frauduleuse des médicaments était de rigueur. Du statut de simples exécutants, dans la plupart des cas, les Guinéens vont progressivement gérer des pharmacies, notamment des hôpitaux, même si c'était sous la supervision de représentants de l'administration coloniale.

D'une manière générale, les principaux types de médicaments de l'époque sont « les classiques adaptés aux problèmes de santé de l'heure ». Entre autres, y figuraient des antibiotiques, des antiseptiques, des antipaludéens, des antiparasitaires, des médicaments et produits de pansements courants, des produits de traitements du goitre, des produits de traitement des pathologies symptomatiques de carences organiques ou d'avitaminose, comme le bleu de méthylène contre les plaies de bouche, suite à des stomatites.

Les infections contre lesquelles les antibiotiques étaient utilisés sont les maladies vénériennes (gonococcie surtout), la tuberculose, la lèpre... Les antipaludéens comprenaient la quinine, la chloroquine, un dérivé de quine ainsi que des antalgiques contre les douleurs et fièvres associées au paludisme comme les différents types d'aspirine. Les médicaments pour les pansements étaient constitués de chlore, de mercurochrome, d'alcool, de compresse, de bande, de coton hydrophile, de coton cardé... Les problèmes de santé pour lesquels les pansements étaient effectués sont surtout les blessures, les plaies chroniques, la petite chirurgie, les morsures de serpent et, quelquefois de chien, etc.

Des informateurs rapportent que ces médicaments étaient fiables, dans la plupart des cas, à cause surtout des effets et possibilités de guérison de maladies qui, jusque-là, étaient considérées comme incurables dans la conscience collective. Des dérivés de quinine continuent à être utilisés dans le traitement du paludisme. Un autre facteur explicatif de l'efficacité des médicaments tenait au fait que les patients y étaient soumis pour la première fois et réagissaient bien aux produits pharmaceutiques occidentaux. Certains informateurs du corps médical pensent en effet que *le système était efficace parce que les résultats des traitements étaient souvent bons surtout que les hommes étaient naturels et maintenant nous sommes trop fragiles*[89]. Les maladies qui les assaillaient étaient donc très sensibles aux médicaments disponibles.

À ce facteur non négligeable, s'ajoutent, bien sûr le rôle du personnel de santé et l'absence de contrefaçons à l'époque. En effet, les produits circulaient sous le contrôle rigoureux des colonisateurs, de sorte que les malades ne recevaient que des produits authentiques, venus de la France et de Dakar. On ne peut toutefois guère idéaliser cette période. Les difficultés de conservation des médicaments du fait des températures élevées et les ruptures momentanées des stocks, liées aux distances entre les sources d'approvisionnement et les structures périphériques, constituent en effet des contraintes importantes, comme l'évoquent les témoignages.

Au sortir du second conflit mondial, en 1945, le nombre de structures de santé implantées en Guinée s'élevait à 29 : à l'hôpital Ballay s'ajoutent les 28 circonscriptions médicales provinciales correspondant aux cercles. Des dispensaires ruraux complétaient ces infrastructures. Conakry, la ville la plus peuplée, concentrait un personnel de santé plus nombreux. Le renforcement de la prise en charge hospitalière et l'action de la médecine foraine en milieu rural contribuèrent sensiblement à une meilleure maîtrise des maladies endémo-épidémiques[90].

---

[89] Entretien 2016, Dr Jean Baptiste Kakila Louamou (né en 1947).

[90] Alpha Oumar Dabo, *op. cit.*, 1970.

Chapitre 3 : Former le personnel médical

Après quelques rappels sur les fondements généraux de l'enseignement colonial, ce chapitre analyse l'évolution de la formation en médecine en AOF. Il est important en effet de comprendre les motivations sur lesquelles reposent le besoin et la nécessité du colonisateur de former des sujets colonisés, quel que soit le domaine.

1) L'enseignement aux colonies

Le renforcement de l'instruction publique liée à la doctrine de l'assimilation se manifeste par un maillage d'écoles non seulement dans les chefs-lieux mais aussi et surtout en milieu rural. La scolarisation et le relèvement, très lent, du niveau furent autant de facteurs déterminants qui permirent l'implantation d'écoles de médecine dans les colonies. Pour l'AOF, elle sera unique et localisée à Dakar. Mais l'ouverture de la formation médicale en AOF est une étape décisive dans l'histoire sanitaire des colonies.

Il n'est pas utile ici de faire l'histoire de la politique scolaire en AOF qui débute avec l'implantation des Français au Sénégal. L'école dite des otages, puis École des fils de chefs et des interprètes de Saint-Louis est le premier établissement scolaire public créé en 1855. Certains analystes voient dans l'œuvre scolaire une action d'acculturation culturelle servant uniquement les intérêts de l'administration et ses besoins en main-d'œuvre formée à moindres frais et payée à moindre coût. D'autres y voient, outre les besoins réels des colonisateurs en auxiliaires, des opportunités pour les colonisés et, éventuellement, des armes critiques contre la domination coloniale. La première analyse, schématique, est celle que fait l'historien Boni Mel de la genèse de cette institution ce qui, selon lui, permet de saisir les buts de l'école coloniale. Il la replace dans le cadre des justifications économiques et sociales qui sont à l'origine des conquêtes coloniales puis de la politique de « mise en valeur » (construction de routes, de chemins de fer, de ponts, de ports, de bâtiments publics, de dispensaires, des bureaux administratifs, etc..). Ce programme exige une main-d'œuvre « indigène », diversifiée et dont les qualifications servent l'œuvre coloniale (maçons, mécaniciens, moniteurs agricoles, mais aussi agents des maisons de commerce, commis, interprètes, instituteurs, infirmiers, postiers, etc.).[91]

Des réflexions poussées furent menées pour définir les objectifs, les programmes d'enseignement et des modalités de l'école aux colonies. La base légale fédérale fut posée en novembre 1903 sous le gouverneur général Roume. Après des débats fournis, les principes adoptés étaient ceux de l'assimilation qui prône l'emploi du français comme langue d'enseignement et la similitude des contenus. Une adaptation fut toutefois rapidement appliquée.

Les objectifs ne visaient pas une formation longue des colonisés, mais l'acquisition de bribes de connaissances pour la majorité, surtout des garçons. Les sociétés concernées réagirent diversement à cette injonction ou possibilité[92]. Seule une minorité d'enfants pouvait accéder à un enseignement plus complexe. C'est parmi ces élèves, arrivés au niveau de la fin de l'école primaire supérieure, que sont sélectionnés ceux qui peuvent candidater aux formations médicales créées sur place, parallèlement à l'apprentissage sur le tas d'infirmiers ou aides-soignants.

2) Former localement le personnel de santé

Dans le cadre de l'expansion coloniale engagée sous la Troisième République, la nécessité de former dans chaque territoire un personnel médical et paramédical autochtone s'impose, notamment pour des raisons budgétaires. En 1890, environ 300 médecins militaires français exercent en AOF, surtout au Sénégal et au Soudan (actuel Mali). Ils soignent en priorité des Français, mais aussi les troupes coloniales et

---

[91] Boni Mel, « L'école coloniale en Afrique occidentale française. Histoire d'un crime contre la culture africaine », *Afrocentricity* Abidjan, 2016. https ://www.dyabukam.com/index.php/fr/savoir/histoire/itemlist/user/713-afrocentricityabodjan,4/09/17, 24h14m

[92] Les études portant sur l'enseignement en AOF sont désormais très nombreuses, aussi bien générales que monographiques. On ne peut en dresser une liste exhaustive. Pour un bilan voir par ex. Pascale Barthélemy, « L'enseignement dans l'Empire colonial français : une vieille histoire ? », *Histoire de l'éducation*, n° 128, 2010, p. 5-27.

leur famille. La loi des Finances de 1900 qui instaure l'autonomie financière des colonies implique la prise en charge financière de la politique sanitaire, ce à quoi le budget local ne peut faire face sans recruter localement. Le souci de développer une politique de santé publique, ouverte à une population plus vaste, suppose en effet le recours à un personnel autochtone. Le ministre des Colonies songe d'abord à fonder au Sénégal « une école où certaines connaissances thérapeutiques seraient inculquées à de jeunes indigènes, se destinant à la pratique de la médecine à l'intérieur de la colonie »[93]. Mais le projet est difficile à concrétiser, alors que la maîtrise des territoires n'est pas achevée. Un corps d'infirmiers africains est créé, puis un service d'Assistance médicale indigène, organisé en 1905 sur le modèle de celui de Madagascar. L'année suivante, des aides-médecins commencent à être recrutés parmi les jeunes gens sachant parler et écrire le français.

Pour faire face à la demande, les gouverneurs généraux vont demander la mise en place d'une formation plus rapide et moins ambitieuse, essentiellement pragmatique. Dans certains pays, des établissements d'enseignement de la médecine existaient déjà ; ils étaient organisés par des médecins de marine ou par des missions chrétiennes, avec l'appui des pouvoirs locaux. Jusqu'à la fin du XIXe siècle, une partie la médecine était, la plupart du temps, exercée par des auxiliaires et des sous-gradés dont le niveau d'études n'était généralement pas élevé. Il s'agissait des officiers de santé, des chirurgiens auxiliaires ou d'infirmiers. Toutefois, il existait un personnel médical, militaire, déployé dans les colonies, en l'occurrence les Troupes de la Marine ou la navale créé en 1689 par l'Ordonnance du marquis de Seignelay, à l'époque sous Colbert et secrétaire d'État à la Marine. Leur formation s'effectuait en France dans des écoles de médecine placées sous la tutelle du ministère de la Marine. Il s'agissait des écoles de Toulon fondée en 1725, Rochefort en 1732 et Brest à partir de 1757. En France, le doctorat d'État est rendu obligatoire à partir de 1885. À partir de 1890, les médecins de la Marine sont formés

---

93 Les informations sont tirées notamment d'ASNOM, site cité ; partie sur « Le rôle des personnels autochtones »
https://www.asnom.org/oh/fr/0410_role.php?PHPSESSID=0411c55f4d07d90523bbb782ad903404
et partie sur « les écoles de médecine autochtones »
http://www.asnom.org/oh/fr/0420_ecoles_medecine.php?PHPSESSID=ae629fb09017c051eba6ce41ae8fd119.

à l'École principale du service de santé de la Marine rattachée à la faculté mixte de médecine et de pharmacie de Bordeaux. Le 3 octobre 1905 un décret institua une école militaire d'application spécialisée dans la médecine tropicale : l'Institut de Médecine tropicale du Service de Santé des Armées, connue aussi sous le nom d'École du Pharo, localisée à Marseille.

Pour seconder les médecins coloniaux par des auxiliaires plus qualifiés que les infirmiers, la métropole a d'abord recours aux "aides médecins indigènes". Leur corps est créé en 1906 par Ernest Roume, gouverneur général de l'AOF. En vertu d'un arrêté fédéral, les candidats sont recrutés, dans chacune des colonies, parmi les infirmiers et les élèves du niveau du certificat d'études primaires. Formés en trente mois dans l'hôpital du chef-lieu de la colonie, selon un programme fixe, ils sont ensuite affectés, et font carrière dans les services de santé publics. Plus tard, les taux de scolarisation et le niveau d'instruction s'étant élevés, il apparut judicieux de créer une école de médecine[94].

Toutefois le nombre d'aides-médecins indigènes reste infime par rapport aux besoins de plus en plus pressants liés aux impératifs de la mise en valeur. Ainsi, 1912 ils sont au nombre d'une quarantaine (42 plus précisément) pour l'ensemble de l'AOF. Ce qui est peu, face à l'immensité des besoins.

Par ailleurs, la guerre de 14-18 modifia, d'une manière générale, les relations entre la métropole et son empire. Elle imposa un changement de paradigme en matière de politique sanitaire et éducative. L'appel à la Force noire est mis en avant ; des soldats africains sont recrutés à partir de 1915, grâce au concours du député du Sénégal Blaise Diagne élu en 1914. En 1917, il est chargé par Clemenceau de la levée exceptionnelle de 47 000 hommes. Des avantages financiers et des privilèges en matière d'emploi et d'accès à la citoyenneté française sont promis à certaines catégories de mobilisés et leurs familles. Parmi les décisions figure la création d'une École de médecine de l'AOF à Dakar, officialisée par décret le 14 janvier 1918.

---

[94] ASNOM, site cité ; voir la partie sur « l'Assistance Médicale Indigène » http://www.asnom.org/oh/fr/0720_assistance_medicale_indigene.php?PHPSESSID=ae629fb09017c051eba6ce41ae8fd119.

3) L'École de médecine de Dakar

C'est en application de ce décret que l'École de Médecine de l'Afrique occidentale française est créée le 1er novembre 1918 à Dakar, afin de former des médecins « auxiliaires », plus qualifiés que les aides-médecins auxiliaires pour assister les médecins coloniaux, des pharmaciens « auxiliaires » et des sages-femmes. Son premier directeur fut le médecin militaire Aristide Le Dantec, directeur de l'hôpital « indigène ». Comme lui, la majorité des enseignants appartiennent au Corps de santé colonial. Il en va de même des directeurs suivants.

Les élèves sont sélectionnés dans chaque territoire de l'AOF parmi une petite minorité ayant fini le cycle de l'école primaire supérieure. Les garçons sont alors scolarisés à l'École normale fédérale de garçons, nommée d'après le gouverneur William Ponty, située sur l'île de Gorée en 1913, puis à Sébikotane en 1937. Comme son nom l'indique, l'objectif de cette école est la formation d'instituteurs mais la création de l'école de médecine en 1918 leur ouvre un autre débouché. Après deux années de tronc commun de formation générale avec les futurs instituteurs et les futurs commis d'administration, ils peuvent tenter le concours pour l'école de médecine pour devenir élèves-médecins ou pharmaciens.

Les rares filles, titulaires du certificat d'études, peuvent prétendre à la section de « sages-femmes » dès 1918 et à celle d'infirmières-visiteuses à partir de 1928[95].

L'école comprenait quatre sections : médecine (4 ans d'études), pharmacie (3 ans d'études), sages-femmes (3 ans) et vétérinaire (3 ans). La section vétérinaire a été transférée plus tard à Bamako, au Mali. Le recrutement est très sélectif et les promotions très réduites : en moyenne 16 sages-femmes, 18 « médecins africains » et un petit nombre de pharmaciens (2 par année au début des années 1950). Les diplômés sont destinés à travailler dans la fonction publique de la santé.

Du fait de leur sélection stricte et d'études rigoureuses, leur statut social est élevé, en particulier pour les femmes pour lesquelles être sage-femme est la seule formation professionnelle possible à côté d'institutrice. Un espoir de première importance est fondé sur le rôle

---

[95] L'école normale de filles, à Rufisque, n'ouvre ses portes qu'en 1938. Pascale Barthélemy « La formation des Africaines à l'École normale d'institutrices de l'AOF de 1938 à 1958. Instruction ou éducation ? », *Cahiers d'Études Africaines*, XLIII (1-2), 169-170, 2003, p. 371-388. Pascale Barthélemy, *Africaines et diplômées à l'époque coloniale (1918-1957)*, PUR, 2010.

capital de ces sages-femmes africaines, formées en nombre restreint selon les techniques occidentales de l'obstétrique. Les mobiles de la sollicitation des sages-femmes montrent les liens étroits entre formation des Africains et entreprise coloniale. Le rôle premier assigné à ces dernières est la préservation de la vie des Africains, face aux taux élevés de mortalité maternelle et infantile dans les colonies, dans l'optique des préoccupations populationnistes que partagent les métropoles impériales. Il s'agit, dans le cadre du projet eugénique, de promouvoir l'accroissement démographique, de fortifier les populations, dès la naissance, de « faire du Noir », pour reprendre les propos des gouverneurs Carde et Brévié. D'autant plus qu'en AOF, le taux de mortalité infantile est très élevé, bien supérieur à celui de la métropole. La formulation du programme de « mise en valeur » initié par le ministre des colonies, Albert Sarraut, présenté à la Chambre des députés le 12 avril 1921, évoque le souci de la dépopulation. Peu après, Édouard Daladier, ministre des colonies du Cartel des gauches, s'inscrit dans la même perspective lorsqu'il affirme que « l'avenir des populations indigènes et l'essor de... [l'] empire colonial » sont intimement liés à l'action sanitaire et sociale.

Concession faite dans l'objectif du recrutement des tirailleurs pour la Première Guerre, la création de l'école de médecine de Dakar trouve donc sa place dans la nouvelle manière de concevoir la question sanitaire dans les colonies.

La formation à l'École de médecine de Dakar fait une place importante à l'enseignement pratique. Outre les séances de travaux pratiques, l'accent est aussi mis sur la formation des élèves à l'esprit de la médecine occidentale dite scientifique et au pragmatisme. Les salles de cours et les laboratoires de formation sont insérés dans les structures hospitalières à Dakar. Les activités portaient sur des actes de routine par exemple montrer aux élèves la façon dont on doit faire un prélèvement, une observation, ainsi que les modalités d'interprétation des phénomènes observés. Une telle approche consistant à lier les structures de formation aux structures sanitaires, notamment les hôpitaux, préfigure déjà les centres hospitalo-universitaires (CHU). Avec cet "enseignement intégré", une bonne partie de la formation s'effectue auprès du lit du malade. Avec les innovations pédagogiques introduites à l'École de Médecine de Dakar, à partir des années 1930, l'enseignement d'amphithéâtre est remplacé par la formation pratique au chevet des malades.

Avec la formation pratique, la maladie observée à l'hôpital peut être aisément reconnue par le futur praticien dans son expérience médicale. Il s'agit avant tout des pathologies tropicales (paludisme, maladie du sommeil, fièvre jaune, etc.), de la lèpre, des maladies vénériennes… Le contrôle des connaissances s'effectue notamment par des épreuves orales appliquées à des dossiers de malades.

Tableau n° 1 : Diplômés de l'École de médecine de Dakar (1921-1934)

Années	Médecins	Sages femmes	Infirmières visiteuses*	Pharmaciens	Vétérinaires
1921		15			
1922	8	13		2	
1923	7	10		2	3
1924	11	15		2	2
1925	13	10		2	
1926	10	18		2	
1927	14	18		2	
1928	18	11		1	
1929	7	23		1	
1930	9	17	12	1	
1931	11	12	6	2	
1932	12	12	4	1	
1933	14	7	6	1	
1934	14	11	10	2	

Source : Blanchard Dr, « L'École de médecine de Dakar », *Annales de Médecine et de Pharmacie Coloniales*, Tome XXXIII, p. 90-111, p. 91-92, 1936

* cette section n'est ouverte qu'en 1928 et ne produit donc ses premières diplômées qu'en 1930.

En 1944, l'École de médecine de Dakar est transformée en École Africaine de Médecine et de Pharmacie destinée à former non seulement des ressortissants de l'AOF, mais également les personnels originaires de l'AEF, du Cameroun et du Togo dont les premiers étaient issus de l'École Normale ou école primaire supérieure (EPS), Édouard Renard de Brazzaville.

En 1920 la France obtient un mandat sur une vaste partie du Cameroun, ancienne colonie sous domination allemande. Or, le Cameroun ne disposait pas de structures de formation sanitaire locale. Pour remédier à cette situation, Eugène Jamot suggéra la création d'une école. C'est dans ce contexte que l'école des aides de santé d'Ayos, à l'est de Yaoundé, fut créée en 1932.

Dans les années 1940 et 1950, la formation sanitaire relève toujours d'une logique fédérale, dont les structures restent situées dans le chef-lieu de l'AOF, à Dakar avec certaines relocalisations comme la section vétérinaire à Bamako. Les sections de l'école de médecine de Dakar forment le personnel qualifié, appelé désormais médecins, sages-femmes et vétérinaires « africains », ce qu'ils demeurent dans les mémoires :

Dans l'Afrique française, le cycle d'étude était de trois (3) ans pour les médecins africains (médecins auxiliaires) ; ceux qui voulaient une formation médicale parfaite partaient en France[96].

Au niveau local furent créées, après 1945, des écoles de formation accélérée d'agents subalternes, notamment d'infirmiers.

[96] Entretien 2015, Dr Mamady Keïta (né en 1947). Les études sont de 4 années en fait.

Chapitre 4 : Revendications africaines et réformes impériales lors de la colonisation tardive

Ce chapitre analyse les effets combinés des revendications africaines au lendemain de la Seconde Guerre mondiale et des réformes entreprises par les autorités coloniales pour les systèmes de santé, dans le contexte des revendications politiques et de la nouvelle géopolitique. Ces changements s'expriment aussi bien au niveau des institutions internationales que des métropoles. Sont également abordées les réformes au niveau de l'enseignement médical. Une attention particulière est accordée à la création de l'école des infirmiers et infirmières de l'AMI de Conakry en 1949, grande innovation pour la Guinée.

1) Revendications politiques et innovations en santé

Le contexte international et les institutions de santé

L'impact de la Seconde Guerre marque une étape décisive dans l'histoire des politiques sanitaires coloniales. Le contexte est marqué par l'internationalisation de la question coloniale et des problèmes sanitaires avec l'émergence de nouveaux acteurs. De la fin de la guerre jusqu'aux indépendances, un ensemble de réformes fut initié afin d'essayer d'endiguer toute velléité de contestation de l'ordre colonial et donc de répondre aux revendications qui s'exprimaient de plus en plus clairement.

Au niveau international, un nouveau discours est porté par les organismes créés dans la foulée de la fondation de l'Organisation des Nations Unies (ONU), notamment l'OMS ou les programmes sanitaires du Fonds international du Secours à l'Enfance (FISE) dans le cadre de l'UNICEF en 1946. Avec la création de l'Organisation mondiale de la Santé (OMS), le 22 juin 1946, à New-York, la santé n'est plus conçue « comme le silence des organes », voire l'absence de maladie ou d'infirmité, mais plutôt comme « un état de complet bien-être, physique, mental et social » (préambule, 1946). Une telle conception de la santé intègre ainsi le bien-être social, mental et matériel mis au centre des priorités et des objectifs du discours développementaliste. Lors de la première assemblée de l'OMS, tenue à Genève en 1948, le lien entre santé et développement apparait clairement dans les discours et s'institutionnalise dans diverses organisations internationales[97].

L'émergence des deux grandes puissances anticoloniales (USA, URSS) et du système des Nations Unies s'accompagne d'un vaste élan politique et syndical qui, au fil du temps, conteste et remet en question la domination coloniale. Les mouvements sociaux et politiques vont faire tache d'huile, de façon à retenir l'attention de divers décideurs clairvoyants de la communauté internationale. Ceux-ci, tenant compte du sort des populations sous domination coloniale et conscients des limites de la politique coloniale affichent des postures allant se concrétiser par des changements majeurs au sein des colonies. C'est dans ce cadre que le président Roosevelt, au quatrième point de son discours d'investiture du 20 janvier 1949, plaçait le bien-être matériel au centre de tout développement. Aussi, interpellait-il ses pairs, non sans leur rappeler que: « notre but devrait être d'aider les peuples libres du monde à produire, par leurs propres efforts, plus de nourriture, plus de vêtements, plus de matériaux de construction, plus d'énergie mécanique, afin d'alléger leur fardeau ». Les progrès techniques sont alors présentés comme des solutions pour soulager les souffrances humaines :

Pour la première fois de l'histoire, l'humanité détient les connaissances techniques et pratiques susceptibles de soulager la souffrance de [ces] gens.[98].

Ce discours eut de très grandes résonances dans les instances des Nations-Unies. Un lien est alors établi entre santé et développement. Les avancées des connaissances et des techniques en matière de santé, qui avaient joué un rôle pendant la guerre, vont pouvoir être appliquées dans d'autres domaines et zones.

---

[97] Pierre-Marie David, « La santé : un enjeu de plus en plus central dans les politiques publiques de développement international ? », *Socio-logos* [En ligne], 6 | 2011, mis en ligne le 03 mai 2011, consulté le 30 août 2017. URL : http://socio-logos.revues.org/2550
Voir la partie A) Santé et développement dans le contexte de l'après-guerre.
[98] *Ibid.*

Les puissances colonisatrices doivent tenir compte à la fois de ce climat international et des revendications des colonisés qui s'organisent peu à peu au niveau international (rencontre de Bandoeng en 1955, organisations panafricaines…). C'est dans ce contexte que furent adoptées des mesures, parfois conçues auparavant mais restées dans les cartons, et que des plans d'investissement furent adoptés.

Les mesures adoptées en AOF : investissements, formation et statut des personnels

En AOF, le Fonds d'Investissement pour le Développement économique et social (FIDES), donne une place de choix aux secteurs de l'éducation et de la santé dans un vaste programme de réformes. Grâce à l'appui du gouvernement général et aux crédits du FIDES, un vaste programme d'équipements est entrepris dans toute la fédération. Ainsi, la carte sanitaire s'étoffe avec d'importants travaux de rénovation et la construction de nouvelles infrastructures sanitaires : hôpitaux, postes de santé, dispensaires à l'intérieur des colonies. Le décalage peut toutefois être important entre les prises de décision et l'inauguration des nouvelles structures, comme le montre l'exemple de l'hôpital Donka construit dans la proche banlieue de Conakry de 1956 à 1958 et donc achevé tout juste avant l'indépendance de la Guinée en octobre.

En Guinée, diverses mesures innovantes sont adoptées, notamment la création de l'École de l'AMI de Conakry en 1949 (cf. *infra*). S'y ajoute la décentralisation administrative de l'hôpital Ballay qui, depuis sa création, relevait de l'autorité directe du Directeur de la Santé publique. Est créée en 1946 une Direction de l'hôpital, placée sous la tutelle du médecin-chef de l'hôpital. Désormais, c'est sous son autorité, assisté d'un infirmier-chef, d'un chef du matériel et d'un gestionnaire que sont placés les services techniques et administratifs des structures de santé[99].

Au même moment, sont créées ou renforcées des unités spécialisées dans les services hospitaliers : pédiatrie, pneumologie, gynécologie… Parallèlement, à partir des années 1950, les actions de l'AMI sont épaulées par la médecine ambulatoire, mobile et préventive grâce au Service général d'Hygiène mobile et de Prophylaxie (SGHMP) qui prend la suite du Service général Autonome de la Maladie du Sommeil

---

[99] Dabo, *op. cit.*, 1970.

(SGAMS). Institué par le décret du 15 juin 1944 et l'arrêté d'application 244/SP du 22 janvier 1945, il étend ses compétences sur les deux fédérations (AOF et AEF) ainsi qu'au Togo. Basé à Bobo-Dioulasso en Haute-Volta, le SGHMP est composé de plusieurs sections : paludisme, lèpre, tréponématoses, tuberculose. Il assure la couverture sanitaire du monde rural jusqu'à la fin des années 1950. Il forme également des infirmiers compétents dans ces domaines. Mamady Keïta, médecin, parlant de la période coloniale, l'évoque :

Je ne suis pas suffisamment armé pour vous parler du système pédagogique de formation médicale en Guinée dans les années 50. Ce que je sais, c'était un système élaboré par le colonialisme, tous les pays de la communauté française avaient le même système pédagogique.

Il y avait 2 pôles de formation : Haute-Volta (Burkina) pour les infirmiers et Dakar (Sénégal) pour les médecins auxiliaires. [...] Les infirmiers spécialisés en endémie (variole, fièvre jaune, maladie du sommeil ...) étaient formés en Haute-Volta (Bobo)[100].

De même un médecin en poste à N'Zérékoré affirme :

On formait à l'époque à Bobo-Dioulasso au Burkina et une formation purement masculine.

Il s'agissait de former des cadres moyens pouvant traiter des maladies simples, épidémiques.

On choisissait des gens en bonne forme pouvant faire des marches à la recherche des maladies, ils partaient avec un niveau de CEP (Certificat d'Études Primaires) et revenaient avec une bonne qualité en infirmerie.[101]

En 1949, l'AOF disposait de 852 établissements sanitaires, dont seulement huit grands hôpitaux, c'est-à-dire un par chef-lieu de colonie, la majorité étant des dispensaires rudimentaires. Au fil des années 1950, furent toutefois améliorées ou créées de nouvelles infrastructures sanitaires. Elles nécessitèrent un recrutement important de personnel pour leur fonctionnement. L'amélioration des infrastructures se double donc d'une refonte du système de formation, dans le cadre général d'une attention accrue donnée enfin à l'enseignement, notamment à la scolarisation des filles ou au niveau secondaire. D'une part, l'École de médecine de Dakar est réformée ; de l'autre on crée de nouveaux centres de formation dans diverses colonies, comme à Conakry (cf. *infra*).

---

[100] Entretien 2015, Dr Mamady Keïta (né en 1947).

[101] Entretien 2016, Dr Jean Baptiste Kakila Louamou (né en 1947).

Ainsi, avant même que ne s'achève le second conflit mondial, l'École de Médecine de Dakar connaît de profondes transformations. Devenue École africaine de Médecine et de Pharmacie en 1944, elle s'adapte au cours des années 1950 pour faire face à la demande en personnel médical. Elle accueille de plus en plus d'élèves, notamment ceux provenant de l'ancienne l'École des Aides de Santé d'Ayos au Cameroun qui ferme ses portes au même moment, en 1945, et dont les élèves en cours de formation sont transférés à l'École de Dakar.

À l'issue de leur formation, les élèves obtiennent leur diplôme et deviennent « médecins africains », et non plus « médecins » ou « pharmaciens « auxiliaires », la terminologie étant changée après la Conférence de Brazzaville en 1944. Ils restent destinés à exercer surtout en zone rurale où ils sont déployés dans le dispositif de la lutte contre la trypanosomiase et autres endémies et dans les dispensaires.

L'École de Dakar acquiert, par étape, un statut universitaire. À partir de 1953 en effet, l'École, devenue École préparatoire de médecine et de pharmacie, est rattachée à la Faculté de Médecine de Bordeaux, sous la tutelle de l'Académie de Bordeaux. Cette étape permet l'acquisition de diplômes d'État. Ainsi certains élèves peuvent continuer leurs études dans les facultés de médecine métropolitaines. Destinée à la formation du personnel de toute l'Afrique noire francophone, l'École de Dakar assure les trois premières années de formation, soit l'équivalence de la licence destinée à des médecins auxiliaires. Pour poursuivre les études supérieures, l'inscription dans une faculté de médecine française était obligatoire mais la mise en place de l'Institut des Hautes Études de Dakar en 1957 permit d'effectuer un cycle complet sur place d'études médicales, avec, en 1958, la transformation en École nationale de médecine et pharmacie.

De sa création en 1918 à 1953, l'École africaine de Médecine de Dakar, a formé 582 médecins et 87 pharmaciens et 447 sages-femmes[102]. Elle a été le lieu de formation d'une partie de l'élite africaine (futurs ministres, parlementaires, chefs d'État...). À titre d'exemple on peut citer Félix Houphouët-Boigny, major de la promotion de 1925 et futur Président de la République de Côte d'Ivoire.

Le recrutement et la formation des filles, déjà développés, restèrent également une priorité. Leur formation a été étudiée par Barthélemy

---

[102] Sankalé, 1969, *op. cit,*, p. 39.

Pascale[103]. Deux sections leur étaient ouvertes, celle de sages-femmes, au niveau exigeant, et celle d'infirmières-visiteuses. Voici le bilan :

Tableau n° 2 : Jeunes filles admises et diplômées de l'École de médecine de l'AOF (1918-1957)

	1918-1937	1938-1957	Total
	A/D*	A/D	A/D
Sages-femmes	388/273	482/360	870/633 (73%)
Infirmières-visiteuses	28/63	-/-	28 /63[104]
Total	**416/336**		**898/696**
*A= admises ; D : diplômées			

Source : d'après Barthélemy P., *op. cit.,* 2010, Annexe V, p. 291.

Comme pour les garçons, les élèves sélectionnées viennent des diverses colonies de l'AOF pour suivre une formation médicale à Dakar, mais les colonies y contribuent de manière déséquilibrée comme le montre le tableau des effectifs d'admises et de diplômées par territoire entre 1938 et 1957.

---

[103] Pascale Barthélemy, *Femmes africaines et diplômées : une élite auxiliaire à l'époque coloniale. Sages-femmes et institutrices en Afrique occidentale française (1918-1957)*, thèse, Paris Diderot, 2004.

[104] Les élèves sages-femmes qui n'avaient pas le niveau étaient reversées en 2e année dans la section des Infirmières-visiteuses moins exigeante, ce qui explique la différence de chiffre.

Tableau n°3 : Élèves admises et diplômées
de l'École de Médecine par territoire (1938-1957)

Territoire	Élèves admises	Élèves diplômées	% diplômées/ admises
Dahomey	210	151	72
Côte d'Ivoire	52	41	79
Soudan	41	38	93
Dakar et Dépend.	37	35	95
Guinée	28	25	89
Sénégal	54	23	43
Togo	18	15	83
Haute-Volta	12	11	92
Niger	8	7	58
Cameroun	12	7	58
AEF	8	5	63
Mauritanie	1	1	100
Non précisé	1	1	100
Total	482	360	75%

Source : Barthélemy, *op. cit.*, 2004, tableau VIII-5, p. 352

De 1938 à 1957, le nombre d'élèves admises et diplômées s'élève respectivement à 482 et 360, soit un taux de réussite moyen de 75%. Parmi les élèves qui ne terminent pas le cursus figurent aussi des abandons ou exclusions de l'école pour cause de grossesse par exemple.

Le statut des personnels est également repensé dès 1944[105] et régulièrement modifié au fil des années 1950. Celui des fonctionnaires et cadres supérieurs et locaux de l'AOF est redéfini en janvier 1952 par l'arrêté général n°305/S.ET du 14 janvier 1952. Ce processus de délocalisation des prérogatives et des statuts, qui démarre, dans un premier temps, par les fonctionnaires et cadres de façon générale, va

[105] Voir l'arrêté général du 6 décembre 1944 fixant le statut général des cadres locaux ; arrêté local du 12 février 1945 fixant le statut particulier du cadre local des infirmiers et infirmières de la Guinée française cités in 1H 18, arrêté portant création de l'école de l'AMI du 4 février 1949.

progressivement se focaliser sur le secteur précis de la santé. C'est ainsi qu'en 1955, est fixé le statut particulier du cadre local des Infirmiers et Infirmières de la Guinée, par l'arrêté local N°5776/CP du 24 novembre 1955[106]. La mesure s'inscrit dans un plan général de réorganisation de l'AOF.

Au niveau de chaque colonie, se trouve une Direction locale de la Santé publique placée sous l'autorité d'un Directeur local. À cette échelle, un conseil local de l'ordre des Médecins est l'instrument technique consultatif de la Direction locale. C'est sous l'autorité de ces différentes instances administratives que fonctionne le secteur de la santé, animé, à divers degrés, par le personnel de santé. Celui-ci reste soumis à la stratification antérieure : d'abord les Européens, suivis des Africains. Ce qui correspond à deux classes socioprofessionnelles que sont le personnel colonial de santé et les auxiliaires « africains ». Par ordre d'importance, le personnel colonial de santé comprend les Médecins militaires de divers grades, les Médecins civils européens, suivis des autres catégories de personnel européen. Puis venaient les auxiliaires africains qui comprennent les médecins, les pharmaciens, les sages-femmes, les infirmiers, les agents techniques de santé dits ATS. Le Décret du 11 août 1944, modifié par le décret du 25 avril 1946 institua un Cadre des Médecins, Pharmaciens et Sages-femmes africains en AOF, en AEF et dans les territoires du Cameroun et du Togo. Comme pour toute la fonction publique, le grade d'Infirmier est subdivisé en échelons. Ainsi, on distingue les élèves-infirmiers (en situation de classe), les infirmiers stagiaires (constituant le premier grade de la fin des études de ceux qui sont admis à exercer dans les structures de santé). S'y ajoutent les infirmiers ordinaires, les infirmiers principaux et les infirmiers spécialisés (comprenant les paliers d'Infirmier spécialiste principal et d'Infirmier spécialiste adjoint). Notons que le concept d'"auxiliaire", dans le domaine de la santé, est dynamique. Ainsi, au cours des années 1950, aux '"auxiliaires de santé", se substituent progressivement les "auxiliaires des services de santé", beaucoup plus englobant. Il prend en effet en compte d'autres catégories professionnelles, comme les matrones, les filles de salle, les chauffeurs, les cuisiniers, les veilleurs de nuit, les manœuvres, les menuisiers, les électriciens, les lingères, les plantons ou les magasiniers.

---

[106] Ces trois arrêtés sont cités dans les attendus de la Décision N°45/FP du Secrétaire d'État chargé de la Fonction publique de la Guinée, 20 octobre 1958.

Tous ces personnels travaillent dans le domaine de la santé. Il s'agissait du personnel prêtant main-forte aux structures de santé. Les travailleurs relevant de cette catégorie ont été officiellement classés par l'arrêté local du 18 octobre 1954, fixant le statut du personnel auxiliaire, et procédant aux modifications nécessaires[107]. À l'instar de ces autres catégories paramédicales, mais exerçant en milieu hospitalier, l'organisation prévoyait des postes destinés aux religieux, généralement catholiques. Tel fut le cas du poste d'aumônier catholique qui, en 1954, était tenu, à l'hôpital Ballay, par le révérend Père Costes. Au même titre qu'un fonctionnaire contractuel, ce prêtre dispose d'une indemnité de travail et d'honoraires[108].

Par ailleurs, le système sanitaire, fédéral, favorisait la circulation du personnel médical et paramédical africain dans les diverses colonies de l'AOF et AEF. Dans ce contexte, on peut comprendre que des agents de santé d'origine guinéenne puissent servir en Haute-Volta, et à l'inverse des Voltaïques en Guinée, des Ivoiriens au Sénégal, des Maliens en Guinée. Ainsi, en décembre 1958, la Guinée devenue indépendante, Michaël Hien, en service à Kissidougou auparavant, est autorisé à rester en Haute-Volta après ses congés[109].

L'exercice de la médecine privée est une autre caractéristique du système de santé colonial. Présentée sous le terme d'« exercice rémunéré de la clientèle privée par les praticiens de l'administration », la médecine privée était régie par des règles strictes. En réalité, les textes régissant le secteur au cours des années 1950 sont un réaménagement des premiers textes conçus en 1926 et révisés en 1948. Pour disposer d'un agrément d'exercice privé de la médecine, la nouvelle réglementation envisage trois principales dispositions : d'abord les formalités à remplir, ensuite les conditions d'exercice de la pratique et, enfin, la perception des fonds et la régularisation du fisc avec le trésor. Les formalités à remplir concernent, d'une part, l'obtention d'une autorisation administrative d'exercice, délivrée par le chef du territoire, en application des alinéas 2 et 3 de l'article 4 du décret du 4 octobre 1952 et, d'autre part, de l'inscription du requérant au tableau de l'ordre des médecins, conformément à l'esprit de l'article 7

[107] Cité in Arrêté local n°5104/CP, Décision n°4092/FP, du ministère de la fonction publique de la Guinée française, en date du 28 août 1958, portant avancement automatique du personnel auxiliaire de la santé.

[108] Arrêté du 9 mars 1954, du Gouverneur de la Guinée française.

[109] Décision n° 1005/END Haut-Commissaire de la République en AOF, Dakar, 9 Décembre 1958.

du même décret. L'inscription au tableau de l'ordre est obligatoire à l'entrée en vigueur de l'autorisation d'exercice[110]. Les conditions d'exercice de la pratique peuvent être à domicile ou dans les formations sanitaires. À domicile, le droit d'exercer du requérant est assujetti à trois conditions : une absence de praticien ou de spécialiste libre dans la localité, une insuffisance numérique de praticiens ou de spécialistes libres dans la localité et la présence dans la localité d'un nombre suffisant de praticiens ou spécialistes libres, restreignant ainsi les conditions de pratique, pour ne laisser au requérant que la seule possibilité d'être consultant.

Les conditions d'exercice dans les formations sanitaires réglementent aussi les exigences associées aux divers actes médicaux. Un paiement d'impôt est prévu, en général 25% de chaque acte tarifé que le praticien autorisé doit verser au trésor public[111].

À partir de 1952, la mesure qui jusque-là excluait les personnels africains va désormais reconnaitre l'éligibilité de certains d'entre eux, en l'occurrence les Médecins et Sages-femmes diplômés de l'École africaine de Médecine et de Pharmacie de Dakar[112]. On parle alors d'« exercice de la médecine privée », plutôt que d'« exercice privé de la médecine » par des praticiens de l'administration. Les autorisations accordées aux Médecins et aux Sages-femmes africains firent l'objet des mêmes formalités que celles prévues pour les diplômés d'État.

Il s'agit d'exercer un contrôle sur les activités des personnels de santé, un certain protectionnisme. Le souci de préserver l'équilibre des fonctions, censé être menacé par la flambée de cette médecine privée, semble être au centre des préoccupations de l'administration coloniale[113]. En appui à ces mesures, l'administration institua des règles strictes, dont la violation constitue une infraction à l'ordre en place. Ces règles furent rappelées par des circulaires. Ainsi un médecin de l'administration, s'il

---

[110] Circulaire n° 2964/SP-CP, du Directeur général de la Santé publique, Dakar 30 août 1954.

[111] Circulaire n° 781/SP-ADM, du Haut-Commissaire de la République, Gouverneur général de la Guinée française, à l'adresse des gouverneurs des territoires, 4 octobre 1952, Dakar.

[112] Le principe de l'autorisation les concernant avait été mis en cause par l'article 2 du décret 52. 935 du 28 juillet 1952, promulgué en AOF par l'arrêté 5270/ SET du 26 août 1952. A ce titre, ne seront donc autorisés que les médecins et sages-femmes africains bénéficiant des dérogations inscrites à l'article 2, paragraphe 8 du décret 52964.

[113] Circulaire n° 407/SP-AD, du Directeur général de la Santé publique de l'Afrique occidentale Française, en date du 5 février 1953.

exerce en pratique privée sans y avoir été règlementairement autorisé et sans être inscrit au conseil de l'ordre, est en infraction ; ceci ressort de l'exercice illégal de la médecine. Cela concerne aussi le fait de ne pas verser l'intégralité des sommes remises par les personnes traitées, soit dans une formation sanitaire, soit à domicile. Un tel acte est assimilé à un détournement de fonds appartenant à l'État[114].

L'impact de la loi-cadre Defferre de 1956

Gaston Defferre, ministre de l'Outre-Mer dans le gouvernement Guy Mollet, va initier une loi-cadre modifiant les institutions de l'Union française et le mode électoral en AOF et AEF. Ce texte législatif, adopté après de longs débats par le Parlement français le 23 juin 1956, constitue une étape importante dans la marche vers les indépendances des territoires coloniaux en Afrique française. Élaborée par Defferre et des députés africains comme Félix Houphouët-Boigny, elle transforme les institutions, modifie les formes de scrutin et amplifie le processus d'africanisation des cadres administratifs[115]. Les pouvoirs des assemblées territoriales sont élargis dans les diverses colonies ; elles élisent notamment un Conseil de gouvernement, dont les membres assurent la gestion du territoire sous l'égide d'un vice-président. Le président, chef du territoire, reste toutefois nommé par la France, ce qui lui permet de contrôler directement certains domaines (monnaie, politique extérieure) ou indirectement pour les mesures adoptées par les Conseils de gouvernement. Ceci limite grandement la marge de manœuvre des gouvernements locaux et suscite de fortes critiques[116]. Les membres du Conseil, qui reçurent le titre de ministres, menèrent des politiques conformes aux directives des partis qui conquièrent la majorité. Ainsi, en Guinée, le Parti démocratique de Guinée (PDG), issu du Rassemblement démocratique africain (RDA) fondé à Bamako en octobre 1946, prit les commandes sous la direction de Sékou Touré.

---

[114] Lettre n° 1330/SP-AD, du Directeur général de la Santé publique de l'AOF, à l'attention du Directeur local de la Santé publique de Conakry, date illisible du fait de l'état défectueux de la conservation.

[115] Les sources sont nombreuses sur la loi-cadre. Voir par les livres généraux : Hélène Almeida-Topor (d') *L'Afrique au XXe siècle*, Coll° U, Colin, 1993 (réédition 2013) ; Roger Benoist de Joseph, 1982, *Afrique Occidentale française, de 1944 à 1960*, Dakar, NEA ; Elikia M'Bokolo (éd) *Afrique noire, histoire et civilisation, XIXe-XXe s.*, t. II, Hatier-Aupelf, 1993.

[116] Voir pour l'application en Guinée et les critiques formulées par Sékou Touré, Camara, *op. cit.*, 1976, p. 51 sq.

Sophie Dulucq propose une analyse synthétique de ce changement fondamental :

Sans modifier la Constitution, la loi-cadre de 1956 crée donc les conditions institutionnelles et politiques qui rendent effective l'autonomie de l'ensemble des territoires de l'AOF, de l'AEF et Madagascar. Ainsi sont établis de nouveaux statuts pour les territoires de la France d'outre-mer. Le nouveau texte met en place une décentralisation des pouvoirs de la métropole vers les territoires, ainsi que des mesures de déconcentration administrative accompagnant l'extension des compétences des assemblées territoriales. Elle prévoit pour l'ensemble des scrutins un suffrage désormais véritablement universel – avec un collège unique d'électeurs –, ainsi que des conseils de gouvernement composés de ministres désignés par les assemblées territoriales et présidés par un représentant de la République française, accompagné d'un vice-président africain. Ces conseils ne sont toutefois pas responsables devant les assemblées locales[117].

Cette réforme se situe en effet dans le cadre de revendications accrues que la France souhaitait ainsi désamorcer, tout en morcelant l'ancienne fédération de l'AOF dont le gouverneur général jouait un rôle général de coordinateur. L'application de la loi-cadre fut progressive et s'accompagna de diverses mesures et décrets en 1957 qui mettent en place concrètement la décentralisation de l'autorité fédérale. Ce sont, entre autres : le décret N°576459 du 4 avril 1957, fixant les conditions de formation et de fonctionnement des conseils de gouvernement ; le décret N°57-460 du 4 avril 1957, fixant les attributions des chefs de territoires, des conseils de gouvernement et des Assemblées territoriales ; l'arrêté N°57-004, C.G. du 20 juin 1957, créant le ministère de la Fonction publique.

Dans le cadre des réformes issues de la loi-cadre et de la formation de gouvernement local, la Guinée dispose, après les élections territoriales du 31 mars 1957, de son premier conseil du gouvernement, composé notamment de :

Président : Jean Ramadier (chef du Territoire)
Vice-Président : Sékou Touré

[117] Voir la fiche média rédigée par Sophie Dulucq qui accompagne un document de l'INA (G. Defferre explique la loi devant des étudiants, 4 déc. 1956) https://fresques.ina.fr/independances/liste/recherche/Collection.id/5/e#sort/DateAffichage/direction/DESC/page/1/size/10

Ministre de l'Intérieur : Fodéba Keita
Ministre du Travail : Bangaly Camara
Ministre de l'Enseignement technique et de la Formation professionnelle : Michel Collet
Ministre des Travaux publics : Ismaël Touré
Ministre de l'Agriculture : Michel Mignard
Ministre du Commerce, de l'Industrie et des Mines : Lansana Béavogui
Ministre de la Santé publique : Najib Roger Accar
Ministre de la Fonction publique : Damantang Camara

Najib Roger Accar, médecin, est nommé ministre de la Santé en mai, alors que le médecin colonel Maxime Carrière reste directeur local de la santé publique. Dès ce moment, il imprime sa marque dans le fonctionnement des services de santé. Ainsi il émet, en septembre 1957, une circulaire exigeant le traitement égal des patients par les médecins et personnels de santé. Il signale un favoritisme pour « les malades payants et les Européens » alors que les « Africains indigents et les petits employés » sont dirigés vers les médecins africains.[118] Il exige que tous soient traités de la même manière, que les dispensaires ouvrent tôt le matin, selon les horaires fixés, pour accueillir « les malades qui sont obligés de parcourir de 15 à 20 kilomètres pour se présenter à la consultation ». Son contenu donne un aperçu, en négatif, de l'attitude que l'on pouvait observer dans certains services, même si le ministre précise, par prudence, qu'il ne sait pas « si ces informations [« signalées par de très nombreuses personnes avec beaucoup d'amertume »] sont exactes ».

Il ne s'agit donc pas uniquement de réformer les institutions mais bien de jouer sur les mentalités et pratiques en cette période de fin de colonisation.

Le ministre de la Fonction publique, Damantang Camara, se chargea de la mise en œuvre du statut des fonctionnaires et de leur reclassement selon les arrêtés prévus. L'arrêté N°57-044 CG du 20 juin 1957, déterminant la gestion des personnels relevant des Ministères, concerne donc directement le personnel de santé[119]. Les promotions de l'année

---

[118] Circulaire n° 2430/CAB/SPP du 12 septembre 1957, du ministre de la santé, Najib Roger ACCAR.

[119] Cité dans Décision n°4092/FP, du ministère de la fonction publique de la Guinée française, 28 août 1958, portant avancement automatique du personnel auxiliaire de la santé.

1957, effectives + à compter de janvier à novembre selon les catégories, sont ainsi validées par le ministre Accar[120]

C'est dans ce cadre que s'inscrit, entre autres, la décision N°1332/FP du 21 mars 1958, concernant le reclassement du personnel du cadre local des infirmiers et infirmières spécialistes de l'AMA de la Guinée Française.[121] De même, au mois de mai 1958, était parue la décision ministérielle N° 2435/FP, le 21 mai, relative à l'avancement des personnels de santé. Ceci constitue une des illustrations de la décentralisation de la gestion des territoires.

D'autres réformes sont entreprises. À l'hôpital Ballay, la réforme concerne la séparation des services et la création de nouveaux services de neurologie, de phtisiologie, d'ORL et de pédiatrie. Par ailleurs, on implante des centres de pédiatrie dans plusieurs quartiers de Conakry (Coronthie, Boulbinet) ainsi que des centres de Protection maternelle et infantile (PMI) auxquels s'ajoutent un service d'Hygiène et l'Inspection médicale des Écoles. La mise en place de centres de PMI aboutira, au fil des années, à une réduction très sensible de la mortalité infantile et maternelle.

2) L'école des infirmiers et infirmières de l'AMI de Conakry

La création de l'école d'infirmiers et d'infirmières de Conakry constitue une rupture et une grande innovation pour la Guinée. C'est la première fois qu'une formation médicale est possible sur place en mêlant apprentissage théorique et pratique. C'est la raison pour laquelle elle est présentée ici en détail, dans ses principes d'organisation que nous précisent les arrêtés de création.

Le fonctionnement général

La première école de formation en santé est créée en Guinée à compter du 1er janvier 1949, à Conakry, par un arrêté daté, étonnamment, du 4 février 1949. Celui-ci comprend 4 articles, auxquels est annexé un règlement détaillé[122]. L'école est créée sous le nom d'« École d'Infirmiers et d'Infirmières de l'Assistance médicale

---

[120] 1H18 Conakry, Décision signée par le ministre Dr Accar, 31 janvier 1958.

[121] Cité dans Décision N°45/FP du Secrétaire d'État chargé de la Fonction publique, 20 octobre 1958.

[122] 1H 18, arrêté du 4 février 1949 portant création de l'école de l'AMI, signé par le gouverneur Roland Pré.

indigène (A.M.I.) » (art. 1). La mention de la formation d'homme comme de femmes est intéressante à noter. Elle est « rattachée à l'Hôpital Ballay » (art. 2), dont elle constitue une annexe. Elle a pour vocation de « donner une instruction technique et professionnelle aux élèves-infirmiers et aux infirmiers stagiaires » (art. 3).

Le règlement, qui comprend 30 articles, répartis en cinq titres (I à V), est extrêmement précis. Il prévoit tous les aspects de son fonctionnement[123]. Le titre I concerne l'organisation, le II la discipline qui vient donc avant l'instruction professionnelle (III) et les articles détaillant l'organisation du recrutement et des études (IV pour les élèves-infirmiers art. 8 à 21 ; titre V pour les infirmiers stagiaires (art. 22 à 29). Le dernier article (30) précise que l'internat ne pourra fonctionner que lorsque les locaux seront mis à disposition par l'hôpital. Il est vrai qu'avant d'entrer réellement en fonction l'école doit recruter ses élèves.

L'école fonctionne sous le régime de l'internat et les élèves sont logés en dortoir dans un bâtiment de l'hôpital (art. 9 et 13). Le Médecin-chef de l'hôpital Ballay est d'office le Directeur de l'école des Infirmiers et d'Infirmières. Lui sont adjoints les médecins résidents européens et les médecins résidents africains. Le gestionnaire de l'hôpital Ballay est chargé de l'administration de l'école. L'infirmier-chef de l'hôpital Ballay est adjoint au gestionnaire ; il remplit les fonctions de surveillant général. Des « infirmiers, choisis parmi les plus anciens dans le grade le plus élevé, sont nommés par le Directeur local de la Santé publique, sur proposition du Directeur de l'école, au poste de surveillants des élèves, en raison d'un surveillant pour dix élèves » (art. 5).

Le recrutement des élèves-infirmiers a lieu chaque année. Un premier concours est lancé le 7 mars 1949, pour lequel il est précisé que les candidats doivent payer eux-mêmes leurs frais de déplacement[124]. Les élèves sont admis en qualité d'élèves-stagiaires, avec un salaire journalier de 100 francs. La durée de la formation est fixée à deux années. En 1950, les épreuves sont organisées du 11 au 22 septembre 1950 et les résultats connus dès le 30 septembre 1950[125]. Une liste de

---

[123] Règlement concernant l'École d'Infirmiers et d'Infirmières de l'Association médicale indigène (AMI) de Conakry, 23 février 1949. Toutes les informations sont tirées de ce document conservé aux ANG, 1H 18.

[124] Télégramme-lettre du 23 février 1949, Conakry, du Gouverneur de la Guinée française, à l'adresse des autorités du cercle de Labé.

[125] CR des opérations concernant l'examen probatoire des élèves-infirmiers et liste des résultats, signée par le médecin lieutenant-colonel BARE, directeur de l'école

classement de 45 élèves, plus quelques ex æquo, avec une moyenne supérieure à 15, est établie ; elle comprend quelques filles mais les garçons sont largement majoritaires. Au final, 41 élèves sont admis au concours.

La deuxième année de la formation se fait à l'école dite d'application des infirmiers stagiaires. Les recrutés sont les élèves-infirmiers admis à l'examen probatoire. De statut d'élèves-infirmiers, ces admis portent la dénomination d'infirmiers-stagiaires. Comme pour la 1ère année, l'école d'application fonctionne sous le régime de l'internat.

L'hôpital Ballay assure l'entretien complet des élèves, à l'exception de l'habillement, mais ces frais sont prélevés sur la solde mensuelle des élèves. L'alimentation correspond à celle de la troisième catégorie des malades et les repas sont pris dans un réfectoire. Les élèves assurent la surveillance avec un infirmier titulaire. Les gardes ne donnent droit ni à une indemnité, ni à un repos compensateur.

Les enseignants de l'école sont des fonctionnaires du corps médical, désignés pour assurer des fonctions de professeurs, d'assistants ou professeurs adjoints et de moniteurs. Les professeurs et professeurs-adjoints assurent les charges d'enseignement proprement dit, tandis que les moniteurs s'occupent de l'encadrement des travaux pratiques. Le grade de professeurs, réservé aux Européens, comprend des Médecins Commandants, des Médecins-Capitaines, des Pharmaciens Commandants et des Capitaines d'Administration, vocabulaire marquant l'empreinte de l'héritage de la médecine militaire. Les professeurs adjoints sont composés de Médecins africains et de Pharmaciens africains formés à l'École de Dakar. Enfin, les Moniteurs de travaux pratiques sont essentiellement composés d'« Aides de Santé ». Ce personnel enseignant et d'encadrement était composé du personnel médical de l'hôpital Ballay et de quelques cadres, chefs de services de l'administration locale.

Les premiers enseignants sont nommés par décision du 8 février 1950 :

(Compte-rendu N°779/ HB/E).

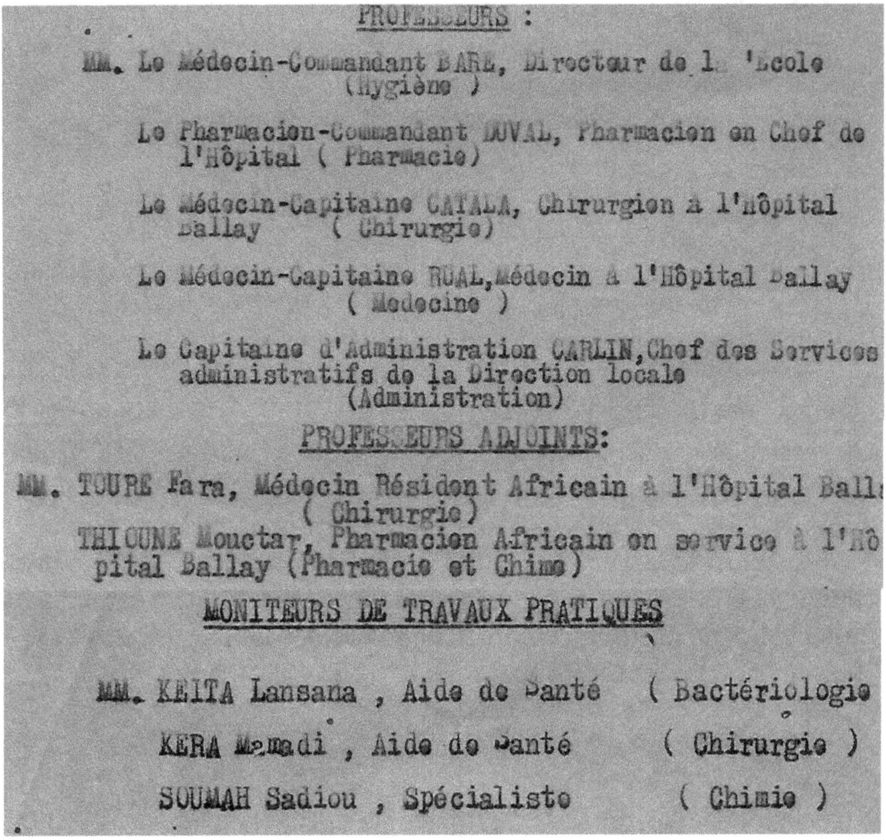
PROFESSEURS :

MM. Le Médecin-Commandant BARE, Directeur de l'Ecole (Hygiène)

Le Pharmacien-Commandant DUVAL, Pharmacien en Chef de l'Hôpital (Pharmacie)

Le Médecin-Capitaine CATALA, Chirurgien à l'Hôpital Ballay (Chirurgie)

Le Médecin-Capitaine RUAL, Médecin à l'Hôpital Ballay (Médecine)

Le Capitaine d'Administration CARLIN, Chef des Services administratifs de la Direction locale (Administration)

PROFESSEURS ADJOINTS:

MM. TOURE Fara, Médecin Résident Africain à l'Hôpital Ball (Chirurgie)

THIOUNE Mouctar, Pharmacien Africain en service à l'Hôpital Ballay (Pharmacie et Chimie)

MONITEURS DE TRAVAUX PRATIQUES

MM. KEITA Lansana , Aide de Santé (Bactériologie

KERA Mamadi , Aide de Santé (Chirurgie)

SOUMAH Sadiou , Spécialiste (Chimie)

L'indemnité horaire va de 200 francs pour les professeurs et professeurs-adjoints et 100 aux moniteurs[126]. Comme le montre la liste, ils représentent des spécialités variées : médecine générale, chirurgie, bactériologie, pharmacie, chimie…

Même si les médecins militaires étaient majoritaires, des Africains y enseignaient aussi. Ainsi, interrogé sur les nationalités, un agent de santé se souvient :

Les colons et Africains comme Ignace Deen le Dahoméen.

Certains Guinéens étaient responsables comme Dr Diallo Souleymane de Mali Yimbering (Yambéring)[127].

[126] 1H 18 Décision n°430/CP, du 8 février 1950, signée du secrétaire général, L. Nativel,

[127] Entretien 2016, Elhadj Mamadou Billo Diallo (né en 1926-1929).

Les règles de discipline sont strictes, ce qui correspond à l'esprit de l'époque et aux pratiques habituelles ; elles sont hiérarchisées selon la gravité de l'infraction et vont de l'observation à l'avertissement, la réprimande pour finir par le licenciement (art. 6). Une observation à un élève donne automatiquement lieu à un tour supplémentaire de garde auprès des malades dans la semaine. L'observation a lieu en cas de retard à l'appel pour une durée ne dépassant pas 15 mn, de paresse, de malpropreté corporelle et vestimentaire ou d'obtention d'une note inférieure à la moyenne lors des interrogations. L'avertissement donne automatiquement lieu à un tour de garde supplémentaire les dimanches et les jours fériés. La réprimande donne lieu à deux tours de garde supplémentaires, dont un le dimanche et un jour férié. Trois avertissements, une absence à l'appel ou au service, l'indiscipline et l'insolence sont, entre autres, des motifs de réprimande. Deux réprimandes, entrainent le licenciement de l'élève-Infirmier. L'observation et l'avertissement peuvent être infligés par des adjoints du Directeur, la réprimande par le Directeur, le licenciement par le Gouverneur de la colonie, sur proposition du Directeur de l'école, après avis du Directeur de la Santé publique.

Les programmes de formation

Toute la vie des élèves est rythmée par leur recrutement à l'école et leur qualité d'interne. Le programme prend en compte aussi bien l'ensemble des activités journalières que les enseignements dispensés, comme le montre l'analyse de l'emploi du temps de la première année. Les cours portaient sur diverses matières, entrant dans le cadre direct d'une formation spécialisée rapide. Les travaux pratiques portent notamment sur la bactériologie, la chirurgie et la chimie. Les effectifs modestes de l'époque favorisaient un encadrement individualisé. Par exemple, en 1954, toute l'école ne comptait que 31 élèves pour une dizaine d'encadreurs et d'enseignants[128].

L'horaire des cours est fixé par le Directeur, après discussion avec les professeurs et les assistants au cours d'une commission qui se tient avant l'ouverture de l'année scolaire. Les dimanches et jours fériés, les élèves sont libres à partir de 11 h mais ils doivent obligatoirement

---

[128] Rendement des écoles du service de santé, tableau N°14, École des Infirmiers et des Infirmières de l'AMI de la Guinée française, année scolaire 1954-1955 (in ANG, Rapport annuel 1954, de la Direction locale de la Santé publique, mars 1955, signé par le Médecin-colonel Vernier, Conakry).

rentrer à 21 heures, sauf autorisation spéciale. Les jeudis et les dimanches, ils peuvent obtenir une autorisation de rentrer à minuit, délivrée par le Directeur. Sur justification, ils peuvent obtenir une permission exceptionnelle, notamment pour des affaires familiales.

En principe, les élèves ont une heure de cours par jour et quatre heures de travaux pratiques par semaine[129]. Les études vont de pair avec le travail dans les divers services de l'hôpital qui occupe l'essentiel de la journée. Les activités des élèves-Infirmiers sont contrôlées par l'école de 6 heures du matin à 21 heures, du lever au coucher. Ainsi, les élèves malades doivent le signaler dès 7 heures du matin, afin que les autres puissent continuer les activités de service et de formation de la journée.

Après le petit-déjeuner, de 7 heures à 7 h 30 mn, commence l'appel des présents à 8 heures, suivi de la ventilation des élèves dans les divers services jusqu'à 11 h 30. Ils vont ensuite se reposer pendant 45 mn, avant le repas à 12 h 15 mn. Les élèves ont 2 h 15 mn de pause, avant de revenir pour l'appel à 14 h 30 mn. L'appel est directement suivi par le travail jusqu'à 16 h 30 mn. Après un repos de 30 mn, commencent les cours de 17 heures à 18 heures. Les élèves vont ensuite consacrer une heure aux préparatifs (repos et repas du soir), avant de commencer les révisions des cours de 19 h 30 mn à 20 h 30 puis se coucher à 21 heures.

Les obligations des élèves-infirmiers de la première année, à l'exception des jours fériés et les dimanches, sont donc répartis ainsi :

[129] Conformément aux dispositions de l'article 5, de l'arrêté général N°3271/P du 6 décembre 1944, et des articles 5 et 6 de l'arrêté N°324 C/P du 12 Février 1945.

Tableau n°4 : Emploi du temps des élèves-infirmiers de 1ère année

Horaire	Activités
6 h	Réveil
7 h	Inscription sur le cahier de visite pour les malades
7 h 30	Petit-déjeuner
8 h-11 h 30	Appel et travail dans les services
12 h 15	Repas et repos
14 h 30-16 h 30	Appel et travail dans les services
17 h-18 h	Cours et travaux pratiques
19 h 30-20 h 30	Études
21 h	Appel et coucher

Source : Règlement concernant l'École de l'AMI, Conakry, 1949, (art. 15)

Il n'y avait pas de spécialité, mais un tronc commun : Hygiène, pédiatrie, chirurgie, médecine, laboratoire dit un infirmier d'État issu de cette école. En ce qui concerne la formation, il précise :

a) capacité de participation aux cours : *très bonne, très sérieuse avec une rigueur.*

b) niveau d'autonomie pendant les révisions : *très bon, on révisait toutes les nuits en petit groupe.*

c) niveau d'autonomie dans le traité des devoirs de classe ou de maison : *une autonomie remarquable, parce que la capacité intrinsèque se faisait valoir*.

Au final, *les élèves étaient disciplinés et les enseignants très sérieux.*[130].

Le programme de la première année porte sur trois types d'enseignement. Ces cours forment un tronc commun que tous les élèves-infirmiers doivent suivre et maîtriser. Il s'agit d'abord de

[130] Entretien 2016, Elhadj Ismaëlou Baldé (né en 1934).

l'instruction dite technique comprenant le plus de cours qui sont au nombre de neuf ; ils portent sur des matières biomédicales et techniques médicales très diversifiées. À cela s'ajoute l'instruction professionnelle comprenant trois cours préparant les élèves à une connaissance des services de santé, du personnel médical et des établissements de santé. Enfin, la filière de l'instruction générale porte sur le français, notamment la rédaction et l'orthographe.

Tableau n°5 : Programme d'enseignement de la 1ère Année

Programme des cours	**Matières enseignées**
INSTRUCTION TECHNIQUE	Anatomie et physiologie
	Soins généraux à donner aux malades et aux blessés
	Soins particuliers à donner aux malades
	Soins particuliers à donner aux blessés
	Soins particuliers à donner aux malades atteints de maladies vénériennes
	Soins particuliers à donner dans les cas urgents, avant l'arrivée du médecin
	Soins particuliers à donner aux colonies, avant l'arrivée du médecin
	Généralités sur les maladies contagieuses et leur prophylaxie
	Techniques sanitaires
INSTRUCTION PROFESSIONNELLE	Le service de santé: notions générales sur sa mission, son but, ses moyens
	Le personnel et les établissements de services de santé
	l'hôpital et le dispensaire
INSTRUCTION GÉNÉRALE	Cours de français (rédaction et orthographe)

Source : Règlement concernant l'École de l'AMI, Conakry, 1949 (art. 21)

L'emploi du temps de la deuxième année des infirmiers-stagiaires est tout aussi rempli, avec une journée rythmée de 6 heures du matin à 21 heures. Les activités sont divisées en trois grands types entre les cours et le travail médical, et s'étendent de 8 heures à 18 heures. À l'exception des jours fériés et les dimanches, le rythme d'une journée de deuxième année se répartit ainsi :

Tableau n° 6 : Service journalier des Infirmiers-stagiaires de 2e année

Horaires	Activités
8 h à 12 h	« Appel et service dans les divisions »
14 h 30-16 h30	« Appel et service dans les divisions »
17 h-18 h	« Cours et travaux pratiques »

Source : Règlement concernant l'École de l'AMI, Conakry, 1949 (art.24)

Les infirmiers-stagiaires assurent également des gardes après 18 h, c'est-à-dire après les cours théoriques et les travaux pratiques qui ont lieu tous les jours. Ils sont libres à partir de 11 heures, les dimanches et jours fériés. Les périodes d'assimilation des cours sont donc limités, l'essentiel étant axé sur l'apprentissage par la pratique.

Les rubriques de formation, plus nombreuses en deuxième année, passent de trois à quatre : à l'instruction technique (comprenant sept matières), l'instruction professionnelle (trois cours portant sur l'organisation des services de santé dans les colonies, les règles de la profession infirmière et le fonctionnement de l'hôpital) s'ajoutent deux blocs portant plus concrètement sur l'organisation des hôpitaux et des dispensaires. La première est intitulée « procédures hospitalières » (11 matières traitant des démarches sociomédicales et administratives), la seconde « Dispensaire » (5 matières allant du fonctionnement aux diverses étapes du traitement des malades).

Tableau n° 7 : Programme des cours
de la 2e année des Infirmiers-stagiaires

Programme des cours	Matières enseignées
INSTRUCTION TECHNIQUE	Élément d'anatomie et de physiologie
	Soins médicaux aux malades et aux blessés hospitalisés
	Soins à donner aux blessés et aux chirurgicaux
	Soins à donner aux blessés et aux malades spéciaux
	Les maladies contagieuses métropolitaines et coloniales
	Techniques sanitaires
	Hydrothérapie
	Premiers soins à donner dans les cas urgents, en attendant l'arrivée du Médecin
INSTRUCTION PROFESSIONNELLE	Organisation générale du service de santé aux colonies
	Les règles générales de la profession d'infirmier
	L'hôpital
PROCÉDURES HOSPITALIÈRES	Les formalités à l'entrée
	Les formalités à la sortie
	Les services dans les salles des malades
	Service général avant, pendant et après la visite
	La contre-visite
	Surveillance des visiteurs
	Tenue administrative de la salle
	Le cahier de visite, les relevés de médicaments et d'aliments
	Prescriptions spéciales relatives aux médicaments toxiques
	Les régimes alimentaires

Programme des cours	Matières enseignées
	Les bons de matériel
DISPENSAIRE	Généralités: le personnel, son rôle, ses moyens, la hiérarchie dans les dispensaires, la discipline
	Admission des malades
	Entrée, séjour, sortie
	Traitement des malades (étude pratique)
	Visites médicales, les nourritures, les tournées

Source : Règlement concernant l'École de l'AMI,
Conakry, 1949, art. 28

Évaluation des enseignements et emploi des diplômés

L'arrêté créant la première école locale de formation des infirmiers prévoit des évaluations de haut niveau. Celles-ci peuvent être classées suivant deux critères: la périodicité de leur organisation et leur nature intrinsèque. Du point de vue de leur périodicité, on distingue les évaluations mensuelles et annuelles. Les évaluations mensuelles sanctionnent les efforts que l'apprenant a fournis au cours du mois et ont pour finalité d'assurer le suivi mensuel, tout en suscitant l'assiduité des révisions. Les sanctions (cf. *supra*) ont montré, entre autres, la chasse à la paresse.

Le sérieux de la formation et des évaluations est souligné par des anciens :

Les élèves participaient bien au cours, et ils pratiquaient tout ce qu'on leur enseignait.

Les élèves étaient autonomes.

Les élèves étaient à la hauteur de traiter les devoirs

[...] Pas de difficulté, l'obéissance et la discipline sont absolues.[131].

Les évaluations annuelles consistent en des examens. Pour les élèves-Infirmiers, l'examen de fin d'année est dit « probatoire » tandis que pour les infirmiers-stagiaires, il s'agit d'un examen de « fin

[131] Entretien 2016, Elhadj Mamadou Billo Diallo (né vers 1926).

d'application ». Selon les résultats, l'élève peut : passer en classe supérieure; arrêter les études; reprendre les études, ou en être exclu par licenciement[132]. Pour la nature des épreuves, on distingue des interrogations écrites dans toutes les matières, des interrogations orales et des travaux pratiques. À la fin de l'année d'application, les infirmiers stagiaires passent un examen dans toutes les matières enseignées. Tout infirmier stagiaire ayant obtenu une note égale ou supérieure à 15 est proposé pour la titularisation. Ceux qui ont obtenu une note égale ou supérieure à 12 doivent renouveler leur stage. Ceux qui ont obtenu une note inférieure sont proposés au licenciement.

Par exemple, à la fin de l'année scolaire 1954, les résultats étaient les suivants : sur un effectif total de 31 élèves, il y eut 20 reçus à l'examen de sortie, soit 64,5%, 4 autorisés à redoubler une deuxième année d'école et 7 exclus[133]

Tableau n°8 : Effectif et résultats de l'École des infirmiers et infirmières de l'AMI de la Guinée française en 1954

Élèves en cours d'études en 1954	31
Ont réussi l'examen de sortie	20 (soit 64,5%)
Ont été autorisés à renouveler une 2e année d'école	4
Ont été licenciés	7
Élèves admis en 1954	21

Source : ANG, Rapport annuel 1954, Direction locale de la Santé publique, mars 1955, Médecin-colonel Vernier, Conakry « Rendement des écoles du service de santé ».

Les archives, partielles, ne permettent pas de suivre les promotions sorties de cette école, ou d'avoir une idée du ratio entre les candidats et les admis qui sont en nombre limité.

Les principaux pourvoyeurs d'emploi pour les diplômés de l'école étaient l'État colonial, les sociétés étrangères ou les missions catholiques.

132 Compte-rendu N°779/ HB/E, du 30 septembre 1950, Portant sur les opérations concernant l'examen probatoire des élèves-Infirmiers.

133 ANG, Rapport annuel 1954, Direction locale de la Santé publique, mars 1955, signé par le Médecin-colonel Vernier, Conakry (école des Infirmiers et des Infirmières de l'AMI de la Guinée française, année scolaire 1954-1955).

Les structures de santé, dont les besoins étaient importants, avaient alors une grande capacité d'absorption des sortants de l'école. D'ailleurs, rappelons que la plupart de ceux qui étaient en formation, ne l'étaient qu'en vertu d'un besoin devant les conduire à un emploi direct, ce qui détermine la taille des promotions. Les recrutements continuèrent donc année après année. Dès la fin des études, les diplômés sont affectés dans différents services de santé, avec l'approbation du médecin colonel exerçant en qualité de Directeur local de la santé publique. L'emploi étant tacitement garanti, suivant les performances individuelles, chaque admis étant immédiatement employé. *Les admis choisissaient leur affectation par ordre de mérite* dit un ancien élève[134].

Cette école resta la seule école de formation médicale en Guinée jusqu'en 1958 comme le confirme le médecin, Mamady Kourouma, pour l'intérieur de la Guinée : *Il n'y avait pas d'école professionnelle de santé dans la région*[135].

Les enquêtés les plus jeunes, qui n'ont que de vagues informations sur la période coloniale, n'ont pas connaissance de cette formation médicale en Guinée même, mais l'école reste bien présente dans la mémoire des anciens :

Une seule école d'assistance médicale qui est à Conakry, à l'hôpital Ballay. En 1957-1958, elle recrutait les élèves qui ont le CEP. [C'était] *très rigoureux avec une pratique tous les matins et la théorie les soirs.*[136]

Un autre ancien se souvient :

La rigueur y était. Avec les médecins militaires colons, il n'y avait pas de pagaille ; le service de santé était respecté. Pour accéder à l'école, il fallait être titulaire du CEP[137].

Les témoins insistent par ailleurs sur la position subalterne des Guinéens pendant la colonisation. Ils ont bien conscience que leurs possibilités de formations sont limitées. Interrogé sur la place occupée par les Guinéens, un aide-santé né en 1938, répond :

---

[134] Entretien 2016, Elhadj Ismaëlou Baldé (né en 1934). Voir aussi Entretien 2016, Elhadj Mamadou Billo Diallo (né vers 1926).

[135] Entretien 2016, Dr Mamady Kourouma (né en 1948). De même, un infirmier (né en 1945) résume pour la période coloniale ainsi : 3 ans [de formation] professionnelle ; il n'y avait pas d'université en Guinée (Entretien 2015, Makagbè Komara).

[136] Entretien 2016, Elhadj Ismaëlou Baldé (né en 1934).

[137] Entretien 2016, Elhadj Mamadou Billo Diallo (né vers 1926).

Il n'y avait que des ATS (Agents Techniques de la Santé) guinéens qui occupaient le second rang, ils venaient après les colons[138].

Ou encore

Le colon était assisté par des indigènes. Les indigènes étaient des exécutants, subalternes[139].

De même, le Dr Mamadou Bah Kaba (1925-2021), propose un bilan clair sur la formation médicale :

D'abord c'était des médecins militaires qui s'occupaient de la santé dans toutes les colonies françaises et ensuite je vous rappelle qu'il n'y pas d'école ou de faculté de médecine ici.

Les médecins étaient formés à Dakar mais il y avait une école où on formait les infirmiers pendant une année[140].

Cette école semble avoir eu bonne réputation, d'après un autre témoin :

Pendant la colonisation, les infirmiers étaient moins nombreux et bien formés. [...]

À l'époque coloniale, la formation se faisait avec rigueur de façon sérieuse, sans complaisance ; la maîtrise était parfaite et s'obtenait en travaillant de façon dure.[141].

Par contre les autres agents sanitaires ne bénéficient pas de formation diplômante et continuent à apprendre leur métier directement par la pratique, comme en témoigne un agent technique de santé, né en 1945 :

Au cours des années 50, la formation était une formation sur le tas, c'est-à-dire à suivre les consignes strictes des médecins traitants. Avec l'habitude on s'habituait à apprendre notamment les injections, la prise des médicaments. C'est au fil des temps qu'on suivait le dosage recommandé par le médecin. Ces médecins étaient français, sénégalais[142].

Très rares étaient alors les médecins guinéens formés :

Les gens partaient se former à Dakar et en France, à l'époque il n'existait pas un système pédagogique de formation médicale en Guinée[143].

---

[138] Entretien, 2016, El Hadj Fodé Salim Fofana (né en 1938).
[139] Entretien 2016, Elhadj Ismaëlou Baldé (né en 1934).
[140] Entretien 2015, Dr Mamadou Bah Kaba (né en 1925).
[141] Entretien 2015, Dr Mamady Keïta (né en 1947).
[142] Entretien, 2015, Christian Noël Chaya (né en 1945).
[143] Entretien 2015, Dr Abdoulaye Bangoura (né en 1951).

3) Le contexte sanitaire à la veille de l'indépendance

Quel bilan peut-on faire de la situation sanitaire à la veille de l'indépendance ? Les données ne permettent pas de généraliser à l'échelle du territoire, tant les situations sont disparates, d'un cercle à l'autre, d'une circonscription à l'autre. On peut toutefois dégager certaines idées générales et évoquer certains faits marquants Si Conakry est relativement bien équipée, de nombreux villages de l'intérieur sont loin d'un centre de santé. À cela s'ajoute, en fin de période, la création d'un hôpital et dispensaire par la compagnie Pechiney à Fria dont l'évocation doit être faite, tout comme celles des crises récurrentes de l'Institut pasteur de Kindia, avant de proposer un bilan en 1956-58. Outre les archives, souvent incomplètes, on peut compter pour ces années-là, sur la mémoire des enquêtés, surtout les plus âgés (nés dans les années 1920-1930) dont les souvenirs sont directs. Par ailleurs, tous les enquêtés ayant une expérience médicale, que ce soit en tant qu'infirmier ou médecin, sont attentifs à ce que les anciens dans leur service ont pu leur dire sur la période coloniale.

L'hôpital de la compagnie Pechiney à Fria

L'entreprise Pechiney crée une usine de production d'alumine en 1957 à Fria, à 160 km au nord de Conakry. La bauxite est en effet une des ressources minières fondamentales de la Guinée dont l'exploitation démarre à la fin des années 1950[144]. Le chantier démarre en 1957 et l'usine est fonctionnelle au 1er mai 1960.

En plus de l'usine, l'entreprise prévoit des installations pour ses employés, expatriés ou guinéens. Un centre médical est de fait construit dès 1957, pour le personnel de l'usine. L'entreprise a en effet une politique sociale ouverte (activités de loisirs, logement...) mais les soins sont strictement prévus dans ses obligations légales. Sont donc installés un dispensaire de soins et PMI, une maternité, un bloc chirurgical et environ 40 lits. Y travaille un personnel fourni et compétent (deux médecins et un chirurgien européens, trois infirmiers européens, une agent de laboratoire et six infirmiers africains, un agent d'hygiène et une sage-femme[145].

---

[144] L'opérateur était un des partenaires ayant constitué la compagnie ; sa participation s'élevait à 26,5% du capital de l'entreprise. Friguia, Société d'économie mixte, siège social, Conakry, 9e avenue, Guinée, 1999. L'entreprise ferme en 2012. Un historique donne des informations.

[145] Céline Pauthier, *La ville-usine de Fria en Guinée (1956-1973)*, mémoire de maîtrise, univ. Paris Diderot, 2002, p. 158.

Progressivement, les prestations se sont étendues à d'autres catégories de la population, du fait des risques sanitaires dcs zones de proximité sur les travailleurs de l'usine, y compris les Européens mais aussi de l'absence d'infrastructures sanitaires à proximité. Faisant face à de nombreuses demandes de la population car qu'il n'y a alors pas de dispensaire à Fria ou dans les villages environnants, l'entreprise décide de dissocier deux structures : l'une pour les employés de l'entreprise et leur famille, gratuite, l'autre payante pour des patients extérieurs à Péchiney.

Cette structure se met donc en place au moment où la Guinée accède à l'indépendance, qui suit de peu de mois le démarrage du chantier et l'installation de Péchiney. Les relations entre l'entreprise et l'État guinéen seront alors souvent tendues sur l'accès aux équipements médicaux[146]. La compagnie accuse en effet l'État d'insuffisances en matière d'équipement médical de la ville et de faire peser sur elle toutes les demandes en soins, pour des populations qui ne sont pas liées à l'entreprise et qui peuvent venir de loin comme l'exprime un aide-santé du cercle de Kindia. Répondant à la question de l'efficacité supposée des hôpitaux face aux maladies, il dit :

C'était appréciable, chaque fois que les malades se présentaient, on les traitait ; au cas contraire, on les évacuait automatiquement à Conakry ou à Fria où les médecins français venaient suivre la santé des travailleurs de l'usine[147].

L'institut Pastoria de Kindia : un institut en crise ?

Après plusieurs décennies de fonctionnement appréciable, l'Institut Pasteur fut marqué, au cours des années 1950, par de sérieuses contraintes, liées à la régression des captures de serpents[148], dont le venin doit servir à la préparation de sérum. Cette contrainte fut aggravée par la montée parallèle des besoins de sérum au niveau des populations indigènes, de plus en plus victimes des morsures de serpents.

Les enjeux de cette régression avaient fait échos au niveau de la plupart des grandes instances politiques et administratives de la colonie. Nombreux furent les appels que l'autorité coloniale locale d'alors avait

---

[146] Pauthier, *op. cit,* p. 1161 sq ; voir notamment crise Bocquentin en 1959.

[147] Entretien, 2016, El Hadj Fodé Salim Fofana, (né en 1938).

[148] ANG, 1H 83, Courrier N°3550, du Commandant de Cercle de Beyla, 18 Décembre 1956, au Gouverneur de la Guinée française, faisant état de l'envoi par Beyla de trois serpents à Pastoria.

effectués dans le sens de la relance de ces captures. Nombreuses furent aussi les mises en garde qui attirèrent l'attention sur les conséquences de cette rupture. Mais la plupart de ces appels et mises en garde sont restés sans suite sur les conséquences des déficits d'approvisionnement en serpents[149].

La crise était telle que l'Institut Pasteur de France menaçait de déclarer son impossibilité à fournir la quantité de sérum correspondante aux besoins des populations locales[150]. Pour pallier la crise, l'administration coloniale finit par mettre en place une récompense pécuniaire qui, à l'époque, n'avait pas encore suscité de réaction satisfaisante.

Après l'indépendance, l'Institut resta sous contrat entre la Guinée et la France pendant quelques années, jusqu'à la rupture diplomatique entre les deux pays en 1965. L'institut fut alors nationalisé et rebaptisé « Institut de Recherche et de Biologie de Guinée-Nènè Gallé Condéta Camara », du nom de la première secrétaire d'État à la recherche scientifique. Le premier directeur guinéen fut le Dr Kekoura Camara, vétérinaire[151].

Tableau de la situation sanitaire à la fin de la colonisation

Certains documents d'archives et des entretiens permettent de dresser un tableau de la situation à la veille de l'indépendance de la Guinée. Ainsi le Rapport annuel de la Direction locale de la Santé publique pour 1954 donne l'évolution de la part du budget de la santé en Guinée[152] :

[149] Note de service N°299/S du Directeur de la Santé publique, en date du 25 juillet 1956.

[150] Courrier N°218 DAGP/AG, du Gouverneur de la Guinée française, à l'adresse des Commandants de Cercles, Chefs de Subdivision et de Postes Administratifs, 1957.

[151] Entretien IRBAG. Mentionne aussi la collaboration, à partir de 1977 avec l'Union soviétique. Des recherches sur Pastoria sont en cours sous la direction de Frédéric Le Marcis (2019sq) sur les personnels guinéens et sur le devenir de l'Institut après l'indépendance.

[152] ANG, Rapport annuel 1954, de la Direction locale de la Santé publique, mars 1955, signé par le Médecin-colonel Vernier, Conakry.

Tableau n° 9 : Budget de la santé 1950-1954
en % du budget général de la Guinée

1950	16,9%
1951	14,54
1952	9,68
1953	11,4
1954	10,59

On y trouve aussi des données le personnel sanitaire, dont africain :

Tableau n° 10 : Bilan du personnel africain
employé par le service sanitaire fin 1954

	effectifs budgétaires	effectifs présents	
médecins africains	44	43	dont 39 dans les cercles
pharmaciens africains	3	3	
sages-femmes	48	52	dont 35 dans les cercles
ATS	4	4	
Inf. et infirmières	365	359	dont 297 dans les cercles
Divers*	506	510	dont 349 dans les cercles
Total	970	971	

* Ont été additionnées ici diverses sous-catégories dont personnel administratif, auxiliaires, chauffeurs, lavandières, matrones (80 : toutes dans les cercles), cuisiniers…

Sont détaillés également les travaux en cours selon les financements (FIDES, budget général, budget local), l'état des bâtiments et des logements prévus pour le personnel médical, les rendements des divers services…

Voici par exemple le bilan global du nombre de lits[153] :

[153] Des tableaux précisent également la répartition des lits par cercle.

Tableau n° 11 : Nombre de lits dans les formations sanitaires fin 1954

	catégorie générale*	assistance
hospitalisation	466	853
maternité	21	437
aliénés	-	26
total	487	1316

* chambre dites payantes

Particulièrement intéressants sont deux rapports de tournée effectuée en mai 1956 par le Directeur local de la Santé de la Guinée, le Médecin-colonel Vernier, dans la majorité des cercles du pays[154]. Ils donnent une description précise des infrastructures au chef-lieu et dans les principaux villages du cercle, du personnel en place, des équipements mais aussi des difficultés éventuelles. Est notamment précisé que l'effort financier pour les campagnes est important mais qu'il pourra être difficilement soutenu.

Dès cette époque, certains établissements secondaires hors du chef-lieu étaient en très mauvais état, comme dans le cercle de Boké.

Le personnel au chef-lieu de Dabola est composé ainsi :

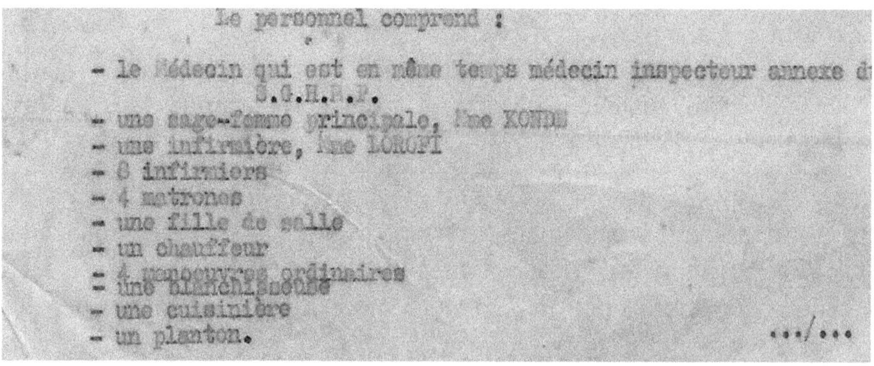

Le personnel comprend :

- le Médecin qui est en même temps médecin inspecteur annexe d[illegible]
  S.G.H.M.P.
- une sage-femme principale, Mme KONDE
- une infirmière, Mme LOROFI
- 8 infirmiers
- 4 matrones
- une fille de salle
- un chauffeur
- 4 manoeuvres ordinaires
- une blanchisseuse
- une cuisinière
- un planton.

.../...

[154] Rapport de tournée du Directeur local de la Santé de la Guinée, le Médecin-colonel Vernier, dans les Cercles du Centre et de la Forêt du 2 au 15 Mai 1956 ; idem dans les cercles Boké, Boffa, Dubréka, Coyah du 23 au 29 Mai 1956.

Il y a donc en tout 24 personnes, ayant chacune des tâches bien précises du médecin, responsable également du service contre la maladie du sommeil, aux divers auxiliaires. La trypanosomiase était en effet dépistée et traitée sur place par des centres spécialisés, annexés à l'hôpital. Ainsi dans le cercle de Boké, *le Centre Trypano est dirigé par le Médecin africain Allecaut qui dépend du Médecin Lieutenant Mattern, chef du secteur spécial n° 72 à Dubréka.* « Le circuit lèpre-auto » sera organisé bientôt[155]. Dans le cercle de Kissidougou, une Land rover acquise récemment permet de faire en un jour et demi la tournée que l'infirmier mettait auparavant une semaine à accomplir pour le service de la lèpre.

À Boké la situation se présente ainsi :

En tout 35 fonctionnaires. la Circonscription médicale de Boké est l'une des plus étoffées en personnel de la Guinée.

Ce personnel est composé d'un médecin militaire, deux sages-femmes et sept matrones (4 à Boké et 3 en « brousse »), une infirmière et onze infirmiers (6 à Boké et 5 en dehors), auxquels s'ajoutent les chauffeurs, manœuvres, secrétaire…

Une hiérarchie est instaurée entre les patients selon leur statut :

Les lits se divisent entre « 3 lits en chambres dites payantes [et 16 en salle commune (2 salles de 8) et 15 en maternité.[156]

Chaque chef-lieu est complété par des dispensaires dont l'état n'est pas toujours satisfaisant. En dessous de ces dispensaires, se trouvent encore des postes dits de brousse. Ainsi les cinq « formations de brousse » du cercle de Boké se sont détériorées : « il s'en suit une désaffection de la clientèle ». Dans les cercles de la forêt, zone de conversion catholique, des dispensaires missionnaires complètent les infrastructures de santé. Ils sont mentionnés mais non inspectés bien sûr.

Il n'est pas inhabituel de voir le médecin en chef marié à la sage-femme en poste, comme Ousmane Keita à Faranah ou le couple Fernandez à Boffa. Bien souvent, le personnel n'est pas suffisant.

Les installations du cercle de Boffa sont en bon état et un effort récent a été fourni mais l'inspecteur signale la lenteur des opérations de vaccination contre la variole, par résistance des populations.

---

[155] Rapport de tournée du 23-29 mai 1956, cité, cercle de Boké.

[156] Plus loin, il précise qu'il y a 30 à 36 accouchements par mois.

Les problèmes de chaque poste sont détaillés : alimentation en eau et en électricité ; matériel disponible ; approvisionnement de la pharmacie ; état des bâtiments (déplorable à Dubréka par ex.)… Les chefs-lieux de cercle disposent d'un véhicule, parfois d'une bicyclette comme à Coyah où l'infirmier trypano fait ainsi sa tournée.

Les revendications des personnels portent sur les soldes, les promotions ou les avantages prévus mais non donnés, comme le droit au logement qui n'est pas toujours pourvu, alors que les fonctionnaires d'autres services sont logés dans la même ville. Ainsi à Dabola[157] :

> La principale réclamation touche les logements. Seuls le médecin et la sage-femme sont logés. Six infirmiers sont logés dans des paillotes médiocres près du dispensaire, deux infirmiers sont en location en ville ainsi que les deux infirmiers du S.G.H.M.P. alors que, disent les intéressés, tous les instituteurs sont logés dans des bâtiments en dur ainsi que tous les agents de l'Agriculture et de l'Elevage. Aucun commis du Cercle ne paye de location mais la plupart sont logés également dans des paillotes .

Le Directeur local de la Santé de la Guinée fait également le bilan de l'inspection scolaire lors de ces semaines de tournée.

Au plan épidémiologique, malgré un équipement sanitaire déficient, la situation se caractérise par le recul de la mortalité, grâce à l'efficacité de la lutte contre les maladies ; certaines semblent vaincues, alors que d'autres furent maîtrisées. On mentionne une épidémie de variole en 1955[158]. La lèpre et la trypanosomiase font partie des maladies les plus préoccupantes, notamment en zone forestière. Des données locales recueillies en mai 1956 estiment que les cas de lèpre y seraient plus nombreux comparés à la trypanosomiase, mais les malades ne se présentent pas tous à la consultation.

Partout, un des problèmes majeurs de santé publique est celui de l'accessibilité géographique et institutionnelle des structures de santé, problème qui a été déjà évoqué. L'analyse des sources disponibles (sources écrites et témoignages oraux) révèle les difficultés d'accès pour la plupart des colonisés. La principale raison est liée au fait que les populations urbaines, très minoritaires à l'époque, étaient les seules proches des structures de santé. Pour les autres, en l'occurrence des populations rurales, le problème était encore très préoccupant malgré l'existence de structures mobiles mises en place après 1945.

---

157 Rapport de tournée 1956, cité, cercle de Dabola.

158 Rapport de tournée 1956 cité, cercle de Boké.

Les principaux obstacles de l'accessibilité géographique de ces populations viennent, comme auparavant, de l'enclavement dc nombreux villages et de l'absence de voies de communication. Dans plusieurs localités, prévalent des sentiers auxquels s'ajoute le manque de moyens de transport dont les ambulances pour l'évacuation des malades dans les localités éloignées. Ce problème, fréquent, se pose de façon aiguë s'agissant des populations des localités excentrées. Par exemple, dans la région de Labé :

Il y avait l'hôpital de Labé et les circonscriptions médicales de Tougué, Mali, Koundara, Pita, Mamou, Gaoual et Dalaba.

Mais

L'accès [est] très difficile pour ceux qui sont éloignés de la structure sanitaire. Certains même étaient transportés en hamac[159].

Ce problème persista après l'indépendance même si le réseau routier fut amélioré.

L'accès aux soins pouvait aussi être compromis par d'autres facteurs : l'obstacle de la langue française pour les patients, nécessitant des traductions n'exprimant pas toujours la pensée du patient ; le problème de la discrétion associée à la maladie et au corps souffrant ; l'incapacité à appréhender les outils de gestion, en l'occurrence le carnet, les ordonnances, les notices, les résultats d'examen ; le sentiment de se perdre dans un milieu inconnu pour ceux qui devaient être hospitalisés, surtout avec la restriction des visites de la famille et des proches.

La situation socio-économique pesait sur l'état de santé des populations :

Il y avait l'indigénat très développé et le malade arrivait fatigué à l'hôpital, ce qui posait des problèmes de soins aux agents de santé[160].

La situation variait ainsi grandement selon les lieux et les cercles et, à l'intérieur des régions, selon la proximité, ou non, des centres de santé publics ou missionnaires. Un médecin, qui n'a pas vécu cette période, tire le bilan suivant, écho certainement d'opinions circulant autour de lui :

---

[159] Entretien 2016, Elhadj Ismaëlou Baldé (né en 1934).

[160] Entretien, 2016, El Hadj Fodé Salim Fofana, (né en 1938).

Mon appréciation est qu'à l'époque Ignace Deen et les hôpitaux régionaux (cercle de Boké, cercle de Kankan, cercle de Kindia, cercle Labé) fonctionnaient très bien[161].

Un médecin a une formule lapidaire mais éclairante :

Ils respectaient le malade en tant que malade, pas en tant qu'individu colonisé[162].

Au-delà des contraintes d'accessibilité et des obstacles liés aux relations que les malades entretenaient avec la médecine occidentale, les prestations des structures de santé étaient supposées être de bonne qualité. Selon un médecin africain ayant vécu la période coloniale, on note « une diversité de services, dont la chirurgie et d'autres méthodes de soins inconnus des populations, mais qui sont d'une grande efficacité. Les soins répondaient à la satisfaction des populations, et le traitement des maladies tropicales, inconnues de la plupart des pratiquants du monde occidental, constituait un enrichissement de l'expérience du personnel médical colonial »[163].

Quant aux malades, ils recevaient des repas lorsqu'ils étaient hospitalisés. Les pharmacies de l'intérieur de la Guinée, succursales de la pharmacie centrale de Conakry, étaient généralement suffisamment dotées de médicaments pour assurer le traitement des maladies. Les cas compliqués étaient évacués vers les centres de soins les plus performants, malheureusement pour une faible minorité.

Les faiblesses les plus régulièrement évoquées sont le manque d'équipements dans les dispensaires de province à l'essor démographique rapide à l'image de la région Kankan ou de Nzérékoré. Les témoins parlent alors du manque de réactifs, d'équipement de radiologie, de l'insuffisance du personnel de santé, notamment de spécialistes. En revanche, Conakry ignorait la plupart de ces problèmes, du fait de l'existence d'une diversité de services et d'équipements conformes à la plupart des exigences de l'époque. Les structures de santé y disposaient de services de chirurgie, de radiographie, des laboratoires d'analyse, des bistouris, des tables à examen, des chariots, des équipements de vaccination, des camions de transports de médicaments, etc.

Dans l'ensemble, les structures de santé disposaient d'une capacité d'absorption appréciable, car la population des villes était encore

---

[161] Entretien 2015, Dr Abdoulaye Bangoura (né en 1951).

[162] Entretien 2016, Dr Jean-Baptiste Kakila Louamou (né en 1947).

[163] Témoignage d'un médecin (âgé alors de 95 ans), 2016.

limitée mais aussi du fait des effets conjugués d'autres facteurs, notamment le fait que les populations se traitant majoritairement avec les méthodes locales, sans passer par les structures de santé qui ne subissaient donc pas le poids démographique total »

Ansoumane Doré propose un bilan général en 1958, sans citer toutefois ses sources ou préciser sa méthodologie :

Tableau n° 12 : Bilan des infrastructures de santé en 1958

Formations sanitaires	**Nombre**	**Nombre de lits**
Hôpitaux	2	950 dont 500 à Donka
Centres médicaux	28	1012
Infirmeries et dispensaires	15	442
Formations privées	5	-
Maternités	-	750

Source : d'après Doré, *op. cit.,* 1986, p.177.

En cumulant, le tout, on arrive à un nombre total de structures de santé de 50, contre 29 en 1954, avec une capacité totale d'accueil de 3154 lits. Il est toutefois complexe d'additionner des structures et des lits renvoyant à des fonctions (maladie, accouchement) ou niveaux de soin bien différents. À Conakry, le nouvel hôpital de Donka, construit dans le faubourg de Conakry du même nom, vient d'ouvrir en septembre et n'est donc pas encore vraiment fonctionnel. Il est complexe de le compter comme une structure coloniale effective. Les 28 centres médicaux correspondent en fait à des structures parfois appelées hôpitaux des chefs-lieux de cercle tandis que les dispensaires renvoient à des faubourgs urbains, à Kankan par exemple, ou à des installations rurales.

Ainsi, un infirmier interrogé sur les structures existant à Kindia à la fin de la colonisation :

Un dispensaire au camp militaire ; un dispensaire central à Manképa ; un dispensaire à Cravancéraye ; un dispensaire à Wondiba ; la trypano (qui s'occupait des grandes endémies-lépreux par exemple) ; l'hôpital régional de Kindia.[164].

[164] Entretien, 2016, El Hadj Fodé Salim Fofana (né en 1938). Cravancéraye provient du terme « caravansérail », lieu d'arrivée des caravanes.

Doré évoque la classification officielle des formations sanitaires. Ainsi, un hôpital est compris comme une « formation sanitaire importante, comportant plusieurs services, y compris les services spécialisés ». Quant au centre médical, il est conçu comme une « formation dirigée par un médecin titulaire du diplôme d'État, d'un diplôme étranger ou d'un diplôme local, et hospitalisant des malades ». L'infirmerie est une « formation sanitaire confiée à un agent subalterne (infirmiers, agents sanitaires, sages-femmes) pouvant hospitaliser des malades ». Un dispensaire, enfin, est une « formation sanitaire tenue par un médecin (dispensaire médical) ou un infirmier (dispensaire infirmier), donnant quotidiennement des consultations et des soins, mais n'assurant pas l'hospitalisation des malades »[165].

En 1958, la Guinée comptait un total de 133 employés dans les services médicaux, sans tenir compte de tous les auxiliaires non médicaux mais indispensables au fonctionnement des services. Il s'agit ici du personnel médical en tant que tel. Parmi eux, les sages-femmes et les médecins africains sont les plus nombreux, respectivement 56 et 50. Les médecins d'autres nationalités (22) étaient soit des médecines militaires français, soit des Africains formés en France. Les pharmaciens étaient peu nombreux (5) car rares étaient les structures de ce type.

Tableau n° 13 : Personnel médical en Guinée en 1958

Catégorie	Effectifs
« Médecins africains »	50
Autres Médecins	22
Pharmaciens	5
Sages-femmes	56

Source: d'après Doré, *op. cit.,* 1986, p. 177.

[165] Doré, *op. cit.*, 1986, p. 178.

Conclusion

Selon le bilan proposé par Alpha Oumar Dabo, le ratio équipements de santé et population était en 1958 d'un hôpital de première catégorie pour toutes les populations guinéennes et expatriés[166], 1 médecin pour 70 000 habitants, 1 lit d'hôpital pour 300 habitants, 1 infirmier pour 9 300 habitants[167]. Bien sûr, ces chiffres sont uniquement indicatifs tant les statistiques démographiques sont peu fiables mais ils montrent l'insuffisance des infrastructures. Doré évoque quant à lui un ratio de 1 médecin pour 38 000 habitants et 9 lits pour 1000 habitants (sans compter les maternités)[168]. Comme nous l'avons montré, ces chiffres sont bien abstraits, tant les disparités sont grandes à l'intérieur de la Guinée. Le nouvel hôpital de Conakry, construit dans le cadre des financements du FIDES, ouvert depuis peu, va être pleinement opérationnel à l'indépendance du pays.

C'est dans ce contexte sociopolitique et sanitaire que la Guinée accède à l'indépendance en 1958. La prééminence de l'État dans les infrastructures médicales prendra un autre sens après l'indépendance. Les facteurs à l'origine de la nationalisation du système de santé guinéen trouvent ainsi leurs prémisses dans des mesures d'organisation administrative coloniale. Ces mesures, visant initialement à répondre à des besoins d'organisation et de gestion rationnelle des colonies, seront la base d'autres formes de contrôle étatique.

---

[166] Il ne mentionne pas, à juste titre, l'hôpital de Donka, juste achevé au moment de l'indépendance.

[167] Dabo, *op. cit.,* 1970.

[168] Doré, *op. cit.*, 1986, p. 177.

DEUXIÈME PARTIE

« RÉVOLUTIONNER » LE SYSTÈME DE SANTÉ EN GUINÉE, 1958-1984

La Guinée hérite en 1958 d'un système de santé aux lacunes évidentes, en cours de restructuration (cf. Ière partie) : faible densité de l'équipement sanitaire à travers le pays, au regard de la population ; formation récente des personnels sur place et limitée à la profession d'infirmier ou infirmière, hiérarchisation et discrimination de l'accès aux soins. Ce système avait réussi à faire baisser les taux de mortalité et à traquer les grandes endémies. Toutefois une partie importante des Guinéens avaient surtout recours aux méthodes locales. Les difficultés constatées à la fin de la colonisation se trouvèrent accrues par les décisions de l'ancienne métropole au moment de l'indépendance de se désengager très rapidement de la Guinée. S'ajoutait à cela la complexité des prises de décision du nouveau régime confronté à de nombreux problèmes dans tous les secteurs, dont le moindre n'était pas l'absence de ressources financières ou matérielles et de cadres. Si le système économique de la Guinée indépendante, notamment l'idéologie socialiste qui le sous-tend et la mise en place de plans de développement, a été très bien étudié, les implications concrètes au niveau des services médicaux et sanitaires n'ont pas fait l'objet d'analyses poussées[169]. La politique de réformes appliquée à la santé mais aussi les contraintes concrètes qui pèsent sur ce secteur en 1958 et déterminent en partie son évolution sont l'objet de cette partie. Elle débute par les mesures d'urgence adoptées au lendemain de l'indépendance en 1958-1961, objet du premier chapitre « Les objectifs du développement de la santé publique de 1958 à 1961 » (ch. 5). Le chapitre 6 analyse les modalités et les objectifs de la prise en main par l'État des infrastructures de santé héritées de la colonisation, dans le cadre d'une politique générale de nationalisation et de collectivisation où le secteur privé est interdit. Le chapitre suivant (ch. 7) se penche sur le système de formation en santé, sous le régime socialiste populaire de Sékou Touré. Finalement, le dernier chapitre (ch. 8) est une analyse du secteur de la santé à la fin du régime de Sékou Touré, en 1983-1984.

---

[169] Voir Jean Suret-Canale *La République de Guinée, éditions Sociales*, 1970 ; cf. aussi l'ouvrage de l'économiste Alain Cournanel *L'économie politique de la Guinée (1958-2010). Des dictatures contre le développement*, L'Harmattan, 2012. Il détaille la politique économique de la Guinée et le choix des nationalisations et de la planification. Il ne consacre que quelques pages à la santé (p.183 ; 203 ; 214-215).

Chapitre 5 : Les objectifs du développement de la santé publique de 1958 à 1961

Ce chapitre s'intéresse aux défis posés au système de santé confronté aux conséquences du retrait de l'assistance technique française après le rejet du projet de Communauté proposé par le général de Gaulle. Il passe par ailleurs en revue les réformes immédiates du secteur de la santé entreprises par les pouvoirs publics. Il évoque également le soutien international dont a bénéficié la Guinée indépendante à ses débuts, par élan de solidarité.

1. Défis nés du référendum du 28 septembre 1958

Le « non » voté par la Guinée lors du référendum du 28 septembre 1958 eut des conséquences immédiates sur la situation des services publics du pays, y compris celui de la santé. Connaissant déjà la position guinéenne à travers l'échec de toutes les négociations diplomatiques préalables entreprises dans ce sens, les instructions données par Pierre Mesmer, Haut-commissaire de l'AOF, sont prêtes dès le 25 septembre et précisent que la Guinée, n'étant plus représentée dans la Communauté qui allait regrouper la France et les territoires africains, elle ne pourrait donc plus bénéficier de l'administration française, ni des crédits d'équipement. Un plan de transfert des fonctionnaires était déjà préparé, le gouvernement français se désengageant totalement, sauf en ce qui concerne les engagements pris pour la société minière de Fria, le fonctionnement technique des aéroports et du port restait assuré, de même que ceux du Trésor et du contrôle financier[170]. Rapidement, dès avant fin 1958, l'essentiel des cadres français avait quitté la Guinée, en emportant certaines archives, des dossiers techniques et du matériel. Tous les projets d'investissement, sauf la raffinerie d'alumine et le chemin de fer de Fria, étaient

[170] Cournanel *op.cit.*, p. 69.

annulés[171]. Un accord fut toutefois signé en janvier 1959 entre la Guinée et la France pour préciser les cadres et le contenu de la coopération.[172]

La Guinée dut trouver rapidement des ressources financières et prévoir des réformes. Alain Cournanel en fait une analyse précise :

Le salut vint des crédits à court terme concédés par les pays de l'Est. La Guinée ne leur réglait pas ses importations (alourdissant d'autant sa dette de clearing), et utilisait les fonds obtenus par la vente de ces produits à la population pour combler le déficit de ses finances publiques ([...] la ligne de crédits à court terme, 2,8 milliards, correspond au déficit du Trésor). L'aide des pays de l'Est, 4,1 milliards de FCFA, a permis de faire la 'soudure'. Le problème commercial (son orientation et ses structures) et la question monétaire étaient donc intimement liés[173].

La rupture avec la métropole avait été amortie par la réponse des pays du bloc de l'Est qui avaient rapidement reconnu le nouvel État de Guinée et mis en place des liens de coopération. Par ailleurs, Sékou Touré conservait des relations actives et le soutien avec des partis et syndicats en France, relations forgées tout au long de sa carrière syndicale. Sékou Touré s'était lié d'amitié avec les principaux cadres de la CGT, centrale syndicale française, et les dirigeants du PCF. C'est pourquoi, en dépit des difficultés, les relations entre le leader guinéen et ses amis de la CGT et du PCF sont demeurées très étroites. Ces relations furent précieuses pour aider le pays nouvellement indépendant à trouver des experts compétents, dans le secteur économique notamment.

La rédaction du projet de directives pour le développement économique et la planification de la Guinée est même confiée à Charles Bettelheim, expert français choisi par la Guinée, et à son équipe dont les positions marxistes-léninistes n'étaient plus à démontrer. Sous leur impulsion, la Guinée allait orienter son économie vers une croissance économique autocentrée, ce qui supposait une réorganisation

---

[171] Suret-Canale *op. cit.*, p. 173. Voir aussi Sylvain Camara *La Guinée sans la France*, FNSP, 1976, p. 150.

[172] Protocoles d'accord franco-guinéens sur les relations monétaires, la coopération technique et les échanges culturels (cité par Camara *op. cit.*, p. 271). D'autres accords suivirent en 1961 et 1963 avant la rupture des relations diplomatiques en 1965.

[173] Cournanel, *op. cit.*, p. 69-70.

d'ensemble de son économie dans le cadre de l'application d'un premier plan, le plan triennal 1960-1963[174].

Le secteur de la santé évolue dans le cadre de cette situation difficile en 1958-1960 : manque de personnel qualifié, pénurie de moyens financiers et donc difficulté à entretenir ou améliorer les infrastructures. Les problèmes que connaissait le secteur de la santé étaient d'autant plus ressentis qu'on s'éloignait de la capitale ou des grandes agglomérations. La santé subit également le départ massif des personnels expatriés français, ce qui créa un vide dans les établissements médicaux. Ainsi, dans le budget 1959 du ministère de la Santé publique figure une liste détaillée de 30 pages, par cercle, de tous les personnels de santé où sont notés « à remplacer » pour de nombreux médecins, plus un infirmier et deux sages-femmes, français[175]. C'est le cas notamment de l'ancien directeur local de la santé publique Maxime Carrière :

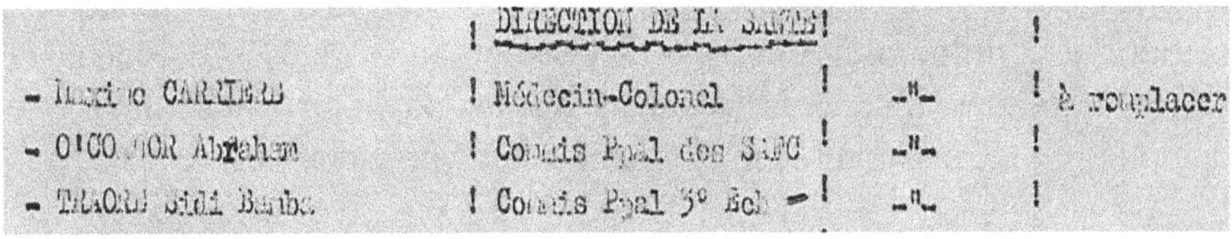

	DIRECTION DE LA SANTE		
- Maxime CARRIERE	Médecin-Colonel	-"-	à remplacer
- O'CONNOR Abraham	Commis Ppal des SAFC	-"-	
- TRAORE Sidi Baba	Commis Ppal 5° Ech	-"-	

S'y ajoutent d'autres agents sanitaires, dont des agents techniques, africains non guinéens. Il s'agit dans ce cas d'originaires d'autres territoires de l'AOF qui ont décidé de quitter la Guinée au moment de l'indépendance.

À cela s'ajoutaient les difficultés budgétaires. L'année 1959 est caractérisée par une stagnation dans la construction des infrastructures sanitaires. Face à cette situation, les autorités du nouvel État multiplièrent les déclarations officielles sur l'urgence de la mise en œuvre d'une nouvelle politique de santé publique mais les ressources rendaient impossible de corriger la vétusté des structures sanitaires existantes. La construction de nouveaux centres hospitaliers s'avérait, pour le moment, impossible. Non seulement, il n'y eut pas de nouvelles

---

174 Ces développements généraux doivent beaucoup à Cournanel, *op.cit.* ; Suret-Canale, *op. cit.*, p. 172 sq et p.186 sq ; voir aussi l'analyse sur le vif de B. Ameillon, *La Guinée, bilan d'une indépendance*, Maspero, 1964.
André Lewin *Sékou Touré. Président de la Guinée (1922-1984)*, ch. 28 sq (thèse, 2008, Univ. d'Aix-Marseille), publié par L'Harmattan, 2009-2011, 8 tomes.

175 1H 22, Gouvernement de la République de Guinée, ministère de la Santé Publique et de la Population, Budget 1959, liste du personnel du service de santé, Conakry, 13 novembre 1958 (30 p.).

constructions hospitalières, mais on ne pouvait entretenir convenablement celles qui existaient en 1958. Par ailleurs, certains projets en cours furent détournés de leur objectif premier. Ainsi, l'hôpital en construction à Kankan à la veille de l'indépendance fut transformé en École Normale puis Institut d'Éducation supérieure, parce que l'enseignement apparaissait comme prioritaire[176]. Il fallait en effet former les cadres et les personnels compétents de la nouvelle nation.

La Guinée était directement confrontée au cours des premières années d'indépendance à un déficit en personnel de santé. On pouvait compter, dans les années à venir, sur la trentaine de médecins guinéens en cours de formation à l'université de Dakar et en France. Dans l'immédiat, le soutien décisif pour le fonctionnement du système de santé est apporté par des coopérants venus des pays de l'Est, mais aussi par des médecins venant d'autres pays africains. En effet, en plus des 5 médecins français restés en Guinée après l'indépendance, le service de la santé bénéficia rapidement de l'arrivée de médecins tchèques, soviétiques, polonais, yougoslaves et allemands de l'Est. À ceux-ci s'ajoutaient des médecins venant d'autres pays africains ainsi que quelques Guinéens, comme le confirme le Dr Mamadou Bah Kaba :

C'était des médecins aussi. Ils étaient venus des pays occidentaux comme la Russie et l'Allemagne. Ils étaient épaulés pas les médecins guinéens de l'époque qui étaient très brillants et qui avaient suivi leur formation à Dakar[177].

On trouvait parmi eux autant des généralistes que des spécialistes. Leur dévouement reste encore vivace dans la mémoire collective des populations et des praticiens qui les mentionnent dans les enquêtes (cf. *infra*). En effet, en dépit des difficultés de tous ordres, ces médecins consacrèrent toute leur énergie et compétence à la mise en place d'un système médical viable.

Toutefois diverses contraintes, parfois liées à la nature même du régime, compromettaient la continuité de l'engagement de certains de ces personnels étrangers. Parmi celles-ci, on peut noter des contraintes matérielles comme la vétusté des équipements hospitaliers, les ruptures récurrentes des stocks de médicaments et de matériel médico-chirurgical, mais aussi les fluctuations imprévisibles des conditions de travail des

---

[176] L'analyse qui suit repose notamment sur Doré, *op. cit.*, p. 177-182 « La santé publique ».

[177] Entretien, 2015, Dr Mamadou Bah Kaba (né en 1925).

médecins étrangers (résiliation de contrats sans préavis, non-respect des engagements salariaux) ou les surveillances policières vexatoires qui s'affirment au fil des années. Cette situation explique la réticence de nombreux médecins étrangers à continuer à se rendre en Guinée, alors qu'ils le faisaient volontiers juste après l'indépendance. Il en était de même pour les visiteurs médicaux qui ne pouvaient plus encadrer les médecins car ils ne se sentaient plus en sécurité. Au fil des mois, à leur arrivée en Guinée, ils étaient en effet placés en résidence surveillée, leurs provisions d'échantillons pouvaient même être confisquées ou contrôlées.

Dans l'immédiat, il fallait régler la situation des personnels en place fin septembre 1958. A déjà été mentionnée la liste des personnels de santé en poste dans les différents cercles (cf. *supra* budget 1959). On décide de maintenir les mécanismes du fonctionnement administratif antérieur. Dès la proclamation de l'indépendance est adoptée « l'Ordonnance n° 1 du 3 octobre 1958 prorogeant les lois et règlements en vigueur au 30 Septembre 1958 ». Pour satisfaire les personnels, il fallait également continuer à assurer les promotions, ce que le ministre Accar avait fait déjà du temps du gouvernement territorial issu de la loi-cadre. Un document daté du 31 janvier 1958 et signé par lui décidait des avancements rétrospectivement pour 1957. Il poursuit donc la même procédure. En 1959, plusieurs arrêtés furent pris successivement pour assurer l'avancement automatique des personnels de santé employés.

Ainsi le 9 juin, sont promus pour l'année 1958 rétrospectivement des médecins africains et pour l'année 1959 des médecins africains, pharmaciens africains et sages-femmes africaines. La terminologie « africain/e » est alors conservée ; elle marque un statut professionnel, celui de subalternes n'ayant pas reçu la même formation longue que les professionnels européens mais une formation plus courte, généralement de trois ans. La Guinée modifiera ce système en mettant sur pied ses propres formations de médecins et sages-femmes[178].

L'article 1 montre la démarche :

[178] Décision N°2301/FP/IA Secrétaire d'État chargé de la fonction publique, Conakry, le 9 juin 1959 : sur les avancements automatiques d'échelon, pour l'année 1958 (médecins africains) et l'année 1959 (médecins africains, pharmaciens africains, sages-femmes africaines).

DEP

DECIDE :

ARTICLE 1er.- Sont constatés pour compter des dates ci-dessous indiquées tant au point de vue de la solde que d'ancienneté, les avancements automatiques d'échelon de Médecins, Pharmaciens et Sages-Femmes Africains de la République de Guinée dont les noms suivent :

ANNEE 1958

A - MEDECINS AFRICAINS :

AU 4ème ECHELON DU GRADE DE MEDECIN AFRICAIN PRINCIPAL

Le Médecin Africain Principal de 3ème échelon :

- M. DIENG Jean, pour compter du 20-8-58 (Anc. épuisée) N'ZEREKORE

AU 3ème ECHELON DU GRADE DE MEDECIN AFRICAIN PRINCIPAL

Le Médecin Africain Principal de 2ème échelon :

- M. SYLLA Fodé, pour compter du 17-5-58 (Anc. épuisée) DABOLA

Voici un autre extrait pour 1959 de cette longue liste :

C - SAGES-FEMMES AFRICAINES

AU 4ème ECHELON DU GRADE DE SAGE-FEMME AFRICAINE PRINCIPALE :

Les Sages-Femmes Africaines Principales de 3ème échelon :

- Mmes NEGRE née ANNA Berthe, p.c. du 25-4-59(Anc. néant) en congé
DECHAMBENOIT née Marie p.c. du 25-4-59 (Anc. néant) MACENTA
SOUMAH Marie Louise, p.c. du 25-4-59 (Anc. néant) DUBREKA
Veuve ROUSTAING née CÔLE, p.c. du 25-4-59 (Anc. néant) CONAKRY
BOUCHEZ née Jeanne Marie, p.c. du 25-4-59 (Anc. néant) FORECARIAH
DIOP née Jhnson Michèle, p.c. du 25-4-59 (Anc. néant)CONAKRY
BANGO Marie, p.c. du 25-4-59 (Anc. néant) KINDIA

AU 3ème ECHELON DU GRADE DE SAGE-FEMME AFRICAINE PRINCIPALE :

Les Sages-Femmes Africaines principales de 2ème échelon :

- Mmes PINTO née PINCON Jeanne Louise, p.c. du 25-4-59(Anc. néant) CKRY
CONDE née ROMAGE Marguerite, p.c. du 25-4-59 (Anc. néant) DABOLA
ROIFF Béatrice née LUMPKIN, p.c. du 25-4-59 (Anc. néant) CONAKRY
ZENO née WRIGHT Marguerite, p.c. du 25-4-59 (Anc. néant) CKRY
CAMARA Loffo, p.c. du 25-4-59 (Anc. néant) CONAKRY

Une décision similaire concerne les personnels auxiliaires en 1959 : « Décision N°606/FP, du Secrétaire d'État chargé de la fonction publique, du 16 février 1959, relatif à l'avancement automatique des auxiliaires de la santé publique et de la population pour les années 1957-1958 », adopté le 9 juin 1959.

Au-delà du statut des personnels et du fonctionnement courant, la Guinée devait repenser le mode de fonctionnement de son secteur médical, dans le cadre de l'orientation politique qui caractérisait désormais son régime, notamment la prévision par des plans.

2. Réformer la santé dans les années 60

Les réformes et actions mises en exergue ici portent sur les mesures politiques et administratives adoptées dans le domaine de la santé dans le cadre du plan triennal 1960-1963, premier plan conçu en Guinée.

Les premières réformes entreprises dans le secteur de la santé sont un prolongement des mesures antérieures amorcées sous le régime colonial. Ainsi, après les ajustements des années 1958-1959, le processus d'intégration des cadres médicaux se poursuivit avec une décision adoptée fin 1959 pour les promotions de 1960. La promotion de tous les agents est prévue : grades de médecins et de sages-femmes africain.es, mais aussi grades d'Agents techniques (AT) de santé et d'Infirmiers.[179] Les archives montrent le maintien de la nomenclature antérieure ainsi que de sa hiérarchie : on peut ainsi recenser les corps médicaux constitués : corps des « Médecins africains », comptant un Médecin africain principal et un Médecin africain adjoint ; corps des Sages-femmes africaines, comprenant la même structure, de Sages-femmes africaines principales et de Sages-femmes africaines adjointes ; corps des Agents techniques de santé; corps des Infirmiers de l'Assistance médicale guinéenne (AMG) prenant la suite de l'AMA, qui comprend les Infirmiers spécialistes principaux, les Aides-Infirmiers spécialistes et les infirmiers dits ordinaires[180]

[179] Arrêté N5219 du ministère de la Fonction publique, en date du 7 novembre 1960, portant sur la promotion dans le personnel des corps du service de la santé de la République de Guinée.

[180] *Ibid.*

Le plan triennal se fixe des objectifs généraux : asseoir les conditions de l'indépendance économique du pays, favoriser « un meilleur équilibre entre les divers secteurs de l'économie [et assurer] un développement orienté vers la satisfaction des besoins nationaux »[181].

L'africanisation des cadres est un élément clé de cette réforme. Elle répond à un objectif politique de première importance : assurer la souveraineté de la politique sanitaire guinéenne face au retrait du personnel français. La transition est facilitée par l'arrivée temporaire de quelques volontaires français et surtout d'Africains venant des autres pays d'Afrique francophone. Ces derniers sont presque tous enseignants et sont versés entre 1958 et 1960 dans les établissements d'enseignement secondaire. À partir de 1960, la Guinée s'adresse principalement aux pays socialistes (Europe de l'Est, Vietnam et autres) qui lui envoient des professeurs et des techniciens (géologues, ingénieurs) ainsi que des médecins. Au niveau des chefs de service de l'administration générale, l'africanisation est intégrale dès la première année d'indépendance[182].

En ce qui concerne les infrastructures sanitaires, la Guinée s'appuie au départ sur les établissements hérités de la colonisation. Ce n'est qu'à partir de 1961, soit trois ans après l'indépendance, que le gouvernement inaugure un grand projet de construction d'infrastructures médicales que ce soit de nouvelles structures sanitaires proprement dites ou des écoles de santé.

Le plan triennal, ambitieux, prévoit :

– l'achèvement de l'hôpital Donka et la réparation des parties vétustes ainsi que la construction d'un pavillon annexe à l'hôpital Ballay à Conakry ;

– la construction d'un dispensaire et d'un bloc opératoire à Boké ;

– une maternité et d'un bloc opératoire à Gaoual ;

– un hôpital complet avec pavillon d'hospitalisation à Koundara ;

– un bloc opératoire, avec pavillon d'hospitalisation à Siguiri ;

– un hôpital complet à Kankan ;

– un hôpital avec pavillon d'hospitalisation à Beyla ;

– un bloc opératoire à Nzérékoré ;

– un hôpital psychiatrique ;

[181] Suret-Canale *op. cit.*, c) Le plan triennal, p. 186.
[182] Suret-Canale *op. cit.*, p. 174.

– un hôpital général à Mamou ;
– un hôpital complet, avec pavillon d'hospitalisation à Fria[183].

Des maternités et des dispensaires sont également prévus dans les villages frontaliers de la Guinée, auxquels s'ajoute l'édification d'un centre de protection maternelle et infantile, de deux sanatoriums, d'un laboratoire de recherche et de formation pour les grandes endémies, d'une Inspection médicale des écoles et d'un bloc de logement du personnel de l'hôpital Donka.

En outre, des mesures sont prises pour l'achèvement des travaux de construction des hôpitaux existants de Macenta, de Guéckédou, de Kissidougou, de Labé et de Faranah, l'agrandissement de la maternité de Kindia, l'équipement de l'hôpital et de la maternité Dalaba. Divers travaux d'aménagement des formations sanitaires sont entrepris de même que la construction de dispensaires avec maternités, dans les fermes d'État, sans compter les programmes de lutte contre la parasitose, la tuberculose (à travers le dépistage systématique et la vaccination au BCG), l'onchocercose et les grandes endémies, l'équipement des formations sanitaires, la création d'un laboratoire de recherche en chimie, la création d'une pharmacie en faculté de médecine et en chirurgie expérimentale.[184] Au final, tous les aspects de la santé sont concernés et toutes les régions de la Guinée doivent être pourvues d'équipements médicaux.

Du point de vue quantitatif, les réalisations du plan triennal ont largement permis de renforcer les équipements existants lors de l'indépendance. En 1958, la Guinée ne disposait en effet que d'un seul hôpital de première catégorie (Ballay, à Conakry), d'un médecin pour 70 000 habitants et d'un infirmier pour 8 300 habitants[185]. En 1964, on recense 4 hôpitaux de première catégorie, 17 hôpitaux de seconde importance et 160 dispensaires simples, 20 dispensaires avec maternités, 40 centres de Protection maternelle et infantile, 1 dispensaire antituberculeux et 23 hypnoseries-léproseries[186]. La capacité d'accueil

---

[183] Plan Triennal de Développement, *op. cit.*, 1960, p. 419.
[184] Plan triennal de développement de la Guinée, 1960.
[185] Voir le bilan proposé par Alpha Oumar Dabo en 1958 (cf. conclusion Ière partie).
[186] Hypnoserie : terme ancien, utilisé dans les colonies d'AOF et AEF, pour désigner un lieu de traitement des « sommeilleux », en particulier pour les cas les plus graves, en fin de vie, atteints notamment de troubles mentaux liés à la maladie du sommeil.

de l'ensemble de ces formations est de 6 843 lits, contre 1 383 en 1958.[187]

Un bilan des infrastructures à l'issue du Plan triennal, extrait du Plan septennal de 1964-1971 qui débute par la présentation du plan précédent, permet de proposer les données suivantes en 1964 :

Tableau n° 14 : Infrastructures hospitalières de la Guinée en 1964

Hôpitaux de 1ère catégorie	4
Hôpitaux de 2e catégorie	17
Dispensaires simples	160
Dispensaires avec Maternités	20
Centres de PMI	40
Dispensaires antituberculeux	1
Hypnoseries-Léproseries	23
Nombre de lits	6 843

Source : Plan septennal 1964-1971, tome 14, Conakry, 1967, p. 42

Dans le domaine des services sociaux de base y compris celui de la santé, les prévisions ont été à peu près respectées (13 % des investissements du plan au lieu de 15,96 %).[188]

En définitive, le bilan du plan triennal peut être jugé comme globalement positif. Bien sûr certaines critiques peuvent être faites, notamment « l'excès des opérations d'équipements de prestige, sans rentabilité immédiate », ce qui serait imputable au manque d'expérience des autorités guinéennes qui n'auraient pas appliqué les directives du plan avec rigueur.[189] Compte tenu de toutes ces avancées, le plan triennal marque une rupture avec le passé. Le montant des investissements sociaux et culturels réalisés est sans commune mesure avec ceux de la période antérieure. Au cours de ces trois années, le taux d'investissement a été l'un des plus élevés au monde.[190] Ce plan devait constituer un premier pas vers l'édification d'une économie plus équilibrée et moins extravertie.

---

[187] Plan septennal 1964-1971, tome 14, Guinée, Conakry, 1967, p. 42.

[188] Suret-Canale, *op. cit.*, p.188.

[189] *Ibid.*

[190] L'équivalent de 25 % du produit national brut (*Economy of Guinea*, BIRD, 1965).

Comme auparavant, les structures de santé sont hiérarchisées mais elles s'efforcent toutes de faire face aux maladies les plus diverses. Les divers témoignages, qu'on ne peut tous citer, convergent sur ce point : il y a une amélioration par rapport à la période coloniale, parce que chaque arrondissement avait un dispensaire équipé par l'État[191]. Les diverses tâches sont confiées aux principales structures sanitaires en fonction de leur statut. C'est ainsi que les hôpitaux centraux et ceux des chefs-lieux des villes s'occupent de la prise en charge des maladies courantes des adultes, des enfants et des accouchements tout en poursuivant leur mission d'hospitalisation et d'interventions chirurgicales dans les différents services : service de médecine générale, de chirurgie, de maternité et pédiatrie, de laboratoire-radiologie, de dentisterie et, seulement pour le niveau central, le service de cardiologie.

Les autres structures dites de niveau inférieur (dispensaires, postes de santé, infirmeries et autres) s'occupent des soins à un degré inférieur (arrondissement, village et autres). Leurs domaines d'intervention concernent la pédiatrie, les pansements, les visites prénatales, les examens de parasitologie des enfants et des femmes enceintes, la prise en charge du paludisme et des problèmes de nutrition. Il leur est interdit toutefois, pour le moment, de faire des interventions chirurgicales. Les structures opérant pour le compte du Centre des Grandes Endémies interviennent, essentiellement dans la lutte contre l'onchocercose et contre la lèpre. Un bilan, établi par la Direction générale du service national de lutte contre les grandes endémies, évalue ainsi les cas diagnostiqués à la fin de l'année 1972 :

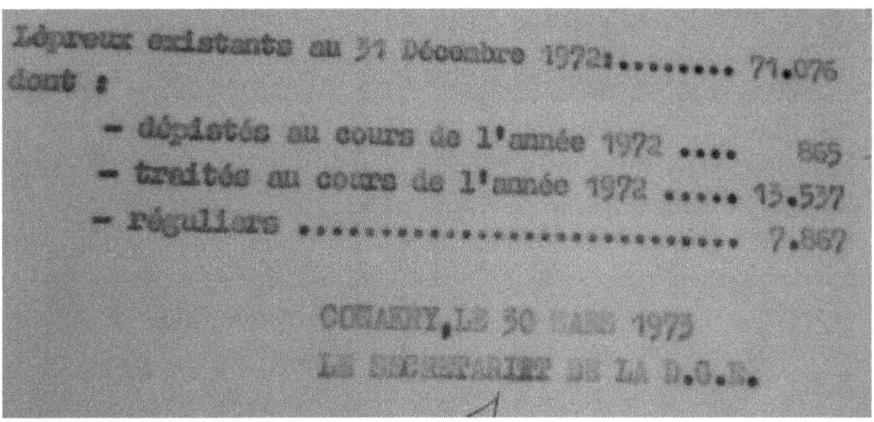
Lépreux existants au 31 Décembre 1972:......... 71.076
dont :
- dépistés au cours de l'année 1972 865
- traités au cours de l'année 1972 ..... 13.537
- réguliers 7.867

CONAKRY, LE 30 MARS 1973
LE SECRETARIAT DE LA D.G.E.

191 Entretien 2016, Dr Mamady Kourouma (né en 1948).

Malheureusement, ce feuillet, trouvé au hasard des archives, ne permet pas de faire une analyse complète de la situation, par exemple de commenter le rapport entre les cas identifiés et les cas traités ou de situer l'année 1972 dans une série pour évaluer l'évolution de cette endémie.

Les structures sanitaires organisent par ailleurs des séances de vaccination et de sensibilisation à l'hygiène publique et des actions de PMI.

Voici un exemple détaillant les activités de soins d'un hôpital de l'intérieur :

À l'hôpital de Labé, c'était les soins curatifs, c'est-à-dire : les malades présents recevaient des soins en fonction de leur état. Le Centre des Grandes Endémies s'occupait des maladies comme la lèpre, l'hygiène, la vaccination.

[mais] *Les hôpitaux ne pouvaient pas traiter toutes les maladies. Certains malades étaient évacués à Conakry, parce qu'il y avait un problème de qualification du personnel et de disponibilité de certains médicaments et matériels*[192].

Ceci confirme la polyvalence obligée des structures mais aussi leurs limites.

3. La conception de la médecine

Dans *Technique de la révolution*, rédigé en 1974, Ahmed Sékou Touré consacre tout un chapitre à « La Fonction médicale » (ch. 27, p. 445 à 479)[193] :

Une bonne santé est la condition sine qua non de la survivance du peuple, donc de l'homme. (p. 445)

Il y présente la conception de la médecine révolutionnaire au service du peuple. Il analyse les vastes progrès accomplis dans le domaine sanitaire et médical depuis l'indépendance et les qualités qui font des agents de la santé des praticiens dignes de la révolution. Il dresse aussi, plus de quinze ans après l'indépendance, un constat parfois sévère sur les failles du système et, surtout, sur les comportements de certains praticiens qui devraient être au service du peuple.

---

192 Entretien 2016, Abdoulaye Lâbiko Diallo (né en 1948).

193 Ahmed Sékou Touré, *Technique de la révolution*, 1974, dont divers passages sont cités ici.

Cette partie fait état des efforts de mise en place d'une médecine « révolutionnaire populaire », se valorisant et se fortifiant à la fois de l'apport de la médecine traditionnelle et du travail pédagogique de mobilisation sociale autour de l'idéal révolutionnaire.

Sous le régime du parti-État PDG-RDA, le système de santé obéit aux préoccupations et aux options politiques du régime du parti-État. Il est officiellement intégré à toutes les sphères de la vie sociale, politique et administrative. En d'autres termes, la compréhension du système de santé est indissociable des options politiques et idéologiques du régime. Du point de vue de son orientation doctrinale, le système de santé se fonde sur une médecine dite « populaire, révolutionnaire ». La santé est dès lors une question à la fois sociale et politique. Elle trouve ses fondements aussi bien dans le corps humain que dans la structure sociale de la nation guinéenne.

Aussi, les ambitions politiques parfois démesurées du pouvoir politique peuvent être incompatibles avec la réalisation d'un système de santé fiable et ont, dans bien des cas, abouti à des impasses.

Toutefois, comme le reconnaissent de nombreux témoins de cette période, les intérêts du pays et de la population étaient mis en avant, et non des intérêts particuliers :

Les élèves étaient formés selon les besoins du pays[194].

Médecine révolutionnaire et travail de pédagogie populaire

Le système de santé de la première République repose sur un cadre théorique beaucoup plus idéologique que pragmatique. Aussi, nous avons fait le choix de restituer fidèlement la conception que le PDG et le régime politique de Sékou Touré se font de la santé[195].

Dans l'esprit des tenants du pouvoir guinéen, la médecine « populaire » est comprise comme l'ensemble des connaissances et des pratiques assimilées par le « peuple » et dont l'objectif est de créer chez chaque homme social, et dans toute la société, les conditions optimales de santé, gages d'un développement durable. Dès lors, la connaissance de la médecine « révolutionnaire populaire » n'est pas le seul apanage de quelques initiés. Sa connaissance et sa pratique popularisées ne sont

---

[194] Entretien 2015, Mme Sylla Mariétou (née en 1941).

[195] Pour une analyse de l'idéologie du régime en général, voir les livres cités sur la Guinée indépendante ainsi que Philippe Guillerme, *La République populaire révolutionnaire de Guinée (1958-1978)*, thèse de 3e cycle, Univ. Paris VII, 1981.

pas non plus « le privilège de quelques rares techniciens, c'est l'affaire permanente de tout le peuple »[196].

Le régime soutient aussi que le développement de la médecine populaire, en tant que science, technique et pratique, ne relève pas du monopole exclusif de quelques hommes mythifiés présentés au peuple comme des super-savants ou des demi-dieux. Selon le président Ahmed Sékou Touré, la révolution a pour mission de « démystifier » la médecine... pour la restituer au peuple. La culture du corps et la culture de l'esprit, créées par le peuple, mais confisquées par une classe dominante, sous les régimes de l'exploitation de l'homme par l'homme, doivent dans la révolution démocratique, se rejoindre et revenir intégralement au peuple. Comme modèle d'organisation médicale et de dévouement au Peuple, Sékou Touré cite et détaille l'exemple du Vietnam.

La conception de la démocratie guinéenne, telle que défendue par le régime, soutient que c'est le peuple souverain qui exerce directement tous les pouvoirs, y compris le pouvoir de se maintenir « en parfait état d'activités vitales », c'est-à-dire en parfait état de santé. La médecine « révolutionnaire populaire » est, de ce point de vue, la médecine exercée par tous, et qui est donc toujours en progrès. Prenant, cependant, conscience de la « rude exigence » que cette vision pose, le Président Sékou Touré déclare : « ...nous, militants du PDG, nous savons que la médecine est effectivement exigence ».

Face donc au risque d'improvisation du pilotage de ce projet socio-médical délicat, le PDG a décidé que « l'organisation propre à assurer la réalisation d'un tel objectif trouvera toujours sa place dans le cadre déjà tracé des structures fondamentales mises en place ». Et pour prévenir les dérapages, l'instance dirigeante nationale insiste pour qu'« à chaque phase, ces structures fondamentales soient revues, rectifiées, développées et qualifiées, afin de toujours servir de matrice au développement multiforme du peuple ».

Les structures socio-administratives sur lesquelles s'appuie l'organisation politique du pays sont « les fédérations, les sections, les comités de base, les Centres d'Éducation Révolutionnaire (CER) et les Pouvoirs révolutionnaires Locaux (PRL) qui cumulent à la base toutes

[196] Ahmed Sékou Touré, *Technique de la révolution*, *op. cit.*, 1974, p. 468, pour ceci et tous les passages suivants.

les fonctions (économiques, administratives, culturelles, sanitaires, etc.) ».[197] En voici l'organigramme général :

Ier échelon : Brigade Sanitaire du PRL

IIe échelon : Formations sanitaires des arrondissements ruraux

IIIe échelon : Circonscriptions médiales régionales des Régions administratives

IVe échelon : Hôpitaux des chefs-lieux des délégations ministérielles (Kindia, Labé, Kankan, N'Zérékoré)

V^e^ échelon : Secrétariat d'État à la santé publique.

Les activités d'éducation médicale, de recherche médicale et de pratique médicale devaient se focaliser sur les écoles (CER) et les collectivités de base (PRL). La méthode de travail devait se focaliser sur ces instances, de façon à en faire « des structures adéquates d'expansion médicale ».

Dans cette optique, la brigade sanitaire du PRL devient le quartier général de la lutte pour améliorer les soins médicaux accordés à la population, assurer la santé des élèves et faire preuve de sollicitude envers les malades. Elle fonctionne aussi comme une instance scientifique qui doit s'insérer dans le tissu social complexe du système de santé qui a aussi pour mission, de préparer le peuple à la production de biens qui concourent au mieux-être, bref au développement national.

Pour les pouvoirs publics guinéens, l'amélioration de l'état sanitaire est une exigence du développement de la production qui conditionne l'émancipation du peuple. Aussi, la bonne santé du peuple est un objectif primordial de la révolution guinéenne. C'est pourquoi, la lutte pour une santé toujours meilleure, pour une production abondante et pour une culture toujours plus vaste, est la lutte du peuple, conduite par le peuple et pour le peuple. Telle est en substance, la conception du système de santé du PDG.

La santé publique devient par conséquent une question politique au sens large de gestion de la société à un moment donné de son évolution. D'une part, elle est l'expression d'une affirmation de soi du régime face au retrait de l'administration coloniale et apparait comme un indicateur de la capacité du pouvoir à affirmer sa souveraineté, à prouver sa

---

[197] Ahmed Sékou Touré, *Technique de la révolution*, *op. cit.*, p. 469 sq sur l'organigramme des services de santé, correspondant aux échelons administratifs.

maturité et à prendre en charge le destin politique du pays. D'autre part, elle se présente comme un facteur de cohésion sociale face aux risques de fragilisation du régime. Il est donc indispensable d'améliorer l'efficacité du système de santé pour éviter que les manquements et les crises qui pourraient affecter ce secteur stratégique ne conduisent à des formes de contestation et à la fragilisation du pouvoir. Ce système de santé se présente ainsi comme une sorte de forteresse politique et économique pour la stabilisation du pays.

D'un autre point de vue, il est possible d'établir une certaine analogie entre les options productivistes du système colonial et les choix révolutionnaires de santé du régime de Sékou Touré. Tous deux en effet se soucient du bien-être sanitaire et médical des individus dans l'optique de l'augmentation de la main-d'œuvre et de la productivité du travail, conditions du développement national. Pour le PDG, progrès sanitaire et progrès économique vont de pair, l'amélioration de la santé des populations est l'une des conditions du développement et de la souveraineté politique. On peut même parler d'imbrication du sociétal dans le champ technique médical. Cette structure organisée en cinq niveaux, appelés « échelons » par les dirigeants guinéens, se présente comme suit :

– 1) Le premier échelon, la brigade sanitaire du PRL, est installé en zone rurale ; elle a pour tâches essentielles d'assurer :

– le génie sanitaire en milieu rural à travers l'édification d'ouvrages sanitaires de petites et de moyennes envergures, l'assainissement, le nettoyage du village, la destruction des gîtes des agents pathogènes (larves de moustique…) le dépôt des ordures ménagères et leur utilisation dans l'agriculture, sans compromettre la santé des travailleurs, etc. ;

– la mise en œuvre des mesures de prévention et de prophylaxie, comme la vaccination ;

– l'instauration de conditions d'habitation rurale conformes aux normes sanitaires d'aération, d'éclairage, de mesures contre l'humidité, etc. ;

– le développement de normes de diététique alimentaire reposant sur une meilleure utilisation des produits alimentaires locaux, dont les qualités nutritives sont supposées être altérées par les mauvais usages ;

– la protection maternelle et infantile, y compris les accouchements ;

– les soins d'urgence en cas d'accidents ou de maladies.

Pour la mise en œuvre de toutes ces tâches, les brigades sanitaires des PRL reçoivent le soutien de diverses structures parmi lesquelles :

– le secrétariat d'État à la santé, à travers tout le corps médical ;

– le secrétariat d'État aux affaires sociales ;

– le secrétariat d'État à l'éducation et à l'enseignement, agissant à travers les CER ;

– les secrétariats d'État à l'économie rurale et aux travaux publics, agissant à travers leurs divers agents ;

– le secrétariat d'État à l'idéologie, alphabétisation et télé-enseignement qui doit assurer la diffusion vers les PRL des cours pratiques, élaborés par les divers Secrétariats indiqués précédemment ;

– les bureaux fédéraux et les comités directeurs de tous les organismes spécialisés de la jeunesse, des femmes, des syndicats, etc.

L'organisation des brigades des PRL relève de la responsabilité des organismes dirigeants, tandis que les secrétariats d'État à la santé et à l'éducation sont chargés de la transmission des savoirs et des informations sanitaires aux services nationaux de santé publique et aux arrondissements. Sékou Touré mentionne le chiffre de 4 300 agents sanitaires pour 8 000 comités de base qui doivent veiller à tout en fonction des moyens et des ressources disponibles de la Guinée.

2) Le deuxième échelon est celui des formations sanitaires des arrondissements ruraux : chaque arrondissement situé en zone rurale dispose d'une formation sanitaire tenue par un Aide de Santé ou un Agent technique de Santé (ATS), et d'au moins deux infirmiers ordinaires. Cette équipe est, dans le meilleur des cas (c'est-à-dire dans un arrondissement sur deux), complétée par une sage-femme. La faiblesse numérique de ces effectifs ne permettait toutefois pas à chaque arrondissement de disposer d'un personnel complet.

Les structures sanitaires des arrondissements ne servent pas seulement d'infirmerie, elles sont aussi un centre d'éducation sanitaire, chargé de former les « infirmiers populaires » des brigades sanitaires des PRL de la section.

Chaque comité de village, c'est-à-dire chaque PRL, doit à cet effet envoyer dans le chef-lieu d'arrondissement, et pour une période comprise entre 3 à 4 semaines, 2 à 3 de ses membres, dont au moins une femme. Ces derniers bénéficieront d'une formation théorique et pratique, qui les prépare aux tâches auxquelles doivent s'acquitter les brigades sanitaires des PRL. Au cours de leur séjour dans le chef-lieu de l'arrondissement, ces membres sont hébergés et entièrement pris en charge par les comités de base du chef-lieu de la section.

Outre les activités qu'ils auront à mener dans le chef-lieu, les responsables de la formation sanitaire de l'arrondissement doivent visiter chaque semaine un comité de base et lui consacrer au moins une journée entière, pour mettre en pratique sur place les instructions reçues, rectifier les éventuelles erreurs commises et donner des consignes et instructions complémentaires.

Les CER de 3e cycle (lycées), installés dans les arrondissements, interviennent aussi dans la formation des cadres médicaux populaires. Après avoir bénéficié de solides connaissances en sciences biologiques, chimiques et physiques, les élèves de ces CER reçoivent une formation médicale équivalente, dans la pratique, à celle reçue par les infirmiers ordinaires. Des dispositions sont même prises pour que tous les élèves des CER des 2e [198] et 3e cycles reçoivent systématiquement cette formation.

3) Le troisième échelon est celui des Circonscriptions médicales régionales : au niveau de chaque chef-lieu de région administrative. La Circonscription médicale régionale (en dehors des hôpitaux importants qui ont une structure plus complexe) doit disposer d'un personnel médical minimum, composé d'un médecin, de quatre aides de santé, de deux auxiliaires de PMI, de deux sages-femmes, d'un infirmier de santé publique, d'un labo-pharmacien et de cinq infirmiers ordinaires.

En plus de leurs occupations habituelles dans le centre hospitalier de la région, les membres de cette équipe sont tenus de prêter assistance aux structures des arrondissements, d'une part par des visites périodiques, des réunions-séminaires au chef-lieu de la Région à l'intention des Chefs de postes sanitaires d'arrondissement et d'autre part par la diffusion de bulletins médicaux aux postes médicaux d'Arrondissement et aux CER des 2e et 3e cycles situés au Chef-lieu de l'Arrondissement.

Cette équipe joue donc un rôle d'assistance en direction des deux principales cibles de la région : les agents sanitaires et les élèves des

[198] Le 2e cycle correspond au collège en France (de la 7e à la 9e à l'époque).

CER des 2éme et 3e cycles dans le cadre de leur formation continue théorique et pratique.

En outre, tous les infirmiers ordinaires doivent suivre des cours dispensés à l'École nationale de la santé et à la faculté de Médecine de l'Institut Polytechnique de Conakry (cf. *infra*), tout comme les laborantins doivent bénéficier des enseignements dispensés par la faculté de Chimie-pharmacie du même institut. Tous ces cours doivent enfin être diffusés par les services de Télé-enseignement qui sont mis en place, théoriquement, dans les années 1970.

4) Le quatrième échelon correspond aux hôpitaux des délégations ministérielles : les hôpitaux des Chefs-lieux des délégations ministérielles (Kindia, Labé, Kankan et Nzérékoré) sont érigés en véritables Écoles Pratiques et académies de médecine. Les agents de santé relevant de leur circonscription administrative y sont reçus à tour de rôle en qualité de stagiaires.

5) Le cinquième échelon renvoie aux structures administratives centrales, c'est-à-dire ministérielles : cet échelon est constitué du Secrétariat d'État à la santé publique et de sa Direction Générale. Ces structures, qui coiffent les divers services nationaux de la santé, jouent un rôle d'orientation, d'impulsion, de coordination, de décision, de contrôle, de rectification, d'harmonisation et d'assistance à l'échelle nationale.

Rapport du système de santé à la médecine traditionnelle

La médecine révolutionnaire populaire, c'est la médecine exercée par tous, et donc toujours en progrès.

La promotion de la médecine traditionnelle constitue le second volet du développement du système de santé de la Guinée[199]. L'objectif visé est de parvenir à l'articulation entre médecine traditionnelle et médecine dite moderne, pour mettre en place, « une médecine supérieure à la fois

---

[199] Ahmed Sékou Touré, *Technique de la révolution*, *op. cit.*, 1974, p. 475-479. Les questionnaires n'incluaient pas la question de la médecine traditionnelle qui n'a jamais été abordée par les enquêtés en réponse à l'offre de soins ou de médicaments. Est-ce un signe de l'échec de cette politique ? Peut-on en déduire que les deux modalités de soin restent séparés, dans un contexte où les croyances « fétichistes » sont poursuivies par le PDG alors que les guérisseurs combinent plantes et croyances ?

plus riche, plus efficace, plus scientifique, mieux adaptée au milieu social et à nos ressources naturelles enfin plus populaires ».

Dans les années 1950, certaines recherches sur les propriétés médicinales des plantes avaient été entreprises mais on était loin d'intégrer la pharmacopée dans les traitements et de considérer les apports importants et bénéfiques de ces traitements.

La Guinée met en avant la nécessité du développement d'une médecine guinéenne qui valorise les apports des pratiques locales. Ceci participe de la démonstration de la détermination du régime à apporter sa contribution à la création scientifique, au progrès et au mieux-être des populations. Contrairement donc à la logique classique de la hiérarchisation professionnelle, ce ne sont pas les personnels de santé qui seront à la tête de ce projet. Intervenant, en effet, « comme des auxiliaires », « les Docteurs en médecine, les pharmaciens en chef, les Aides de santé et autres, auront pour devoir de restituer au peuple une partie de la méthodologie, de la science et du savoir-faire qu'ils ont appris » auprès des guérisseurs traditionnels.

Pour favoriser l'intégration progressive des acquis de la médecine traditionnelle dans la médecine moderne, le régime politique encourage la mise en place d'une organisation hiérarchique intégrée, de la base au sommet, à la logique administrative précédente.

Tout d'abord, la brigade sanitaire de chaque PRL doit, dans son infirmerie villageoise, réserver un endroit dit « département de médecine traditionnelle », où seront collectés et rangés des échantillons étiquetés, en langues nationales, des plantes médicales utilisées dans le village, suivi de leurs indications thérapeutiques ;

Ensuite, le PRL doit faire parvenir au poste médical d'arrondissement un « catalogue médical », dans lequel sont consignés les noms, en langues nationales, de toutes les plantes médicales et autres produits pharmaceutiques collectés, suivis de leurs indications thérapeutiques et de leur posologie ;

Dans le poste sanitaire de l'arrondissement, des colloques scientifiques réuniront les meilleurs thérapeutes traditionnels des Comités de base de la Section. Leurs produits et pratiques thérapeutiques seront vulgarisés. C'est sur la base des conclusions de ces colloques que le chef du poste médical de la section élaborera un Codex et un Vade-Mecum médical de médecine traditionnelle, validé par les thérapeutes et praticiens traditionnels. Tout comme l'infirmerie du PRL, le poste sanitaire doit réserver, dans son dispensaire, une section faisant office de département de la médecine traditionnelle.

Par ailleurs, le chef médical de l'arrondissement concerné enverra aussi un exemplaire du Codex et du Vade-Mecum médical à la formation médicale de la Région qui, après examen, sera remis aux grands hôpitaux des chefs-lieux des Délégations ministérielles.

Sur la base des documents élaborés par les PRL et les Arrondissements, les grands hôpitaux des Délégations ministérielles feront office d'académies où seront organisés des séminaires et colloques scientifiques consacrés aux médecines traditionnelles. Les conclusions de ces séminaires et colloques seront communiquées à tous les Instituts nationaux concernés (Institut Polytechnique de Conakry, Pastoria de Kindia, Sérédou de Macenta, Pharmaguinée de Conakry) ainsi qu'aux autres grands hôpitaux.

En dernier ressort, les laboratoires, en Guinée même mais aussi en collaboration avec des pays amis, vont identifier, analyser et déterminer les effets (utiles et toxiques) de ces produits.

C'est donc bien de la base que doivent remonter les connaissances, pour finalement être valorisées et diffusées au niveau national, voire international.

Toutefois, le régime était conscient des limites objectives de la science médicale traditionnelle, aussi s'attendait-il à de nombreuses critiques. Les dirigeants du parti disaient même s'attendre à ce que « de braves professeurs-docteurs crient au scandale, parce qu'on utilise ouvertement des méthodes non homologuées par ce qu'on est convenu d'appeler les grandes Métropoles de la Science médicale » (p. 478). C'est en perspective des critiques que le Président Sékou Touré déclare que la Guinée n'attendra pas que « notre Médecine traditionnelle devienne une science acceptée par les Grandes Académies Étrangères pour en faire une discipline dispensée dans nos écoles de Médecine (Faculté de Médecine et École Nationale de Santé ».

On soutenait également l'idée que c'est sur la base de cet enseignement que la médecine traditionnelle deviendrait une science et que c'est par son abnégation au travail que le professeur de médecine traditionnelle maîtrisera les tenants et les aboutissants du cours qu'il est chargé de dispenser. C'est conformément à cette vision que le président Sékou Touré affirmait qu'

il est, en conséquence, urgent que l'enseignement de la médecine traditionnelle entre, de plain-pied, non seulement à l'École Nationale de la Santé, à la Faculté de Médecine, à la Faculté de Chimie-Pharmacie, mais aussi dans tous les CER de 2e, 3e et 4e cycles .

Pour fortifier la coordination des mesures d'organisation de cette médecine traditionnelle scientifique, le Président ajoute qu'

Il est nécessaire que les organisations politiques : Bureaux fédéraux, Comités directeurs, Comités de base, les divers échelons de l'exécutif, Secrétariats d'État, ministère délégué, gouvernements de Région, Commandants d'Arrondissement, Pouvoirs révolutionnaires Locaux, chacun en ce qui le concerne, élaborent des programmes d'actions conformes aux directives que nous venons d'exposer, et entreprennent sans délai leur bonne exécution. (p. 479)

Anticipant les retombées bénéfiques de cette entreprise de médecine scientifique locale, le président conclut que :

Si dans ce domaine de la santé du peuple, chaque militant exécute la tâche qui lui revient, si chaque groupe de militants exécute la tâche qui lui revient collectivement, nous remporterons... d'éclatantes victoires pour le plus grand bien de notre Peuple et de l'humanité, et nous ajouterons ainsi une dimension de plus à la courageuse Révolution culturelle socialiste, dans laquelle le Peuple de Guinée s'est résolument engagé.[200]

Par cette citation, on voit bien à quel point le projet médical est indissociable du projet politique.

---

[200] *Ibid.*, p. 478.

Chapitre 6 : La prise en mains étatique des infrastructures sanitaires

Les infrastructures sanitaires étudiées dans ce chapitre sont les divers établissements de soins de santé, les laboratoires et les pharmacies. Sous le régime de Sékou Touré, elles sont toutes des structures d'État, du fait de la politique d'interdiction progressive des activités privées en Guinée. Pour la santé, ceci ne concernait en fait que les dispensaires missionnaires, qui fermèrent peu à peu avec le départ des missionnaires étrangers.

Un infirmier résume ainsi l'organigramme qui se mit peu à peu en place :

Les ***hôpitaux nationaux*** *(Donka, Ignace Deen, l'hôpital de Kankan, de Nzérékoré) qui étaient alors de grands hôpitaux. Il y'avait aussi les* ***hôpitaux préfectoraux****. Il y avait également des* ***dispensaires*** *au niveau des arrondissements. Il y'avait des* ***postes de santé*** *au niveau des villages. C'est l'État qui s'occupait de ces structures à l'époque*[201].

Un médecin résume, quant à lui, le rôle de l'État et l'esprit de l'époque :

On ne pouvait pas faire de clandestinité pendant ce temps par ce que tout était sous le contrôle de l'État et le privé n'existait pas de façon officielle[202].

1. Les structures de soins de santé d'État

Comme auparavant, les infrastructures de santé sont hiérarchisées mais développées et complétées au fil des années selon l'organigramme mis en place par le Parti-État (cf. *supra*). Toutes les structures sanitaires du pays sont désormais propriété exclusive de l'État, conformément à

---

[201] Entretien 2015, M. Toupou (né en 1949).
[202] Entretien 2015, Dr Bah Ibrahima Sory (né en 1948).

l'option communiste marxisante du nouveau régime. Tout le personnel du service de santé devient de fait fonctionnaire.

Outre les deux hôpitaux de la capitale, le vieil hôpital Ignace Deen, du nom d'un « médecin africain » d'origine dahoméenne qui y a exercé (ex-Ballay) et le nouveau à Donka, inauguré fin 1958, chaque région était pourvue d'un hôpital.

Le nombre d'hôpitaux était alors de 10, sans compter ceux des entreprises comme à Fria :

Les 2 hôpitaux nationaux plus un hôpital bien équipé dans chaque région. Faites le décompte ! on a huit (8) régions administratives non ?[203]

Toutefois, interrogé sur l'accessibilité géographique de certains hôpitaux, le témoin se fait critique :

Ce n'était pas très accessible parce que les moyens de transport manquaient.[204]

Et

la population a trop vite augmenté et la capacité d'accueil a été trop critique.

Comme souvent, ce bilan ne peut être strictement daté ; il s'agit manifestement d'un jugement global sur la période de Sékou Touré.

Les infrastructures des régions sont étoffées au niveau des 33 préfectures au cours des années 1960-1970 où l'on construit ou améliore les structures sanitaires. Ainsi en Haute-Guinée, un médecin détaille :

De 1958 à 1965, il y a eu 3 hôpitaux : 1 à Kankan, 1 à Siguiri et 1 à Kouroussa. À la création de la préfecture de Kérouané, il y a eu un hôpital là-bas. En 1975, la préfecture de Mandiana est créée, elle a aussi eu un hôpital. À Kankan ville, il y a le dispensaire du Camp, de Salamani et de Koréalen (Korialen). Pratiquement, dans toutes les sous-préfectures de la région, il y avait des postes de santé. Les postes de santé s'occupaient de toutes les activités sanitaires de la localité, comme les visites et infirmeries. Les campagnes de vaccination étaient assurées par les équipes mobiles du Centre des Grandes Endémies.

Et il précise :

---

[203] Entretien, 2015, Dr Mamadou Bah Kaba (né en 1925).

[204] *Ibid.*

Les postes de santé pour chaque chef-lieu d'arrondissement comme Tokounou, Sabadou, Bramana... Certains gros villages avaient des dispensaires comme Djélibakoro dans Kankan[205].

Ce bilan témoigne bien de l'organigramme hiérarchisé des structures sanitaires avec un vocabulaire mêlant celui du régime révolutionnaire et des régimes postérieurs : région (préfecture), sous-préfecture (arrondissement), villages…

Une infirmière en poste dans la même région complète le tableau :

Il y avait au moins un hôpital dans chaque région, aujourd'hui préfecture : Kankan, Siguiri, Kouroussa, Dabola, Faranah, Mandiana, Kérouané et Dinguiraye. Il y avait des dispensaires dans chaque préfecture et dans quelques sous-préfectures comme Batè, Nafagui, Tokounou dans Kankan. Je pense que chaque arrondissement avait au moins un dispensaire comme Kankan 1, Kabada et Kankan 2, Salamanida, il y avait le dispensaire de Korialen où je dirigeais[206].

Elle précise pour le personnel :

Les Guinéens étaient les directeurs des hôpitaux, en exemple : Diakariaou Touré était le Directeur de l'hôpital de Kankan. Docteur Diallo, éminent chirurgien ; et d'autres Guinéens faisaient partie du personnel soignant.

Cette armature s'efforçait d'offrir des soins de santé à plusieurs niveaux. Il en va de même dans le Fouta-Djalon :

Chaque région avait son hôpital : Labé, Koundara, Gaoual, Mamou, Pita, Dalaba, Tougué, Lélouma, Koubia, Mali.

Parmi les hôpitaux, c'est l'hôpital de Labé qui était la référence. Au niveau des arrondissements, il y avait des postes de santé.[207]

L'hôpital de Kankan, comme celui de Labé, concentrent les cas difficiles mais orientent les plus complexes vers les hôpitaux de Conakry, mieux équipés :

---

[205] Entretien 2016, Dr Mamady Kourouma (né en 1948).

[206] Entretien 2016, Hadja Mariam Diane (née en 1940).

[207] Entretien 2016, Elhadj Ismaëlou Baldé (né en 1934).

Kankan recevait même les malades des autres préfectures et sous-préfectures qui avaient une compétence limitée.

Moi j'étais chirurgien à l'hôpital régional, il y avait certains cas qu'on ne pouvait gérer et qui étaient déférés à Conakry[208].

Dans la zone forestière également, les hôpitaux sont renforcés : celui de Lola s'ajoute aux 5 hôpitaux préfectoraux existants : Nzérékoré, Beyla, Yomou, Macenta et Guéckédou.

Les compétences de ces hôpitaux sont hiérarchisées mais ils collaborent volontiers entre eux :

Ils ne pouvaient pas s'occuper des interventions chirurgicales compliquées mais il y avait une bonne référence des maladies spécifiques dans les hôpitaux nationaux ou ceux qui étaient plus équipés comme à Macenta[209].

Un médecin ajoute l'existence des CSMI (Centres de Santé Maternelle et Infantile), structure qui existait dans tout le pays[210].

Les établissements et équipements existants sont surtout marqués par des travaux de transformation et d'amélioration. Ceci correspond aussi au changement de certaines localités en instances administratives supérieures. C'est le cas par exemple de certains arrondissements qui sont promus, avec à la clé la création de structures de santé d'un niveau supérieur.

Le début des années 1980 correspond au lancement du deuxième plan quinquennal (1981-1985), qui devait effectivement débuter en 1981. Ce plan fixe, entre autres, les grandes orientations de la politique sanitaire du régime de Sékou Touré avec comme objectif principal la création de nouveaux établissements de santé et l'amélioration des infrastructures existantes. Il s'agit de créer les conditions les plus favorables à l'élévation du niveau général de la santé de la population[211].

Les actions retenues dans le cadre de ce plan sont au nombre de 16, avec un financement total prévu de 570 millions de sylis[212]. Une somme de 492 millions de sylis est prévue pour la consolidation des acquis tandis que 78 millions de sylis sont destinés à de nouvelles actions. Les

---

[208] Entretien 2016, Dr Sény Keïta (né en 1940).

[209] Entretien 2016, Dr Jean-Baptiste Kakila Louamou (né en 1947).

[210] Entretien 2016, Dr Ouo Ouo Christophe Haba (né en 1950).

[211] Ahmed Sékou Touré, Le plan quinquennal 1981-1985, tome 27, Imprimerie nationale Patrice Lumumba Conakry, dépôt légal n° 71/81,1980, p. 81.

[212] Le syli est le nom de la monnaie nationale que la Guinée a adoptée en 1972, à la suite du franc guinéen créé en 1960 pour remplacer le CFA et sortir de la zone franc.

dépenses s'élèvent respectivement à 141 millions de sylis pour l'achèvement des actions en cours et 18 millions de sylis pour les autres actions[213]. Il est frappant de constater toutefois la part élevée des « financements à chercher ». Dans l'état prospectif, la prévision des investissements destinés aux 16 actions retenues par le plan quinquennal est répartie comme suit :

Tableau n° 15 : Financement des projets inscrits au 2e plan (en milliers de sylis)

°	Désignation des projets	Investissement	Financement acquis	Financement à chercher
1	Centre hospitalier de Kipé	300 000	101 000	199 000
2	Polyclinique	12 000	-	12 000
3	Centre hospitalier de Faranah	20 000	-	20 000
4	Service national de Prévention	20 000	-	20 000
5	Médecine traditionnelle	11 885	-	11 885
6	C. Neuro. Psych	5 350	1 550	3 800
7	Projet Gui/77/C34	17 100	14 000	3 100
8	Bloc Donka II	71 015	-	71 015
9	Centre Transf. Sang	10 000	-	10 000
1	Optique-Lunettes	1 109	-	1 109
1	Centre Pro-Dentaire	7 000	-	7 000
1	CH. N'Zérékoré	34 891	-	34 891
1	Soins de Santé Primaire	25 000	-	25 000
1	Projet Onchocercose	5 000	-	5 000
1	Inf. Nouvelles Régions	1 200	-	1 200
1	Régions Médicales	30 000	-	30 000
	TOTAL	570 000	116 550	453 450

Source : Ahmed Sékou Touré, *Le plan quinquennal 1981-1985*, tome 27, Imprimerie nationale Patrice Lumumba Conakry, dépôt légal n° 71/81, 1980

[213] Ahmed Sékou Touré, « Le plan quinquennal… », *op. cit.*, p. 81.

Dans leur application, les ambitions de ce plan seront freinées par le manque de financement, de sorte que les plus grands acquis en nouvelles infrastructures se limiteront à ceux réalisés sous le plan triennal 1960-1963. Par ailleurs, les infrastructures de santé subissent les contrecoups de toutes les crises politiques et économiques que traverse le pays. Elles se retrouvent par conséquent dans un état de dégradation important. Cette situation est au cœur des préoccupations de l'État guinéen. Une infirmière témoigne de la contradiction entre la volonté et les objectifs de l'État et les réalités :

L'hôpital a toujours été une nécessité. Il n'y avait pas assez de médecins, mais ils faisaient leur mieux pour soulager les patients ; la volonté était là. Certains cas critiques étaient évacués à Conakry comme les traumatismes dus aux accidents et autres[214].

Déjà en 1968, soit dix ans après l'indépendance, la détérioration ou l'insuffisance des infrastructures sanitaires semble peser gravement sur l'état de santé de la population. Le président guinéen constatait lui-même que « la dégradation morale avait atteint un niveau tel que certains centres hospitaliers de Conakry sont évités par les malades qui préfèrent se soigner à la maison ».[215] Ce jugement sévère est à prendre avec distance, tant les rappels à l'ordre à la rigueur révolutionnaire peuvent faire partie de la rhétorique révolutionnaire.

En dépit des mesures de redressement entreprises avec l'appui des pays amis à partir de la fin de l'année 1968, les structures de santé connaissent un nouvel essoufflement comme conséquence des effets collatéraux de l'agression du 22 novembre 1970 et de la répression (cf. *infra*). Tout cela est à l'origine de l'aggravation de la situation du secteur de la santé publique de la Guinée.

Seuls les établissements hospitaliers parapublics de Kamsar et de Fria bénéficient d'équipements corrects. Ils relèvent exceptionnellement de l'administration des compagnies industrielles internationales mais sont ouverts, contre paiement, à la population non employée par les entreprises (cf. *supra* Ière partie). Ils disposent d'un personnel expatrié européen en nombre, qui bénéficie de conditions de vie et de travail qu'on leur envie. C'est pourquoi la plupart des professionnels de santé du pays exprimaient le souhait d'être affectés à Fria ou à Kamsar. Les témoignages oraux révèlent que les demandes d'affectation étaient

---

[214] Entretien 2016, Hadja Mariam Diane (née en 1940).
[215] Cité par Doré *op. cit.*, p.179.

telles que seuls les cadres recommandés par les dignitaires du régime avaient la chance de voir leur demande satisfaite.

L'insuffisance des équipements sanitaires a de sérieuses incidences sur le fonctionnement du système public de santé. Selon des témoignages (cf. *infra*), il arrivait même que certains personnels de santé exigent des malades l'achat de médicaments et d'équipements courants, disponibles auparavant dans les infrastructures sanitaires ou que des appareils d'intervention chirurgicale figurent sur la liste des ordonnances prescrites aux malades. Il va de soi que ces manquements particulièrement graves vont affecter durablement le système de santé guinéen, favorisant même l'exercice d'une médecine privée officieuses dans un système sanitaire pourtant éminemment collectiviste. Ses abus sont régulièrement dénoncés par les services de l'État et par Sékou Touré. Aux problèmes cités, s'ajoutent le manque de courant électrique, la pénurie de médicaments et la dégradation des conditions de vie et de travail du personnel qui sont des phénomènes récurrents. Les propos de cette infirmière de la ville de Kankan témoignent des difficultés auxquelles le système de santé était confronté :

Ils n'étaient pas équipés comme il le faut, même l'électricité manquait. En pleine opération chirurgicale, le courant électrique peut partir, et ils utilisaient les torches. Il n'y avait pas d'outils nécessaires pour la stérilisation du matériel opératoire. Les médecins n'étaient pas bien logés dans les quartiers. Ils n'avaient pas de moyens de déplacement en cas d'urgence pour se rendre à l'hôpital. Il y avait pénurie de stocks de médicaments. Un salaire médiocre pour le personnel parce qu'un bon paysan vivait mieux qu'un médecin.[216]

La pénurie de médicaments pose de sérieux problèmes aux médecins et aux soignants. Il leur était par exemple interdit de prescrire des médicaments non disponibles à la pharmacie nationale, Pharmaguinée, sous peine d'être arrêtés, emprisonnés et condamnés pour « complot et sabotage social de la révolution ». Pour les pouvoirs publics guinéens, prescrire ce type de médicament était considéré comme une volonté délibérée de saper le moral de la population et d'étaler au grand jour les faiblesses du régime[217]. Sékou Touré lui-même dénonce à la fois les défaillances du système mais surtout les pratiques de certains médecins

[216] Entretien 2016, Hadja Mariam Diane (née en 1940).

[217] Doré *op. cit.*, p. 180.

qui ne tiennent pas compte de la disponibilité ou non des médicaments à Pharmaguinée.[218]

Malgré la pénurie chronique de médicaments et de personnel médical qualifié, il était interdit de se rendre à l'étranger pour se faire traiter, même à ses frais. Pourtant, privilège des dirigeants du Parti et des membres de leur famille, ceux-ci pouvaient bénéficier d'« évacuation sanitaire » aux frais du gouvernement, vers les hôpitaux modernes des pays socialistes, plus particulièrement ceux de l'Allemagne de l'Est.

Rien d'étonnant dans ce contexte que la prévalence de certaines maladies reste élevée. La population était notamment touchée par le paludisme, la tuberculose, des infections bronchitiques… etc. La mortalité néo-natale et maternelle était tout aussi importante. Le syndrome du Kwashiorkor sévissait parmi les enfants, en lien avec des problèmes de malnutrition, même si les médecins affirmaient souvent que celui-ci avait quasiment disparu depuis le milieu des années 1950.

Il arrivait par ailleurs que des dirigeants du PDG nient l'existence de certaines pathologies pourtant mortelles. On peut citer l'épidémie de choléra de 1970. Le ministre de la Santé parle alors de « diarrhée mystérieuse » pour cette maladie inédite depuis longtemps.[219] Nommer le mal par son nom équivalait à lui donner une réalité et à plonger la population dans la peur. C'était aussi nier la gravité de l'état du système de santé.

Comme juste après l'indépendance, la Guinée pouvait continuer à compter sur l'apport de personnel médical de diverses nationalités venu pallier le manque de nationaux formés. Les expatriés restaient pour la plupart des ressortissants des pays membres du bloc de l'Est. Selon les années, il s'agissait de Soviétiques, Tchécoslovaques, Yougoslaves, Bulgares, Roumains, Allemands de la République démocratique allemande (RDA), Hongrois, Polonais, Vietnamiens, Chinois ou Cubains. À ceux-ci s'ajoutaient quelques Haïtiens. Ce personnel expatrié était présent surtout dans la capitale Conakry et bien moins dans les régions de l'intérieur. Toutefois, contrairement à certains témoins qui disent qu'*il n'y avait pas d'expatriés à l'intérieur, ils étaient à Conakry où ils enseignaient*[220], les expatriés étaient bien présents dans les grandes villes du pays :

---

[218] Ahmed Sékou Touré, Technique de la révolution, *op. cit.*, 1974, p. 460.
[219] Doré *op. cit.*, p. 181.
[220] Entretien 2016, Dabo Doumbouy (né en 1942).

À l'hôpital de Labé, il y avait des Bulgares, Roumains, Allemands, Cubains. Les Guinéens étaient les responsables et membres du personnel.[221]

De même, en Haute-Guinée :

Plusieurs nationalités ont travaillé dans ses hôpitaux, surtout celles des pays de l'Est comme les Soviétiques, Tchécoslovaques, Yougoslaves, Vietnamiens, Chinois et Cubains. Les Chinois à Siguiri, les Cubains, Vietnamiens, Soviétiques et Tchécoslovaques à Kankan. Mais la gestion était assurée par les Guinéens qui faisaient aussi partie du personnel soignant[222].

Les régions les plus lointaines, comme la zone forestière, voyaient cependant passer moins d'expatriés[223].

En plus de ces expatriés du camp socialiste, on note la présence de quelques ressortissants français, notamment dans les hôpitaux des usines minières liées à des compagnies occidentales, à Kamsar ou Fria.

Néanmoins, dans ce contexte, ce sont les Guinéens qui dirigent les structures sanitaires du pays, y compris les établissements hospitaliers. Il s'agissait ainsi pour les dirigeants de la Nouvelle-Guinée de valoriser les nationaux, et de prouver leur capacité à se substituer valablement à l'assistance technique française.

2. Les laboratoires et les pharmacies d'État

La plupart des hôpitaux d'État bénéficient d'une unité d'analyse biomédicale qui sert de laboratoire. En plus des examens médicaux qu'ils effectuent, ces laboratoires, qui sont eux aussi propriétés d'État, servent également de lieu d'expérimentation et de stage pour les enseignements théoriques dispensés dans les établissements de formation en santé qui ne disposaient pas à l'époque de laboratoires propres.

La faculté de médecine fait, prioritairement, ses expérimentations et ses travaux dirigés (TD) dans les laboratoires des deux Centres Hospitaliers Universitaires de Conakry, Donka et Ignace Deen, et

---

[221] Entretien 2016, Abdoulaye Lâbiko Diallo (né en 1948). Renchéri par Entretien 2016, Elhadj Ismaëlou Baldé (né en 1934) qui évoque des Cubains et des Chinois tandis qu'un autre mentionne des médecins et professeurs russes, bulgares, tchécoslovaques, chinois et haïtiens. Entretien 2016, Elhadj Mamadou Billo Diallo (né vers 1926). On ne peut citer tous les témoignages à ce sujet.

[222] Entretien 2016, Dr Mamady Kourouma (né en 1948).

[223] Entretien 2016, Dr Jean-Baptiste Kakila Louamou (né en 1947).

secondairement, dans le laboratoire de l'hôpital du centre industriel de Kamsar. D'autres laboratoires dépendent des structures de santé. Il s'agit entre autres, de ceux d'Anatomie, de Biochimie, de Physiologie et celui de Médecine expérimentale, communément appelé « Medex ».

Le déséquilibre dans la répartition géographique des laboratoires est le résultat direct de la différence de dotation en structures sanitaires entre les différentes régions du pays. Toutefois, les enquêtes de terrain confirment l'activité de ces laboratoires au service des structures de santé des provinces.

Dans les hôpitaux régionaux, les activités des laboratoires portent d'une part, sur la réalisation d'hémogramme complet de l'immunologie, la microbiologie, la parasitologie, la numération formule sanguine pour les globules rouges et blancs, l'examen du liquide céphalorachidien pour la recherche des méningites et d'autre part, sur l'azotémie, la dermatologie, l'analyse de la salive, la Vitesse de Sédimentation VS, la recherche de la trypanosomiase, le Bordet Wassermann (BW) pour la recherche de la syphilis, les examens cytobactériologiques d'urines, les examens virologiques, la recherche de microfilaires, la cytobactériologique (ECB), le test d'Emmel (TE), etc.

Voici par exemple, la liste donnée par un médecin de Labé :

Les examens de selles, la biochimie des urines, l'examen du sang (la Goûte Épaisse GE, la Vitesse de Sédimentation VS, la Numération Formule Globulaire NF, la Glycémie, le prélèvement du liquide céphalorachidien à la recherche des méningites, l'azotémie, le Test d'Emmêle (sic : Emmel) pour rechercher la trypanosomiase, le Bordet Wassermann BW pour la recherche de la syphilis, le groupage sanguin. Ces examens courants se faisaient.[224]

Certains laboratoires de l'intérieur n'avaient pas les capacités de faire toutes ces analyses. C'est le cas à Kindia :

Pour les analyses qu'ils ne pouvaient pas faire, il y a par exemple la recherche des virus, pour la tuberculose, le diabète... c'est Conakry qui faisait ça et à Pastoria[225].

Certaines insuffisances sont cependant perceptibles dans le fonctionnement du réseau des laboratoires, essentiellement liés à la vétusté du matériel, aux problèmes de son renouvellement et à l'insuffisance du personnel. La pénurie de spécialistes, manifeste au niveau de certaines structures sanitaires de l'intérieur, rend plus

---

[224] Entretien 2016, Abdoulaye Lâbiko Diallo (né en 1948).
[225] Entretien 2016, Dabo Doumbouy (né en 1942).

préoccupant le fonctionnement des laboratoires. S'y ajoute, le manque de divers produits, dont celui des réactifs qui occupait une place de choix et qui rendait la réalisation de certains examens très difficile[226].

Sous la 1ère république, tout appartenait à l'État qui était à la fois acheteur et distributeur : voilà qui résume la situation des médicaments sous Sékou Touré[227]. La distribution des médicaments se fait en effet sous contrôle étatique et de manière hiérarchisée avec quatre niveaux principaux :

– Pharmaguinée au niveau central : elle est chargée du ravitaillement en médicaments de toutes les pharmacies du pays. Il n'y avait pas *de contrefaçon à l'époque et tous les médicaments étaient importés par Pharmaguinée.*[228]

– dans chaque chef-lieu de région se trouve un dépôt pharmaceutique chargé de l'approvisionnement des pharmacies relevant de sa circonscription administrative

– dans chaque chef-lieu se trouve une officine de pharmacie, chargée de la vente directe des produits aux citoyens

– enfin, la pharmacie de chaque hôpital qui sert de premier recours d'achat pour les patients.

Un témoin résume la situation ainsi, en insistant sur le contrôle des médicaments eux-mêmes :

Les pharmacies étaient étatiques, soit une pharmacie par préfecture et par structure sanitaire. La Pharmaguinée était chargée de l'importation et la distribution. Il n'y avait pas de médicaments inefficaces ou de contrefaçon[229].

La répartition géographique de la cinquantaine de pharmacies à l'échelle nationale est calquée sur celle des préfectures mais certaines sont mieux dotées que d'autres. Quand, par exemple, Kankan, compte à elle seule 3 pharmacies, dont une dans le quartier de Sogbè, une à Dibida et une autre au Grand Marché[230], Nzérékoré en dispose de deux.

---

[226] Voir par exemple Entretien 2016, Dabo Doumbouy (né en 1942) ou Entretien 2016, Dr Mamady Kourouma (né en 1948).
[227] Entretien 2015, Mamady Keïta (né en 1947).
[228] Entretien 2016, Dr Mamady Kourouma (né en 1948).
[229] Entretien 2015, Dr Mamady Keïta (né en 1947).
[230] Entretien 2016, Dr Mamady Kourouma (né en 1948).

À Labé :

Il y avait le dépôt pharmaceutique qui ravitaillait la région de Labé, une officine de pharmacie pour la vente des produits et la pharmacie de l'hôpital qui ravitaillait les services de l'hôpital[231].

Comme problème, le même témoin signale : *la rupture de certains médicaments, mais qui n'était pas très fréquente.*

Il faut enfin remarquer que, malgré le caractère étatique de toutes les structures, quelques rares pharmacies privées ont survécu à la nationalisation. Placées sous la responsabilité quasi exclusive de Guinéens, elles sont installées aussi bien à Conakry qu'à l'intérieur du pays. La pharmacie privée « le Coléah », celles de Conakry, de Kindia et de Kankan constituent les exemples les plus éloquents.

La pharmacie de Kankan est dénommée Pharmacie Diop du nom de son propriétaire, le Sénégalais Diop Alhassane. Elle constitue une exception à la règle qui confère la propriété privée des pharmacies aux nationaux. Les pharmacies privées existant en 1958 sont donc nationalisées et les étrangers quittent le pays. En raison de son niveau d'intégration sociale très poussée, Diop occupa le poste de ministre de la Communication de Sékou Touré. Cette pharmacie est souvent citée dans les entretiens, preuve de son caractère exceptionnel[232].

Le secteur pharmaceutique est frappé de certaines difficultés dont les plus importantes sont les ruptures de ravitaillement, mentionnées plus haut, la distance entre les sources d'approvisionnement et les lieux de ravitaillement ainsi que les conditions de transport et de conservation très affectées par l'état des routes. Ainsi, l'approvisionnement de Pharmaguinée elle-même et celle des hôpitaux de l'intérieur connut d'énormes retards en dépit du rôle non négligeable joué par les ambulances dans l'acheminement des médicaments vers certaines régions de l'intérieur. À ces difficultés d'acheminement des médicaments courants, s'ajoutent la pénurie récurrente de médicaments plus spécialisés et le faible pouvoir d'achat de la population. Les pénuries généraient un commerce illicite de médicaments comme le constate Sékou Touré en 1974 mais elles trouvaient aussi leur origine dans des pratiques de détournement par les personnels de santé eux-mêmes :

---

[231] Entretien 2016, Abdoulaye Lâbiko Diallo (né en 1948).

[232] Entretien 2016, Dr Sény Keïta (né en 1940). Entretien 2016, Hadja Mariam Diane (née en 1940) : elle atteste de son existence en 1965 au moins.

> **Voyons maintenant ce qui se passe au niveau des pharmacies.** Ce qu'il faut reconnaître, c'est l'utilité de Pharmaguinée; c'est là un fait incontestable. Mais, ce qu'il faut souligner aussi, ce sont ses insuffisances notoires: des médicaments manquent dans les pharmacies, alors qu'on les trouve sur les marchés.

Le président assume ainsi les faiblesses du système d'approvisionnement pharmaceutique et ne dédouane pas les responsabilités de l'État mais il pointe surtout les responsabilités individuelles puisque certains médicaments, absents des pharmacies étatiques, se retrouvent vendus sur les marchés[233].

---

[233] Ahmed Sékou Touré, *Technique de la révolution*, *op. cit.*, 1974, p. 461.

Chapitre 7 : La formation médicale sous le régime socialiste populaire

Ce chapitre analyse les conditions sociopolitiques dans lesquelles s'inscrit la formation médicale en Guinée après 1958 ainsi que les modalités des formations elles-mêmes et les procédures de recrutement. Après un bilan de la situation en 1958-60, évoquant notamment la question du passage de formations disponibles au niveau fédéral à des formations au niveau national, l'analyse porte sur le contexte généré par la révolution culturelle socialiste proclamée le 2 août 1968. Il s'agit de mettre en évidence son impact sur l'enseignement de la médecine, sur les programmes de formation en médecine ainsi que sur les obligations des étudiants et praticiens. Le chapitre se penche ensuite sur les enseignants et les apprenants des formations médicales, pour finalement analyser la formation à l'étranger et l'emploi des diplômés sortant de la faculté de médecine et des écoles de santé.

Un témoin résume bien la situation en 1958 et la priorité donnée à la formation de médecins et autres agents médicaux nationaux :

Sous la 1ère République, la plupart des médecins avaient reçu leur formation médicale à l'étranger et ils n'étaient pas plus de 5. Au début de la 1ère République la formation pédagogique était arrivée par la faculté de médecine de Conakry pour les médecins et l'école nationale de la santé pour la formation d'aides médicaux (infirmier, sage-femme). La plupart des médecins étaient envoyés à l'étranger.

Sous la 1ère république, c'était les étrangers et au fur et à mesure ceux-ci ont été remplacés par les nationaux.

Toutes les formations se faisaient ici en Guinée et pour le perfectionnement à l'étranger. Moi personnellement j'ai fait mon perfectionnement comme chercheur biomédical en Roumanie et en Bulgarie[234].

---

[234] Entretien 2015, Dr Pogba Gnanacé (né en 1948).

Parallèlement aux études à l'étranger, indispensables durant les premières années ou par la suite pour les spécialisations, sont mises en place des formations locales, d'abord une école de santé puis une faculté de médecine. La pénurie en personnel de santé ne peut en effet être comblée que par une politique de formation en Guinée même. Ceci suppose une collaboration internationale qui ne peut s'improviser pour attirer sur place des enseignants compétents, souvent les médecins venus prêter main-forte à la Guinée à son indépendance.

1. L'offre de formation médicale en 1958

Au moment de l'indépendance, en 1958, la possibilité d'une formation pour devenir médecins, pharmaciens ou sages-femmes existe bien au niveau de l'AOF mais pas localement en Guinée. Tous les enquêtés en sont bien conscients :

D'abord c'était des médecins militaires qui s'occupaient de la santé dans toutes les colonies françaises et ensuite je vous rappelle qu'il n'y a pas d'école ou de faculté de médecine ici. Les médecins étaient formés à Dakar mais il y avait une école où on formait les infirmiers pendant une année.[235]

L'École de médecine de Dakar (cf. *supra*) continuait à former des « médecins africains » tout en offrant des possibilités plus larges d'études médicales sur place et en France. L'arrêté N°2099/SP-E, du 13 avril 1950 institue un concours annuel pour la formation des médecins, pharmaciens et sages-femmes africains. Les services des examens et concours enregistrent des candidatures et des admissions de Guinéens jusqu'en avril 1958, c'est-à-dire jusqu'à cinq mois avant le référendum du 28 septembre 1958. L'arrêté N°3394/END/OSFD.P., du 23 avril 1958, organisant le concours en 1958, l'arrêté ministériel F.O.M. N°21/DSS-2, du 2 avril 1958, fixant le nombre de bourses à mettre au concours en 1958 entre les Médecins, Pharmaciens et Sages-femmes africains en service en AOF, AEF, Togo et Cameroun, ainsi que l'arrêté n° 9992/END/OSFD.P., du Haut-Commissaire de la République en Afrique occidentale française, proclamant les cadres reçus au concours de 1958 en font largement foi. Mais la possibilité de se former dans ces écoles est brusquement interrompue par le « non » de la Guinée au projet de Constitution proposé par la France.

[235] Entretien 2015, Dr Mamadou Bah Kaba (né en 1925).

Cette situation aboutit dès lors à la cohabitation de divers systèmes de formation médicale pour les territoires français : l'adaptation locale des formations, résultant des réformes coloniales des années 1940-1950, le système fédéral colonial, encore en vigueur en AOF de la Communauté, mais auquel la Guinée ne participe plus, et le nouveau système de l'éphémère Fédération du Mali (1959-août 1960), composée du Sénégal et du Mali, et dont le siège est à Dakar.[236] Pour consolider ses institutions, la nouvelle fédération prend des mesures politiques et administratives relatives à la définition et à l'organisation des services fédéraux du ministère fédéral de l'Éducation et de la santé publique, par le décret N°59/61, du 3 juin 1959. Les conditions d'organisation du concours d'entrée aux Écoles des Sages-femmes d'État sont précisées dans le décret N°56-605, du 14 juin 1959. Toutefois, et c'est logique, la liste des admissibilités au concours pour l'année 1959 ne comprend, bien sûr, aucune élève guinéenne vu que la Guinée est indépendante. Il est intéressant de noter cependant que la Guinée reste sur la liste des ampliations pour ces arrêtés pris par la Communauté. Les habitudes administratives ne se perdent pas rapidement… Ce système, interne à la Communauté, ne dura toutefois pas car les Territoires acquièrent leur indépendance en 1960.

C'est parce qu'elle s'attendait à de sévères réactions et à des pressions de tous ordres suite à son refus d'intégrer la Communauté franco-africaine que la Guinée élabore différentes mesures alternatives et met en place sa propre politique. Dans les autres territoires français, le réseau des écoles coloniales continue de former les cadres africains accrédités par la métropole. En 1959, tandis que l'École nationale de la France d'Outre-mer (ENFOM) est remplacée par l'institut des Hautes Études d'Outre-mer, pour former, justement, les cadres administratifs des pays de la Communauté, la Guinée, met en place son système de formation.

En ce qui concerne le personnel de la santé, la Guinée avait toutefois été dotée, comme cela a été vu, d'une école de formation d'infirmiers et infirmières, instituée en 1949 (cf. *supra*). C'est le seul établissement existant. Son fonctionnement fut prorogé et le concours de recrutement organisé par les services qui étaient en place dans le cadre du gouvernement local issu de la Loi-cadre. Ainsi, un arrêté daté du 26

---

[236] Fédération du Mali, Arrêté du ministère fédéral de l'éducation et de la santé publique, Dakar, 20 août 1959, portant admission au concours d'entrée aux Écoles de Sages-femmes d'État, session des 3 et 4 juin 1959.

août 1958, organise, bien avant le référendum du 28 septembre, le « concours direct d'admission à l'École des Infirmiers et Infirmières de Guinée pour le recrutement des élèves Infirmiers et Infirmières ouvert les 27 et 28 novembre ». Cet arrêté est assumé par la Guinée indépendante par l'arrêté N°4070/FP du Secrétariat d'État chargé de la Fonction publique et par l'arrêté N°371/FP qui arrête la liste des 482 candidats et candidates autorisés à concourir. Les centres d'examen retenus à cet effet sont Conakry, Labé, Mamou, Kindia, Kankan, Kissidougou, Nzérékoré et Boké.[237] Le centre de Conakry est de loin le plus important, avec 258 candidats. Le concours est prévu pour les 27 et 28 novembre. Les candidats sont à la fois des élèves et des agents déjà employés dans divers services de la fonction publique, quels que soient les domaines.

Parallèlement, l'État guinéen doit confirmer le statut des fonctionnaires travaillant auparavant dans les divers services. Ainsi il adopte en 1959 des mesures assurant le passage à un système national, par l'intégration progressive et le rapatriement de personnels de santé qui dépendaient avant de l'administration coloniale fédérale et qui étaient en activité dans d'autres pays. À cela, s'ajoutent, dès juin 1959, un processus de nomination et d'intégration de travailleurs du corps médical dans l'administration nationale.

Dans l'urgence, l'État inscrit ses initiatives de formation d'un personnel de santé qualifié dans la continuité de l'organisation coloniale, en utilisant et en valorisant le même personnel et les mêmes structures. Les nominations portent d'ailleurs prioritairement sur les personnels les plus qualifiés, à savoir les médecins africains et les sages-femmes considérés comme la « noblesse » des professionnels de la santé, mais aussi les pharmaciens.[238] Ces initiatives sont renforcées par des mesures visant au relèvement du niveau de formation générale des Guinéens, conformément à la vision du président Sékou Touré et à la conception de l'éducation.

---

[237] Arrêté N°371/FP, du Secrétariat d'État chargé de la fonction publique, du 13 novembre 1958, publiant une liste de 482 candidats retenus pour le concours.

[238] Décision N2301/FP/IA du Secrétariat d'État Chargé de la Fonction publique, en date du 9 juin 1959.

2. L'enseignement de la médecine : des écoles de santé à la faculté de médecine

Très rapidement, et dans la suite de la seule formation existant en 1958 (cf. *supra*), la Guinée institue une, puis plusieurs écoles de santé pour pourvoir le pays en infirmiers, infirmières et sages-femmes.

Ceci est suivi, en 1967, de la fondation d'une faculté de médecine, étape plus complexe car elle suppose à la fois d'avoir augmenté le nombre et le niveau des élèves finissant le secondaire, peu nombreux du temps de la colonisation, et l'existence d'un corps enseignant qualifié.

Les études de santé se situent dans ce cadre. Le gouvernement va agir dans deux directions : offrir une formation poussée en médecine sur place et étoffer le personnel médical, ce qui va de pair avec l'augmentation du nombre d'infrastructures sanitaires. Si au début, on ne forme que des infirmiers, rapidement on organise des études de médecine à Conakry. Le Dr Mamadou Bah Kaba ceci résume ainsi :

On a créé maintenant [i.e. sous Sékou Touré] *une école de sages-femmes, d'infirmiers d'État et de techniciens comme ceux qui font la pharmacie. Après la formation générale qui se limitait en ce temps à la 10ᵉ année [équivalent à la 3ᵉ, fin du collège], ils faisaient la formation en santé pendant 2 ou 5 ans dans les écoles respectives et 5 à 6 ans pour les médecins à la faculté*[239].

Ces écoles revêtent tout d'abord un aspect d'enseignement élitiste, avec un faible effectif d'étudiants mais celui-ci s'accroît au fil des années. Un médecin résume cette évolution :

En 1960, il y a eu la création de l'école des infirmiers d'État, des sages-femmes et assistantes sociales ; la formation se déroulait en 2 ans puis en 3 ans à partir de 1964. En 1967, la faculté de médecine a été créée à l'IPGANC (Institut polytechnique Gamal Abdel Nasser de Conakry)[240].

Les écoles de santé

La première structure se situe en fait dans la continuité de l'école d'infirmiers créée en 1949 : l'école forme désormais des infirmiers et infirmières d'État. On complète cette formation en associant une filière pour les sages-femmes en 1959, spécialité qui ne pouvait se faire qu'à

[239] Entretien 2015, Dr Mamadou Bah Kaba (né en 1925).
[240] Entretien 2015, Dr Mamady Keïta (né en 1947).

Dakar auparavant[241]. Cette École de Sages-femmes a son siège à Conakry et dépend directement du ministère de la Santé publique et de la Population. Selon une vieille sage-femme :

La première promotion des sages-femmes était 11 personnes[242].

En 1962, on élargit les compétences en créant une filière pour les techniciens de laboratoire-pharmacie. En 1967, l'école prend le nom d'École nationale de la Santé publique, avec le rajout d'une 4e filière, réservée aux techniciens de la santé publique.[243] L'École est baptisée Hadja Mafory Bangoura (1916 ca-1976), du nom d'une ancienne militante du PDG, ministre des Affaires sociales, dénomination qu'elle conservera jusqu'à la fin du régime de Sékou Touré[244] une infirmière, née en 1960, témoigne de la formation dans les années 1970 :

Il n'y avait qu'une seule école de santé (Hadja Mafory) où on suivait des cours de soins infirmiers, laboratoire et de sages-femmes. La formation était bien assurée à l'époque (bon encadrement, rigueur, uniformes respectés, habillement décent partout). Il y avait des cours théoriques au premier semestre et le stage au deuxième semestre. Les cours théoriques étaient axés sur l'accueil des patients, la présentation (habillement), la propreté...

La formation était aussi assurée par des Blanches (sœurs chrétiennes infirmières). Il y avait une rigueur absolue, redoublement exigé pour ceux qui ne parvenaient pas à avoir la moyenne, disponibilité des médicaments et du matériel et la conscience professionnelle. On notait aussi la présence de certains enseignants médecins parce qu'on avait ouvert la faculté de médecine dans les années 1977-1978, je crois. Ceux qui faisaient médecine avaient hiérarchie A, les Aides de santé hiérarchie B et les ATS hiérarchie C.[245].

---

[241] JO RPG 1959, 16, p. 493 Création à Conakry d'une école de sages-femmes. JO RPG 1960, 10, p. 166 Création à Conakry d'une école d'infirmiers d'État. République de Guinée, Arrêté du Secrétariat d'État Chargé de la Fonction publique, en date du 19 Mai 1959, portant admission au concours d'entrée aux Écoles de Sages-femmes d'État, session des 3 et 4 juin 1959.

[242] Entretien 2015, Mme Sylla Mariétou (née en 1941)

[243] Cette information est incluse dans la présentation historique de École nationale de la santé de Kindia, rapport annuel, 2015-2016, Dr Claude et DRS Dioumessy, Kindia, 10 p., juillet 2016.

[244] Sur Mafory Bangoura, voir Céline Pauthier, « "La femme au pouvoir, ce n'est pas le monde à l'envers". Le militantisme au féminin en Guinée (1945-1984) », in Gomez-Perez M. (dir.), *Femmes d'Afrique et émancipation : entre normes sociales contraignantes et nouveaux possibles*, Karthala, 2018, p. 73-113.

[245] Entretien 2015, Katherine Koropara (née en 1960). La date de fondation de la

La formation dans les écoles professionnelles de santé durait trois années :

On ne délivrait pas de diplômes ; on publiait la liste des admis par ordre de mérite sur arrêté ministériel. (Infirmier d'État ou ATS) [246].

Les travaux pratiques sont organisés dans les laboratoires des structures de santé de leur juridiction administrative, précisément dans les hôpitaux régionaux, les dispensaires et les Centres des Grandes Endémies.

On pouvait voir jusqu'à 100 élèves par classe [mais la moyenne est] *de 30 à 50 élèves par classe* [et] *Plus on avançait, plus l'effectif diminuait de la 1ère année en 3e année.*[247]

Les témoignages sont convergents sur la sélection des étudiants, la rigueur de la formation et des contrôles.

Au fil des années, des écoles sont fondées à l'intérieur du pays : la première est créée à Kankan en 1971, une autre à Labé en 1978 et la dernière à Nzérékoré en 1981-1982.

Le fonctionnement est calqué sur l'école de Conakry. Le Dr Sény Keïta est nommé directeur de l'école de Kankan de 1977 à 1980, après y avoir enseigné de 1971 à 1977 les cours de soins chirurgicaux et d'anatomie. Il peut donc donner des informations précises dont voici des extraits :

On prenait les élèves qui ont le niveau 10e année et ils sortaient avec le diplôme d'Agent technique de la Santé (ATS).

À l'époque, il n'y avait pas de difficultés parce que le nombre de postulants était peu. Au maximum, il y avait 50 élèves pour l'année scolaire.

Le nombre d'élèves n'étant pas grand, ils comprenaient facilement. La capacité de participation était parfaite. Les 1ers élèves de l'école étaient bien formés parce qu'ils n'étaient vraiment pas nombreux et s'intéressaient aux révisions.

[sur le niveau d'autonomie] *C'était remarquable puisque les termes médicaux sont très difficiles pour les novices. Mais en 2e et 3e année la compréhension était parfaite. Aux examens de 1977, 1978, 1979, l'école a eu 100 % d'admis parce qu'en tant que Directeur général je les prenais pour la révision.*

---

faculté de médecine est inexacte mais l'enquêtée n'y a pas étudié.

[246] *Ibid.*

[247] Entretien 2015, Katherine Koropara (née en 1960).

Au départ, ils avaient peur à cause des termes médicaux, mais une fois rassurés, ils faisaient le mieux.[248]

Les élèves faisaient leur stage à l'hôpital de Kankan où se trouvait aussi le laboratoire car l'école n'était pas équipée ; comme le confirme un autre médecin :

L'École Communautaire de Santé de Kankan n'avait pas de labo, mais ses élèves faisaient les travaux pratiques à l'hôpital régional et au Centre des Grandes Endémies[249].

Généralement, c'était les médecins de l'hôpital régional et les sages-femmes d'État qui font fonction d'enseignants et la plupart des élèves participaient aux cours, il y avait l'engouement. (idem).

L'absence de laboratoire dans les écoles de santé est généralisé ; les élèves vont faire leur apprentissage dans les hôpitaux ou d'autres centres de santé[250].

Abdoulaye Lâbiko Diallo, médecin affecté à l'hôpital de Labé en octobre 1967, a « été le Directeur de stage de cette école de 1978 à 1997 », année de sa retraite. Mais, comme il le note :

L'école n'a existé que sur papier parce qu'elle occupe les locaux du complexe ENI-CFP. Elle n'a pas un bâtiment digne de nom qui l'appartient. [...]

L'école n'avait pas de laboratoire de travaux pratiques. Les élèves effectuaient leur stage au niveau des structures de soins de santé par roulement et en petit groupe.

Les stages étaient effectués :

Au dispensaire de Boloko, à la région médicale de Kouroula, à la Protection maternelle et infantile de Ley Saarè et dans les différents services de l'hôpital de Labé.

Ils avaient lieu :

À partir du second semestre de la 1ère année jusqu'en 3e année, ils font le stage tous les matins du lundi au vendredi de 8h à 12h. La durée de chaque épisode de stage est d'au moins un mois par service.[251]

D'autres témoins complètent :

---

[248] Entretien 2016, Dr Sény Keïta (né en 1940).

[249] Entretien 2016, Dr Mamady Kourouma (né en 1948). Étonnamment, une infirmière en poste à Kankan en 1965 dit qu'il n'y a pas d'école de santé. Entretien 2016, Hadja Mariam Diane (née en 1940).

[250] Entretien 2016, Dr Jean Baptiste Kakila Louamou (né en 1947).

[251] Entretien 2016, Abdoulaye Lâbiko Diallo (né en 1948).

Une école nationale de santé a été construite à Kankan puis à Labé vers 1980 et à Nzérékoré. Les enseignants étaient des infirmiers et quelques médecins mais l'encadrement était assuré par des infirmiers. [...] À Kindia, il n'y a que des Aides de santé et des laborantins dans l'école de santé ; les autres régions se trouvent les ATS.[252].

Dans ces établissements d'enseignement professionnel, la durée des études est de deux ans. Pour être admis dans ces établissements, les candidats adressent au ministre de l'Enseignement préuniversitaire une demande comprenant les pièces exigées, notamment la preuve du niveau d'étude exigé, c'est-à-dire le BEPC. Après examen du dossier, les services compétents du ministère envoient la liste des candidats retenus à l'école d'accueil. Toutefois

Il y avait des recommandations surtout pour ceux qui avaient le bac ; ceux-ci ne faisaient pas de concours[253].

Le recrutement dans les écoles se faisait théoriquement sur concours, donc sur la base du niveau, mais certaines entorses existaient :

Le concours d'accès était ouvert à tous les niveaux. Et parallèlement à la note de service signé par le ministre, de l'Enseignement pour recevoir les admis au concours d'accès à l'école de santé, on recevait des recommandés[254].

Ces passe-droits sont aussi signalés pour l'école de Kankan :

Le favoritisme et les recommandés (ceux qui avaient de bonnes relations pouvaient accéder sans le niveau)[255].

Le système des « recommandations », dont on ne peut dater l'origine ou mesurer l'ampleur, se retrouve plus tard également pour les étudiants de médecine. Dans l'ensemble, les témoins soulignent le sérieux de la formation dans ces écoles et la bonne volonté des élèves pour l'apprentissage aussi bien théorique que pratique. L'État recrutait à la sortie de l'école :

Tous les diplômés étaient directement employés par l'État, il n'y avait pas de test[256].

---

[252] Entretien 2015, Katherine Koropara (née en 1960) ; Dabo Doumbouy (né en 1942).
[253] Entretien 2016, Dr Jean-Baptiste Kakila Louamou (né en 1947).
[254] Entretien 2016, Abdoulaye Lâbiko Diallo (né en 1948).
[255] Entretien 2016, Dr Mamady Kourouma (né en 1948).
[256] Entretien 2016, Dr Jean-Baptiste Kakila Louamou (né en 1947).

La faculté de médecine

La Faculté de médecine est créée en 1967 au sein de l'Institut polytechnique de Conakry. Elle reçoit sa première promotion en 1968 qui en sort diplômée après 5 années d'études. C'est une rupture importante, et un pas en avant, pour la Guinée car auparavant la formation était limitée à la production de cadres moyens de la santé (infirmiers, ATS et autres). L'ouverture de la Faculté de médecine offre pour la première fois, la possibilité de former sur place des médecins. Former des cadres supérieurs compétents prend du temps et les étudiants envoyés à l'étranger ne reviennent formés que peu à peu.

Selon un témoin :

La 1ère promotion de médecins guinéens qui étaient partis en 1975, revient en 1982, ils étaient tous Dr ES Sciences (PHD) et étaient d'office enseignants[257].

Les structures pédagogiques de l'ancienne École de santé sont maintenues au sein de la faculté. Elles correspondent désormais au premier degré de l'enseignement et servent de tronc commun à trois ans d'études, à l'issue desquelles un concours d'accès au second degré est organisé. Les admis au concours poursuivent des études supérieures, pour ensuite devenir médecin ou pharmacien, tandis que les redoublants sont directement affectés, en qualité de cadres moyens, dans les différentes structures de santé du pays.

Pour être orientés à la Faculté de médecine, les candidats doivent être titulaires des deux parties du baccalauréat, être classés parmi les meilleurs au bac, et parmi les 5 premiers d'une ville ou les 10 d'une région. Ils doivent être également admis à un concours supplémentaire, organisé pour empêcher le gonflement des effectifs.

Un témoin souligne la difficulté de l'accès aux études de médecine ; il fallait :

... obtenir les 2 bac avec le concours qui était trop dur à l'époque. Être aussi de l'option des sciences expérimentales. [...] C'était très difficile d'obtenir les 2 bac et le concours·

[257] Entretien 2015, Dr Mamady Keïta (né en 1947). Sous-entendu : enseignants à la Faculté de Médecine.

Il précise, pour les spécialisations :

Il y avait des cours sur les spécialités, des stages au sein des structures de santé et les meilleurs étaient envoyé à l'extérieur pour poursuivre leurs études[258].

Lors de sa création, la Faculté de médecine ne compte que 19 étudiants dans sa première promotion, chiffre inférieur à la capacité d'accueil des laboratoires[259]. Ce chiffre sera progressivement relevé, pour arriver, certaines années, de 20 à 40 étudiants par promotion, voire plus, comme le confirme le Dr Mamady Keïta :

La moyenne dans les écoles [infirmiers et sages-femmes] *était de 25 à 50 élèves ; quant à la faculté de médecine, c'était de 25 à 100 étudiants. Il faut souligner que la première promotion de médecine comprenait 19 étudiants, jusqu'à la septième promotion c'était au maximum 50 étudiants en médecine.*[260]

Le professeur Bah Kaba renchérit :

En moyenne 50 étudiants mais ça n'atteignait jamais 100 personnes[261].

De même, un ancien étudiant témoigne :

Dans la faculté de médecine pendant notre temps on pouvait voir des promotions de 20 jusqu'à 50 étudiants et nous, dans notre promotion, on était 35[262].

De ce fait, pendant tout le régime de Sékou Touré, la Faculté réussit aisément à gérer ses effectifs et à assurer des débouchés aux diplômés.

En raison, d'ailleurs, de l'importance accordée au bon classement mais surtout de la pénurie en personnel de santé, il arrivait que les meilleurs élèves des examens de sortie des écoles professionnelles et qui n'ont pu obtenir le baccalauréat, soient directement admis à la faculté de médecine. Un autre critère, moins visible, d'orientation en médecine, mais qui a toujours été opérationnel est la prise en compte des notes obtenues dans certaines disciplines comme les sciences de la nature, la biologie, la chimie et, éventuellement, les mathématiques. Toutefois, même si dans l'ensemble, les critères d'orientation étaient sélectifs et reposaient sur le niveau scolaire, le dernier mot revenait aux

[258] Entretien, 2015, Dr Mamadou Bah Kaba (né en 1925).
[259] Entretien 2015, Dr Mamady Keïta (né en 1947).
[260] *Ibid.*
[261] Entretien, 2015, Dr Mamadou Bah Kaba (né en 1925).
[262] Entretien 2015, Dr Bah Ibrahima Sory (né en 1948).

autorités politiques avec le système des « recommandations » évoqué plus haut. Il arrivait même que des membres de la classe dirigeante interviennent auprès des autorités de la faculté pour recommander, c'est-à-dire faire admettre, tel ou tel élève ou candidat, ce qui tout naturellement influait sur le niveau d'engagement des étudiants dans leurs études. Des étudiants qui avaient bénéficié de faveurs ont fini même par obtenir des bourses étrangères qui leur ont permis de poursuivre des études supérieures dans certains pays de l'Europe de l'Est. Mais une fois dans les pays d'accueil, ces étudiants ont parfois été vite confrontés à deux problèmes majeurs : la difficulté de la maîtrise rapide de la langue et le faible niveau d'études déjà perceptible en Guinée. Nombreux ont été d'ailleurs les étudiants dans ce cas rapatriés pour incapacité à suivre des études supérieures. Il est difficile toutefois de chiffrer ce phénomène mais il a marqué les consciences :

Souvent les parents bien placés cherchaient à envoyer leurs enfants qui n'avaient pas la capacité ou la compétence, dans les pays socialistes (Roumanie) et ces enfants-là étaient retournés en Guinée[263].

Lors de la création de la faculté de médecine, la Guinée ne disposait guère de médecins qualifiés pour assurer l'enseignement mais certains noms sont restés.

Pour l'école des infirmiers d'État et sages-femmes et à la faculté de médecine, c'était des étrangers ; il n'y avait que peu de Guinéens (Dr Kader, Dr. Marega, Dr. Antoine Lamah, Dr. Hadiatou Sylla, Dr. Dongo) ces derniers étaient tous spécialistes (Dr ES. Sciences PHD)[264].

De même, un infirmer se souvient de *Alpha Taran Diallo, Conté Saïdou, Mohamed Kader, Docteur Lama…*, preuve de leur notoriété.[265]

La Guinée fit donc appel, dans ce secteur comme dans d'autres, à la coopération internationale déjà évoquée, mais au fil des années la part des Guinéens s'étoffe. C'est le cas d'Alpha Taran Diallo cité, né en 1922, chirurgien et doyen, un temps, de la faculté médecine [fusillé en 1971].

De même, en 1979, le Dr Mamadou Bah Kaba est nommé professeur de gynécologie et d'obstétrique à la faculté de médecine de Donka et membre du jury national de fin d'études :

---

263 Entretien, 2015, Christian Noël Chaya, (né en 1945).
264 Entretien 2015, Dr Mamady Keïta (né en 1947).
265 Entretien 2015, Dr Toupou (né en 1949).

Article 1er – considérant d'une part l'accroissement considérable des effectifs des étudiants diplomatifs que l'université guinéenne met chaque année à la disposition de notre parti État pour servir dans la production et d'autre part les charges multiples des membres statutaires du jury national permanent de soutenance des thèses et mémoires, le décret numéro 296–PR G d'octobre 1976 portant créations de ce jury national permanent est modifié ainsi qu'il suit :

Article 2 – la composition du jury national permanent de soutenance des thèses et mémoires est élargie aux camarades-cadres nationaux dont les noms suivent :

Sciences biologiques et médicales

Docteur Mamadou Bah, doyen de la faculté de médecine à IPGANC[266].

L'année 1968, qui correspond à l'entrée de la première promotion de la Faculté de médecine, est aussi celle marquée par le lancement en Guinée de la « Révolution culturelle socialiste ». Elle va avoir un impact sur l'enseignement supérieur et les attentes vis-à-vis aussi bien des enseignants que des étudiants (cf. *infra*). De fait, les programmes de la formation médicale s'inscrivent dans un contexte où l'enseignement est partagé d'une part entre des considérations scientifiques et politico-idéologiques et des préoccupations de développement national d'autre part. Bien des éléments de ces programmes s'inspirent des principes de la révolution culturelle socialiste de 1968, soucieuse d'une articulation entre l'école et la vie, selon la formule consacrée. Les sanctions corporelles et l'intensité des travaux agricoles, difficilement conciliables avec la concentration et la sérénité requises au bon déroulement des études, vont pousser bon nombre d'étudiants à abandonner leurs études de médecine, voire à prendre le chemin de l'exil. Ces départs sont aussi liés au contexte politique global. C'est ainsi qu'après l'agression de novembre 1970, des étudiants de la faculté de médecine sont taxés de contre-révolutionnaires, notamment du fait de leur statut élitiste lié à leur nombre restreint. En guise de représailles, leurs conditions d'études sont rendues plus difficiles, comme le confirme une témoin :

---

[266] Tous les décrets sont tirés du *Journal officiel de la République Populaire Révolutionnaire de Guinée* (JORPRG). Décret 26 juin 1979 n°244 PRG et décret n° 251 PRG du 27 juin 1979.

De la 1ère à la 3e promotion, les étudiants bénéficiaient d'un traitement particulier : l'internat à Donka. Après l'agression de 1970, les jeunes médecins en formation ont été considérés comme renégats, ils furent tous ramenés au campus dans les cabines publiques [dortoirs] avec la suppression des repas individuels[267].

Les étudiants de médecine suivent en effet, comme les autres, des cours de théories politiques et idéologiques, de la 2e à la 5e année. Passant par l'École militaire à la fin des études, les diplômés de la faculté de médecine apparaissaient comme des officiers de réserve. Comme tous les étudiants, ceux de médecine étaient reconnaissables par le port du même uniforme et l'obligation de tenues décentes, selon la rhétorique révolutionnaire.

Du point de vue des théoriciens de la Révolution culturelle socialiste, l'enseignement scientifique doit donner aux élèves de bonnes connaissances de base en prenant en compte la situation du pays et le niveau des progrès scientifiques de l'époque. Au niveau de la faculté de médecine, la formation associe des cours fondamentaux de tronc commun, regroupant biologistes, médicaux et pharmaciens dans un même département dit de sciences fondamentales, à quelques cours pointus de spécialités dispensés par ailleurs dans des départements distincts de médecine, de biologie et de pharmacie.

La cinquième année consacre la fin des études sanctionnée par un examen d'État. Avec l'institution de la soutenance d'une thèse de fin d'études, en 1975, on instaure une 6e année qui devient désormais officiellement l'année de la soutenance.

Sous la première république, la formation est passée à six (6) ans de formation théorique, un 1 an de synthèse clinique et un (1) an de rédaction de la thèse[268]

Mais il arrivait que des étudiants ne soutiennent leur thèse que 3 ou 4 ans après avoir terminé leurs études. Ces soutenances étaient fortement marquées par les pratiques propres aux pays de l'Est : ainsi, le président du jury est nommé par le ministre de l'Éducation nationale sur proposition du doyen de la faculté et un ministre peut aussi être membre du jury, quelles que soient ses compétences scientifiques. Tout cela dénote l'autorité croissante du Parti-État dans tous les secteurs du pays. Ces décisions et pratiques politiques ne peuvent servir de caution

---

[267] Entretien 2015, Dr Mamady Keïta (né en 1947).

[268] *Ibid.*

scientifique. Au contraire, elles dévalorisent le diplôme au niveau international.

Tableau n° 16 : Programmes des cours en médecine en 1983

<table>
<tr><th>1ère année</th><th>2e année</th><th>3e année</th><th>4e année</th><th>5e année</th></tr>
<tr><td>Biochimie</td><td>Pharmacologie</td><td>Endocrinologie</td><td>Odonto-rhinolaryngologie (ORL)</td><td>Examen d'État</td></tr>
<tr><td>Biophysique</td><td>Médecine expérimentale</td><td>Néphrologie-urologie</td><td>Pédiatrie</td><td>Médecine</td></tr>
<tr><td>Physiologie</td><td>Microbiologie</td><td>Traumato-orthopédie</td><td>Médecine légale</td><td>Maladies infectieuses</td></tr>
<tr><td>Physique</td><td>Anatomopathologie</td><td>Hygiène</td><td>Obstétrique</td><td>Pédiatrie</td></tr>
<tr><td rowspan="9">Chimie colloïdale</td><td>Sémiologie chirurgicale</td><td>Gastro-entérologie</td><td>Gastro-entérologie</td><td>Gastro-entérologie</td></tr>
<tr><td>Sémio-médicale</td><td>Ophtalmologie</td><td>Maladies infectieuses</td><td>Gynécologie obstétrique</td></tr>
<tr><td>Cardiovasculaire</td><td>Anesthésiologie</td><td>Parasitologie</td><td>Philo-idéologie</td></tr>
<tr><td>Production</td><td>Médecine opératoire</td><td>Dermatologie</td><td rowspan="6">Langues nationales</td></tr>
<tr><td>Pneumologie</td><td>ORL</td><td>Néphrologie-urologie</td></tr>
<tr><td>Radiologie</td><td>Idéologie</td><td>Endocrinologie</td></tr>
<tr><td>Langues nationales</td><td>Langues nationales</td><td>Neurologie</td></tr>
<tr><td rowspan="2">Idéologie</td><td>Formation militaire</td><td rowspan="2">Psychiatrie</td></tr>
<tr><td>Production</td></tr>
</table>

Source : *Livret de l'étudiant*, ministère de l'Éducation nationale, Conakry, 1984.

À partir de la troisième année, les étudiants commencent à fréquenter les laboratoires, d'abord par promotion entière puis, avec l'augmentation des chiffres, par groupe pédagogique de 10 étudiants par séance. Ainsi, pour une classe de 50 étudiants, par exemple, la stratégie consiste à mettre en place dans les laboratoires 5 groupes d'étudiants qui pouvaient bénéficier ainsi d'une formation efficace. L'essentiel des expérimentations et des travaux pratiques portent sur la dissection des cadavres pour une meilleure connaissance du corps humain, sur l'observation de la préparation des vaccins, sur l'extraction du venin de serpent à des fins d'expérimentation sur des animaux et sur des activités de recherche. Ces travaux pratiques sont regroupés en diverses rubriques, relevant principalement de l'anatomie, de la pathologie, de la physiologie, de la biochimie, de la médecine expérimentale. Les écoles de formation médicale accordent une attention toute particulière au volet de la prévention des maladies en mêlant connaissances théoriques et pratiques. Dans la formation, l'accent est mis sur l'initiation à la recherche des parasites sanguins intestinaux dans les selles, sur les prélèvements et l'analyse des urines et du sang, sur les vecteurs de maladies, ceux du paludisme par exemple et des pathologies chroniques, sur la réalisation d'antibiogramme.

Compte tenu de l'importance des travaux pratiques et de la place accordée par le pouvoir politique aux activités de recherche, les laboratoires ont l'obligation de réunir de bonnes conditions d'accueil et d'études. Or, c'est au moment où la demande sociale d'élèves qui souhaitent s'inscrire dans les établissements devient forte que les capacités d'accueil des structures de santé se réduisent considérablement car les salles servant de laboratoire se révèlent, dans bien des cas, exigües. Les plus vastes salles ne pouvaient contenir que 10 à 15 stagiaires, les autres, plus nombreuses, ne pouvaient accueillir que 2 et 5 élèves, selon les enquêtés.

À la suite de l'augmentation des demandes d'admission, on introduisit un concours de recrutement comme le confirme une contemporaine :

Et il fallait avoir le bac et le concours pour être orienté en médecine[269].

L'organisation du concours est décentralisée et prise en charge par les directions préfectorales de l'éducation. Le circuit de la procédure d'admission dans les écoles repartait de l'intérieur vers le Ministère. Après l'organisation du concours, les Directions préfectorales de l'éducation déposent la liste des admis au ministère pour sa validation par un acte administratif. Divers informateurs rapportent cependant que dans certains cas des élèves, qui n'ont pas réussi le concours d'accès, sont admis à l'école sur la base de « recommandations » comme cela a déjà été évoqué. Ainsi en plus de la note de service, signée par le

[269] Entretien 2015, Mme Sylla Mariétou (née en 1941).

ministre de l'Enseignement préuniversitaire et autorisant la réception des admis déclarés, les établissements recevaient des « recommandés ». Cette situation affectait progressivement le niveau des élèves. À ces « recommandés », s'ajoutent aussi les titulaires du baccalauréat qui sont dispensés du concours d'accès aux écoles professionnelles de santé.

Ainsi que cela a été évoqué, toute analyse portant sur la Guinée ne peut ignorer le contexte politique général. Il est donc important d'évoquer ici les spécificités de la Révolution culturelle socialiste de 1968.

3. Impact de la « révolution culturelle socialiste » (1968) sur la formation médicale

La mise en place du système d'enseignement sous Sékou Touré est le résultat d'un long processus de réformes amorcées à partir de 1959. Ces réformes sont placées sous le signe de préoccupations majeures : africaniser le contenu des enseignements et adapter les programmes scolaires aux réalités guinéennes, développer l'enseignement secondaire général, créer un enseignement supérieur. Le ministère de l'Éducation nationale est tenu de « créer les conditions indispensables à leurs succès, principalement à celle relative à l'africanisation ».[270] Au fil des années des ajustements seront opérés. L'ordonnance numéro 041/MEN du 5 août 1959 constitue l'acte de naissance de la réforme de l'enseignement. Il faut notamment passer du système de formation en vigueur dans le cadre colonial (fédéral et territorial) à la construction du système scolaire à l'échelle nationale. Le système de formation retenu peut être analysé selon une double approche, idéologique et structurelle. La conception de l'enseignement est sous-tendue par la volonté de mettre en place un système d'enseignement de masse correspondant au discours marxisant du régime en cette période de guerre froide. Du point de vue de la structure, le système éducatif comprend, assez classiquement, la formation générale et professionnelle ainsi que le niveau universitaire mais une rupture fondamentale intervient en 1968 avec l'adoption de la « révolution culturelle socialiste »[271].

---

[270] Plan Triennal de Développement *op. cit.*, 1960, p. 14.

[271] Pour une analyse générale, voir Lewin, *op. cit.*, « 2 août 1968. Sékou Touré proclame la Révolution culturelle socialiste », L'Harmattan, 2010, tome 5.

Cette révolution marque une étape importante dans l'histoire du pays. Elle a pour objectif l'élévation à bref délai du niveau d'enseignement du pays et l'affirmation chez les jeunes de la conscience révolutionnaire. Les idées qui prévalaient au lancement de la révolution culturelle résultent d'ailleurs des inquiétudes du régime devant les velléités d'émancipation des jeunes scolarisés face à ce qu'ils considèrent comme des pesanteurs politiques de l'époque. Le président Sékou Touré fait le constat suivant : « en règle générale, la jeunesse scolaire est étrangère aux préoccupations du peuple »[272], avant d'ajouter : « nous constatons, chez nos jeunes scolarisés, une inadaptation grave à nos réalités ; il y a chez certains étudiants qui poursuivent leurs études en France un divorce total entre la Nation et eux »[273]. Pour lui, il est urgent d'accorder plus d'attention à cette génération pour parvenir à la conversion des mentalités et des personnalités … en harmonie avec les réalités du pays[274]. Par ailleurs, il signalait « la manifestation d'un vide réellement inquiétant de l'enseignement civique », tout en déplorant aussi que l'enseignement politique « ne soit pas du tout donné », et que « les élèves ignorent ce qu'est un Conseil général, ce que représente le Gouvernement, sans oublier que « la structure du Parti et son fonctionnement sont encore moins connus »[275]. Ainsi, « au cours d'une conférence réservée aux Inspecteurs de l'Enseignement, et qui avait pour objet d'analyser la situation et de trouver les moyens de redressement qui s'imposaient, plusieurs dispositions ont été prises, [dont] l'intégration de l'élève à la vie ».

De façon générale, les initiatives de la Révolution culturelle socialiste visent à améliorer la coordination entre l'école et la vie[276], par la mise en place d'un enseignement de masse, la gratuité de la formation, la garantie du plein emploi. Pour les dirigeants guinéens, cette articulation doit permettre l'adaptation de l'enseignement aux réalités sociales, économiques, politiques nationales et à l'idéologie du parti.[277] Dès lors, la politique prend une place importante à l'école.

---

[272] Plan Triennal, *op. cit.*, 1960.

[273] Plan septennal 1964-1971, *op. cit.*, 1967, p. 277.

[274] *Ibid.*

[275] Plan septennal 1964-1971, *op. cit.*, 1967, p. 276 ; toutes les citations sont tirées de ce document.

[276] Le mot d'ordre « Associer l'école à la vie n'a pas duré (1975-1976) » dit une infirmière à ce propos. Entretien 2016, Hadja Mariam Diane (née en 1940).

[277] B. Lacroix L'enseignement en République de Guinée, (Bruxelles, CRISP) cité in P*erspectives Nouvelles,* n° 24, janvier 1973.

Ces grandes orientations de la Révolution culturelle socialiste sont complétées par diverses actions, dont les plus significatives sont les suivantes :

– la nationalisation de toutes les écoles, y compris celles tenues par des missions ;

– la transformation de toutes les écoles, dénommées « Centres d'enseignement rural » depuis 1966 en Centres d'enseignement révolutionnaire puis en Centres d'éducation révolutionnaire.

Les Centres d'éducation révolutionnaire (CER)[278] comprennent quatre cycles : le premier cycle correspond à l'enseignement primaire, les deuxième et troisième à l'enseignement secondaire, tandis que le quatrième cycle est assimilé à l'enseignement supérieur. « Chaque Centre d'éducation révolutionnaire est divisé en brigades de production (promotions d'élèves), divisées elles-mêmes en section de production (classes), et les sections en équipes de 10 membres ».[279] Il constitue officiellement une coopérative indépendante, assurant d'une part la nourriture, le logement et l'équipement de tous ses membres, d'autre part la rémunération des enseignants et des infirmiers tandis que le surplus de sa production est vendu à la Région. Mais très vite, cette activité de production se vide de son contenu pour se traduire concrètement en un moyen de soutien à la vie économique du pays[280].

Pour Sékou Touré, dans l'édification de l'État postcolonial et de l'économie tout comme dans la formation de l'homme nouveau, un rôle majeur revient à l'école. Elle doit ainsi répondre aux multiples problèmes de la production agricole en intégrant les expériences acquises par les enfants dans le cadre de l'agriculture familiale. Elle doit être aussi une solution au problème du débauchage de la main-d'œuvre familiale. Aussi déclare-t-il :

Nous devons de signaler que la correcte application du programme de notre Parti, dans le domaine de l'expansion de l'enseignement, nous a conduits à passer de 42.000 élèves dans l'enseignement primaire en 1958, à plus de 220.000 aujourd'hui...Ces résultats indiquent que nous aurons, d'ici quelques années, dans nos établissements du 1er Cycle,

---

[278] Rebaptisés en 1968 « Centres d'enseignement révolutionnaire ».

[279] Lacroix, *op. cit.*, 1973.

[280] *L'École guinéenne*, n° 2, décembre 1969, cité par Doré *op. cit.*, p. 168.

plus de 400.000 élèves, âgés de 7 à 12, 13 ans. Or, vous savez qu'à la campagne, les enfants, dès l'âge de 8 ans, apportent une contribution notable aux travaux des champs et à d'autres travaux productifs[281].

Insistant sur l'apport des élèves à la croissance économique du pays, le Président affirme :

400 à 500.000 enfants âgés de 7 à 12 ans, faisant leurs études dans les 1ers cycles, ajoutés à quelque 50.000 élèves des 2e et 3e cycle, c'est 25 à 30 % de la main-d'œuvre agricole, enlevée au paysannat. Nous avons opté pour une politique de rapide croissance de notre économie. L'enseignement et l'éducation que nous donnons à nos enfants constituent un moyen pour accélérer cette croissance économique, pour un épanouissement social, toujours plus grand, de nos populations. La scolarisation, pour ne pas compromettre la qualité du développement du pays engagé dans la croissance économique, ne peut mettre hors du circuit de la production, 30 % de la main-d'œuvre paysanne, sans compromettre le rythme du développement économique, social et culturel.

Désormais, les élèves, par les activités productives parfaitement proportionnées à leur force, apporteront, dès leur séjour à l'école, une contribution effective à notre bataille économique. L'application de cette décision, pour ne pas compromettre la qualité de notre enseignement, requiert de la mesure et de la méthode.

Mais préparant les esprits à une valorisation psychologique du travail agricole, et envisageant que celui-ci soit considéré comme élément d'émancipation humaine, il précise :

...le travail productif ne doit pas apparaitre comme une corvée contrecarrant les études ; il doit s'intégrer à l'enseignement, et c'est là une question de méthode. Le travail productif agricole ou artisanal doit apparaitre comme une application immédiate des connaissances scientifiques acquises ; il doit être mené d'une façon rationnelle et, de ce fait, le rendement de chaque élève, dans ce travail productif, doit être tout naturellement deux à trois fois supérieur à celui d'un enfant de même âge, qui ne disposerait pas du même acquis scientifique et technique. À la formation civique et politique, le fait d'intégrer les

---

[281] Plan septennal 1964-1971, *op. cit.*, 1967, p. 286 ; les citations sont tirées de ce document.

élèves à la vie productive de la nation, donnera le support matériel et moral indispensable.

Le succès d'une telle politique passe nécessairement par la mise en œuvre de tout un ensemble de mesures. C'est ainsi que chaque école « ...constituera une véritable coopérative de production scolaire, gérée par les élèves eux-mêmes, sous le contrôle direct des maîtres et sous la responsabilité générale des directeurs d'école. Cette coopérative disposera de tous les organes de gestion requis. La production doit revenir entièrement à la collectivité scolaire, rendant ainsi possible la constitution de cantines scolaires, contribuant à l'équipement de l'école et, éventuellement, subvenant à d'autres frais d'études ». Ceci constitue un manquement à l'esprit de gratuité des services publics.

Renonçant à la conception selon laquelle les travaux manuels n'ont pas leur place à l'école, le président Sékou Touré prédit : « la victoire qui en sortira, sera celle qui consiste à tuer en nous la prétendue antinomie entre travail intellectuel et travail manuel ». Et pour insister sur l'importance du travail manuel dans l'évolution des sociétés humaines, le président rappelle que : « c'est grâce à nos mains que notre intelligence s'est développée tout au long de l'histoire. Même le futur chercheur sait déjà que c'est dans une unité de production scolaire qu'il aura eu l'occasion, enfin, d'aiguiser son esprit d'observation et sa sagacité. Cette première initiation, loin de nuire à sa carrière future, lui en fournira des armes meilleures ».[282]

Ainsi, il en déduit que « de quelque façon que l'on considère les choses, le travail productif, dans nos écoles, constitue la meilleure pédagogie pour la formation complète de nos enfants. C'est ce que nous appelons la pédagogie nouvelle, celle qui liera le maître à l'élève, et les deux à la vie du village, de la région, de la nation et de l'humanité ».

Toutefois, conscient de la réprobation que pouvait soulever la thèse de la valorisation de l'homme par le travail de la terre, Sékou Touré s'empresse de dire : « l'habitude, dit-on, est une seconde nature, et rien n'est plus tenace qu'elle. Seule une volonté résolue, constamment tendue vers le progrès social, et soutenue par une haute conscience politique, peut modifier les mauvaises habitudes et favoriser, en conséquence, la qualification humaine de l'homme ». Convaincu par ailleurs de la place du travail manuel dans l'amélioration des techniques culturales et dans le renforcement du volume de la production agricole, le président ajoute : « la liaison de l'école avec la vie exige désormais

[282] Plan septennal 1964-1971, *op. cit.*, 1967, p. 290.

que maîtres et élèves s'intègrent au travail productif. Leur apport et leur contribution permettront, certainement, d'opérer au sein des masses paysannes, une révolution dans les méthodes de culture ».

D'autres mesures incluent :

– la création des conseils d'administration d'élèves et d'étudiants, véritables ailes politiques du Parti, et jouant un rôle direct de gestion des écoles. Ces conseils d'administration seront d'une force politique très considérable dans toutes les écoles, y compris ceux de santé et de médecine ;

– la création et l'imposition, au quotidien, de slogans dits révolutionnaires comme : « l'impérialisme, à bas ! le colonialisme, à bas ! le néocolonialisme, à bas ! vive la révolution ! Prêt pour la révolution ! Prêt pour la production, critère de la révolution ! ». Ces slogans étaient scandés dans toutes les circonstances de mobilisation et d'activités populaires, comme le matin, avant la montée des couleurs, dans les réunions politiques des écoles, dans les réceptions de cadres politiques, dans les champs, etc.

Ceci est confirmé par un médecin :

Avant de commencer les cours, les élèves et étudiants scandaient les slogans : "prêt pour la révolution, à bas l'impérialisme, le colonialisme, le néocolonialisme et vive la révolution"[283].

– le renforcement et la multiplication des Centres de Santé maternelle et infantile (CSMI) ;

– l'implication, à grande échelle, des élèves et étudiants dans divers travaux manuels d'intérêt public, comme les activités d'élevage, de coupe du bois, de confection de briques, d'assainissement des écoles, hôpitaux etc.

– la mise en application en 1968 du principe d'enseignement obligatoire des langues nationales guinéennes dans les écoles, adopté en 1965

– l'institutionnalisation de la production agricole des universités (dont celle de la faculté de médecine), par la création, en 1975, des Brigades attelées de production et des brigades motorisées de production. Ces brigades sont spécialement conçues pour recevoir les

[283] Entretien 2016, Dr Mamady Kourouma (né en 1948).

étudiants sortant de l'université, en campagne agricole. L'objectif avoué était d'amener les étudiants à apprendre la vie de la paysannerie. L'utilisation des engins motorisés dans des activités non agricoles, le manque d'entretien de ces engins et les pannes qui en ont résulté ont été les premiers facteurs de fragilisation de ces brigades, dont le programme finira par s'arrêter ;

– le suivi, après le temps des études, d'une formation idéologique et militaire complémentaire.

Quel impact eurent les mesures de la Révolution culturelle socialiste sur la formation médicale ou les diplômés ?

Le rôle central de Kankan est noté par un médecin :

La décision et le lancement de la révolution culturelle se sont effectués ici à Kankan le 2 août 1968. Les élèves et les étudiants ont été associés à la gestion de leur établissement à travers les Conseils d'Administration (CA) et l'école est liée à la vie pratique[284].

Le passage aux langues nationales dans l'apprentissage a pu peser sur le niveau des études, comme le souligne un médecin :

Cette décision a affecté la formation, parce que les élèves avaient un déficit de compréhension. Les enseignants n'avaient pas la pédagogie de la langue[285].

Interrogé sur l'impact de cette révolution, Elhadj Ismaëlou Baldé, alors directeur de l'hôpital à Mali à cette époque, répond :

Une action positive. Des cadres ont été formés. La révolution a plus touché les étudiants sortants de Poly qui faisaient des stages au niveau des Brigades Attelées de Production BAP et des Brigades motorisées de Production BMP. Ils apprenaient la vie de la campagne, mais malheureusement par manque d'entretien des engins, le programme s'est arrêté[286].

[284] Entretien 2016, Dr Mamady Kourouma (né en 1948).

[285] Entretien 2016, Dr Sény Keïta (né en 1940).

[286] Entretien 2016, Elhadj Ismaëlou Baldé (né en 1934).

D'autres témoins sont plus circonspects :

La révolution culturelle de 1968 n'a pas eu d'impact sur l'école de santé de Labé qui a été créée en 1978. Vraiment la révolution culturelle n'a pas impacté l'école de santé de Labé. L'école de santé de Labé n'a pas subi l'influence de la révolution culturelle parce que c'est une école technique. Seulement à l'ouverture les élèves assainissaient (sic) [i.e. nettoyaient] *l'hôpital*[287].

Il faut cependant noter que si la révolution culturelle socialiste a touché tous les établissements d'enseignement du pays, la qualité du travail de militantisme politique a été relativement faible dans les écoles de santé de l'intérieur, pour deux raisons principales : d'une part, elles sont très excentrées, d'autre part, la formation est trop technique.

Globalement, l'école guinéenne doit façonner l'idéal type d'homme du régime, capable de prendre en charge son propre destin. C'est pourquoi, les cours d'idéologie politique, de philo-idéologie, de morale révolutionnaire, de valeur sociale, de langues nationales et de formation militaire occupent une place de choix dans la formation des apprenants, qu'ils soient scientifiques ou d'autres formations. Les notes obtenues en idéologie et en production occupent une place centrale dans la formation des élèves et des étudiants[288].

Il s'agit aussi d'inculquer profondément et exclusivement aux jeunes Guinéens, la pensée du Président Sékou Touré. Pour Louis Béhanzin, alors Secrétaire d'État à l'Idéologie : « il faut, à tout prix, par tous les moyens, que les élèves soient convaincus que Sékou Touré représente la vérité absolue, que lui seul détient les connaissances dont a besoin le peuple guinéen, que seule sa pensée doit servir de modèle et d'exemple dans la formation et dans l'action pour le mieux-être de la Guinée ».[289]

Divers éléments de cette politique scolaire ont été critiqués par la suite, notamment le fait que « la discipline d'enseignement appelée "politique" devient alors un fourre-tout » de tout ce qui avait trait aux idéaux du régime. Ceci se faisait dans la lignée des débuts car la formation idéologique et politique, qui remplace l'enseignement de la morale et de l'instruction civique de l'époque coloniale, est influencée par le mouvement de la Jeunesse de la Révolution démocratique

---

[287] Entretien 2016, Abdoulaye Lâbiko Diallo (né en 1948).

[288] Divers éléments de l'analyse du système scolaire sont tirés de Doré *op. cit.*, p. 157 sq « L'école et la formation professionnelle ».

[289] Cf. *Perspectives Nouvelles* n°40, 1974, rapporté par Doré *op. cit.*, p. 168.

Africaine (JRDA), créé le 26 mars 1959, et regroupant toute la jeunesse guinéenne scolarisée ou non de 7 à 25 ans.

La Révolution culturelle socialiste a introduit de nombreux changements dans le fonctionnement de l'école guinéenne. Toutefois les avis divergent quant à la pertinence de l'orientation donnée à l'éducation et à la formation en Guinée sous Sékou Touré. Certains insistent sur les succès enregistrés, d'autres en revanche, et ils sont les plus nombreux puisque présents aussi bien à l'intérieur qu'à l'extérieur du pays, mettent l'accent sur les carences et faiblesses observées à l'époque en Guinée.

Ainsi, selon certains, l'introduction des langues locales dans le système éducatif a provoqué une baisse sensible du niveau, notamment en français. Pour les défenseurs de ce point de vue : « la mauvaise préparation des enseignants à cette épreuve et le ballotage des élèves entre diverses langues, suite à leur mobilité entre différentes régions, constituent un des handicaps les plus décisifs du système ». Ces désagréments sont particulièrement manifestes chez les enfants de fonctionnaires souvent affectés dans des zones éloignées de leur milieu d'origine. Ils sont alors confrontés à l'apprentissage de nouvelles langues à partir desquelles acquérir des connaissances.

C'est pour corriger certains effets de cette déperdition scolaire que « la réintroduction de la langue française, comme matière d'enseignement, a été décidée en 1970 », même si le régime avait continué à fortifier les supports institutionnels des langues nationales par la création, en 1972, de l'Académie des Langues nationales.[290]

La réforme visait également à permettre aux étudiants de connaître les villages, de se familiariser aux réalités du milieu rural, de découvrir les cultures du pays, et de contribuer à leur valorisation et à leur diffusion dans le monde. Cet idéal a finalement tourné court pour diverses raisons, notamment le décalage entre les étudiants, parfois peu respectueux, et les sociétés paysannes. Certains comportements, notamment vis-à-vis des femmes ou filles mineures, entrainèrent de graves problèmes.

Conscient du grand préjudice causé par cet état de fait, le Président renchérit : « pour nous, l'investissement consenti par la Nation pour leur formation est de ce fait perdu… De quelque côté que l'on se tourne, le résultat est négatif ».

---

[290] Doré *op. cit.*, p. 159. Voir aussi p. 172-173.

Outre les aspects pédagogiques et économiques de l'exil des cerveaux, Ahmed Sékou Touré évoque la dimension politique et affirme « par ailleurs, l'inconscience et la naïveté conduisent... certains d'entre eux à envisager des complots, plus ou moins sérieux, contre le régime démocratique et populaire, dont notre parti a doté le pays ». Conscients des faiblesses du système éducatif, certains étudiants cherchent à quitter le pays ou à ne pas y revenir. C'est pour prévenir ces « désertions » d'étudiants que l'État prend quatre grandes décisions, dont deux (la première et la troisième) visent plus particulièrement ceux qui poursuivent leurs études à l'étranger. La première exige de tout étudiant bénéficiaire d'une bourse, la signature et « le respect de l'engagement décennal », dans lequel, il est dit ce qui suit :

Tout étudiant guinéen ayant bénéficié d'une bourse d'enseignement, de quelque nature que ce soit, doit, à la fin de ses études, servir dans le pays, au moins, pendant dix ans, soit dans le secteur public, soit dans le secteur privé. Au cas où cet engagement décennal n'aura pas été respecté, l'étudiant concerné ou ses parents, le cas échéant, seront tenus de rembourser intégralement à l'État tous les frais d'études ayant contribué à la formation de l'élève[291].

La troisième stipule que « tout Guinéen ayant bénéficié pour quelque durée que ce soit de l'enseignement primaire, secondaire, supérieur ou professionnel, et qui, à la fin de ses études, refuserait de se mettre au service de la Guinée (en service militaire ou civil), perdra immédiatement la nationalité guinéenne »[292].

Cependant, le climat politique de l'époque poussait certains étudiants partis faire leurs études à l'étranger à ne pas rentrer au pays, une fois leurs études terminées. La Guinée a ainsi perdu plusieurs médecins formés sur place et à l'étranger, ce qui a fait dire au Président Sékou Touré que :

La plupart des étudiants qui ont bénéficié, pendant plusieurs années, de l'aide de l'État désertent leur pays, dès qu'ils sont munis d'un diplôme. S'ils ne se font pas recruter sur place, ils vont offrir leurs services à des entreprises privées d'autres États[293].

---

[291] Plan septennal 1964-1971, *op. cit.*, 1967. Certains de ceux qui avaient ainsi quitté le pays furent accusés d'être des comploteurs et ne reviendront pas.

[292] *Ibid.* p. 278.

[292] *Ibid.* p. 277.

[293] Plan septennal 1964-1971, *op. cit.*, 1967, p. 277.

De même, dans *Technique de la révolution*, Sékou Touré réitère et dénonce le fait que plus de 50 médecins sont à l'extérieur alors qu'ils ont été formés en Guinée grâce à un financement de leurs parents ou sur les ressources budgétaires nationales, donc du Peuple, et que le pays doit faire appel à des médecins étrangers. Il fustige ce qu'il analyse comme de la cupidité qui serait le moteur unique des exilés à la recherche de l'argent.[294]

Les raisons du manque de médecins dans les infrastructures de santé sont bien sûr plus complexes. Ainsi, certains médecins sont promus ou mutés dans l'administration locale ou dans des ambassades, car la Guinée manque également de cadres, tandis que d'autres sont mis à la retraite d'office pour « tiédeur révolutionnaire »[295], voire exécutés comme traîtres à la nation. L'année 1971, faisant suite à l'agression de novembre 1970 qui déclencha une vaste répression, fut particulièrement dramatique pour les cadres guinéens. Le régime a accentué sa politique autoritaire et procédé à l'exécution de nombreux Guinéens, personnalités connues ou simples paysans. Ainsi, le Dr Alpha Taran Diallo, né en 1922, chirurgien, doyen de la faculté médecine et ancien directeur du service de santé, est fusillé en 1971[296].

Doré porte un jugement sévère sur la répression et ses conséquences pour le secteur médical :

Une dizaine seulement de médecins continuait d'exercer, une vingtaine était en prison, surtout après les évènements du 22 novembre 1970. De nombreux autres s'étaient réfugiés à l'étranger et naturellement nombre de ceux qui étaient en formation n'ont pas regagné la Guinée au terme de leurs études. (idem)

4. Enseignants et apprenants dans la Guinée de Sékou Touré

Les enseignants qui interviennent dans la formation en écoles professionnelles de santé sont exclusivement des Guinéens, tandis que ceux qui dispensent des cours à la faculté de médecine sont de diverses nationalités.

---

[294] Ahmed Sékou Touré, *Technique de la révolution*, *op. cit.*, 1974, p. 463. Les raisons politiques des départs ne sont pas prises en compte bien sûr.
[295] Doré *op. cit.*, p. 180.
[296] Voir notamment le documentaire « Hommage à Dr Alpha Taran Diallo victime de la dictature sanguinaire du PDG », posté le 14 août 2019, qui évoque son parcours de vie.
https://www.youtube.com/watch?v=HgymcNT0R3w

L'essentiel des coopérants provient des pays du Bloc de l'Est. Ils sont soviétiques, yougoslaves, allemands de la RDA, roumains, tchécoslovaques mais aussi chinois ou cubains… S'y ajoutent des Africains ressortissants de pays amis de la Guinée, comme le Congo, le Togo, le Cameroun ou le Maroc. Tous les témoins ont gardé la mémoire de la présence importante de ces coopérants étrangers.

C'était des agents très bien formés parce qu'il y avait l'apport externe c'est-à-dire il y avait beaucoup d'expatriés comme formateurs (Russes, Roumanie, Vietnamiens…)[297]

Cette opinion est unanime et de nombreux témoins évoquent :

Une bonne formation, parce que le nombre [d'étudiants] était limité.

Une bonne formation, parce qu'il y avait des bons professeurs que venaient enseigner en Guinée.

Le même enquêté précise toutefois plus loin :

Les professeurs qui venaient enseigner en Guinée étaient les Russes, Tchécoslovaques dont les étudiants étaient confrontés à un problème de langue[298].

Ceci est confirmé par le professeur Vladimir Tchirkov, selon des compatriotes arrivés avant lui d'URSS. À la question de savoir quelle était la langue d'enseignement utilisée par le personnel étranger, il répond :

C'était toujours le français. Les premiers enseignants soviétiques ne maîtrisaient pas suffisamment la langue française, c'est pourquoi ils étaient assistés par les interprètes venus de l'URSS. Actuellement les enseignants de l'ex-URSS perfectionnent leur français dans les cours dirigés par les cadres de l'Alliance franco-guinéenne de Conakry[299].

Ainsi, la présence importante d'enseignants du bloc de l'Est qui enseignaient, surtout au début, avec l'aide d'interprètes pouvait créer des difficultés pour l'apprentissage :

Il y avait un manque de professeurs francophones, les cours étaient dictés et les professeurs exigeaient leur récitation exacte[300].

Ceci est répété au fil des enquêtes par des étudiants des années 1970 :

On peut noter le problème d'équipement au niveau des infrastructures scolaires et aussi on avait un problème de langue parce

---

[297] Entretien, 2015, Christian Noël Chaya, (né en 1945).

[298] Entretien 2015, Abdoulaye Bangoura (né en 1951).

[299] Entretien 2016, Vladimir Tchirkov (né en 1947, médecin et professeur à la faculté de médecine, Russe, arrivé en 1987, Conakry).

[300] Entretien 2015, Dr Mamady Keïta (né en 1947).

que la majeure partie des professeurs étaient des occidentaux comme soviétique, allemand, roumain qui ne pouvaient pas parler le français ou parlaient très mal le français[301].

Même après cette période de collaboration intense, les témoins conservent la mémoire de cette contrainte linguistique parmi les difficultés de la formation : *de communiquer dans la langue française* (et non en russe)[302]

Au lendemain du référendum de septembre 1958, les Français qui restent pour travailler dans les hôpitaux sont des volontaires. Ils prêtent main-forte à un pays fragilisé par le départ du personnel compétent. Mais, à tous les niveaux des services de la santé, ce sont des cadres guinéens qui sont aux commandes, tant au niveau des instances de direction que des structures de gestion :

Les Guinéens remplaçaient automatiquement les colons pour occuper parfois la première place.

Idem dans les laboratoires : *Les expatriés étaient presque rentrés, c'était des nationaux qui y étaient et qui occupaient toutes les places*[303].

Comme le résume un autre témoin : *Il n'y avait que des Guinéens qui occupaient toutes les places de ces structures au niveau des laboratoires. C'était l'objectif du président de valoriser les Guinéens*[304].

Compte tenu de la situation d'urgence dans laquelle se trouve le pays en raison de la rupture brutale avec la métropole, on prête beaucoup plus attention à la disponibilité des enseignants qu'à leur grade académique.

Selon un médecin né en 1948 :

C'était des étrangers qui étaient là, des coopérants soviétiques, allemands. Nous on disait que c'était des professeurs, donc des médecins, qui avaient probablement suivi des cours jusqu'à l'université parce que chacun d'entre eux avait une spécialité ; à côté d'eux il y avait les premiers médecins guinéens qui donnaient aussi cours et vous savez la plupart d'entre eux ont suivi des cours à la faculté de médecine de Dakar[305].

---

301 Entretien 2015, Dr Bah Ibrahima Sory (né en 1948).
302 Entretien 2015, Dr Abdoulaye Bademba Diallo (né en 1951).
303 Entretien 2016, El Hadj Fodé Salim Fofana (né en 1938).
304 Entretien 2016, Dabo Doumbouy (né en 1942).
305 Entretien 2015, Dr Bah Ibrahima Sory (né en 1948).

C'est le statut de l'établissement qui en dernière analyse déterminait le statut des enseignants. On utilisait toutes les compétences qui venaient de l'extérieur.

À la faculté de médecine, les enseignants guinéens et la quasi-totalité des Africains en provenance des pays voisins sont tout au plus des médecins et n'ont pas le grade leur permettant d'être professeurs. Ils ne sont pas encore concernés par le reclassement qui mène au relèvement des grades des enseignants du supérieur. Pourtant nos sources décrivent les médecins africains enseignants comme de « brillants généralistes, réputés expérimentés et rompus à la tâche ».

Les deux tiers des enseignants des écoles professionnelles sont des cadres de l'éducation. Ils sont renforcés par des personnels médicaux des services hospitaliers, des sages-femmes d'État, des infirmiers d'État qui se sont distingués dans les études et par des aides de santé, dans certains cas. Sous Sékou Touré, l'expérience est valorisée et constitue un élément fondamental d'emploi de ces personnels dans le système éducatif. Les apprenants et les étudiants en formation sont conscients de leur rôle dans l'édification du nouvel État. Les entretiens révèlent d'ailleurs que l'écrasante majorité d'entre eux participent régulièrement aux cours avec enthousiasme et font preuve d'une grande abnégation, d'autant que le régime qui éprouve un besoin croissant en spécialistes compétents, a su éveiller en eux, la soif de s'instruire et de bien se former.

Le niveau d'enseignement n'est toutefois pas suffisamment élevé dans certaines matières, mais la rigueur est de mise dans l'organisation du travail pédagogique. Cette rigueur tire ses origines dans la nature autoritaire du régime du PDG d'une part, dans le comportement des enseignants originaires pour la plupart des pays du camp socialiste, d'URSS et de Cuba en particulier, deux pays de tradition rigoureuse en matière de formation médicale d'autre part.

L'autorité des enseignants dans la transmission des connaissances est incontestable. Dans les classes, ils sont souverains et exercent pleinement leur influence. Les élèves leur doivent obéissance sans contestation ni réserve. La foi en leur mission gouverne leur action et ils endossent non seulement la responsabilité de la transmission des connaissances mais aussi de l'accomplissement de la tâche historique de formation d'un personnel apte à remplacer correctement les assistants techniques français.

Quant aux programmes, ils ne sont pas toujours bien élaborés et dans certaines disciplines, il n'existe pas de manuels agréés. Toutefois, la maîtrise des quelques matières figurant au programme est absolument nécessaire. Pour renforcer l'organisation de la discipline au sein de la classe et encourager l'ardeur au travail, les étudiants sont tenus d'avoir la moyenne dans toutes les matières, au risque de redoubler la classe. C'est aussi une affaire d'honneur pour le Parti de former une jeunesse instruite, disciplinée, performante qui allie des tâches très variées : intellectuelles et professionnelles comme l'assistance aux cours et l'assimilation des enseignements mais aussi la participation à des activités agricoles.

Les personnels de santé interviewés se plaisent à souligner le sérieux, la haute tenue des apprenants et le respect qu'ils vouent aux enseignants. Ces qualités trouvent leur origine dans la capacité d'autonomie dans le travail des élèves et étudiants, dans le traitement des devoirs et des différents travaux à faire et dans les révisions des cours. Les efforts déployés au plan individuel comme dans le cadre du travail de groupe pour atteindre les niveaux requis, constituent autant d'éléments qui concourent à l'élévation de leur niveau de formation et de la productivité du travail agricole. Des apprenants ayant correctement assimilé de solides connaissances théoriques et pratiques sont même parvenus à se libérer de la forte emprise des professeurs et à assurer correctement des gardes de nuit dans des établissements hospitaliers indépendamment de toute assistance de leurs formateurs. Pour illustrer cette situation, un professeur retraité de médecine affirme :

Comme ils étaient bien formés, ils avaient la capacité de faire des activités sans trop compter sur le professeur mais ceci c'est seulement s'ils atteignaient la 4e année ou la 5e année qu'ils pouvaient correctement le faire[306].

Il ressort par ailleurs de nos enquêtes, qu'en plus de la soif de réussite des étudiants, cette autonomie résulte aussi de la précocité des stages qui, à l'époque, commençaient dès la 2e année pour les médecins.

Outre les difficultés imputables à la Révolution culturelle socialiste, d'autres contraintes pesaient sur la formation en médecine, notamment :

– le manque de professeurs maîtrisant la langue française car la majorité des formateurs était composée de Roumains, de Bulgares, de Soviétiques, de Tchécoslovaques… qui ne parlaient pas français ou qui

---

[306] Entretien, 2015, Dr Mamadou Bah Kaba (né en 1925).

le parlaient très mal. Parfois, les étudiants eux-mêmes étaient confrontés au problème de la langue ;

– le manque de documentation médicale d'autres pays que ceux du bloc communiste et l'obligation de se contenter du seul stock de la bibliothèque de la faculté ;

– l'insuffisance du matériel de travail, notamment dans les laboratoires ;

– le problème d'équipements et de celui des infrastructures d'accueil. Certaines écoles professionnelles n'avaient même pas de locaux propres. C'est le cas, par exemple comme cela a été vu, de l'école de Labé qui occupe les locaux du complexe ENI-CFP (École Nationale des Instituteurs-Centre de Formation professionnelle), dont l'état n'était pas digne d'un établissement de formation médicale[307].

Toutefois, il est indéniable que la Guinée fit de grands efforts financiers pour offrir une formation médicale de qualité à ses citoyens.

5. Stages de formation et évaluation des enseignements

La construction de la Guinée suppose en effet l'amélioration systématique de la formation des élèves et étudiants en santé et médecine et des techniques d'évaluation des enseignements. La jeune République ambitionne de former de futurs cadres à même de relever les nombreuses difficultés auxquelles le pays est confronté.

Les stages de formation

Les élèves et étudiants en santé et médecine font leurs stages dans les différentes structures de santé du pays, essentiellement situées dans les zones urbaines ; elles sont quasi inexistantes dans les villages et les étudiants manifestent peu d'engouement à partir en zone rurale mais leur répartition ne dépend pas d'eux. Les principales structures sanitaires qui accueillent les étudiants sont les CHU de Donka et d'Ignace Deen réservés aux étudiants de la faculté de médecine, les hôpitaux régionaux et les hôpitaux des villes secondaires (appelées fédération à l'époque), les centres de santé maternelle et infantile ou

[307] Entretien 2016, Abdoulaye Lâbiko Diallo (né en 1948).

protection maternelle et infantile, les dispensaires, les infirmeries ainsi que le Centre des Grandes Endémies réservé aux élèves des écoles professionnelles de santé.

Toutefois des étudiants de la faculté de médecine peuvent aussi faire des stages dans les établissements de santé fréquentés par les élèves des écoles professionnelles tandis que la situation inverse (des élèves des écoles professionnelles faisant des stages dans les CHU) constitue une exception. Pendant les études, les stages commencent généralement à partir de la 2e année pour les étudiants de la faculté, pour se prolonger sur le reste du cycle. En revanche, les élèves des écoles professionnelles débutent leurs stages dès la fin du premier semestre de la 1ère année. Ils sont ensuite soumis à un programme d'alternance qui, du lundi au vendredi, les oblige à faire des stages de 8 heures à 12 heures et à ne suivre des cours que les après-midis. Ce programme d'alternance est de rigueur jusqu'en 2e année. Ils totalisent ainsi trois semestres de stages. À cela, s'ajoutent les gardes de nuit[308]. Selon le directeur de l'école de Kankan :

Les stages débutent à partir de la 2e année tous les matins (8 h-12 h) du lundi au vendredi, et gardes de 20 h à 7 h 30 mn. Et dans l'après-midi, ils vont en classe.[309]

La durée des stages dans les services est d'un mois pour les élèves des écoles professionnelles, contre trois pour les étudiants. Au cours des séances d'apprentissage, les stagiaires de tous niveaux de formation peuvent librement utiliser la plupart des équipements des infrastructures, sauf en de rares situations où certains éprouvent des difficultés, liées aux sautes d'humeurs momentanées de quelques chefs de service. Dans tous les cas, tant que les stagiaires se conforment à la discipline en vigueur dans les services et tant qu'ils manifestent une conscience élevée de l'acquisition des connaissances, aucune restriction n'est faite quant à l'utilisation des équipements de travail.

À l'école de santé de Kindia-Centre, le stage est présenté ainsi :

Trois ans d'emblée, dès qu'on ouvrait les portes [i.e. le début des études], *ils commençaient avec les stages les matins et les cours les soirs jusqu'à la fin de formation. Ils étaient sanctionnés par des évaluations pratiques avec des démonstrations. [...] Chacun faisait le*

---

308 Toutes les enquêtes évoquent ces éléments.

309 Entretien 2016, Dr Sény Keïta (né en 1940).

stage avec moins de problèmes sauf le problème d'accès aux équipements.

[...] L'école professionnelle n'avait pas de laboratoire, les élèves venaient faire les pratiques à l'hôpital. [310]

À Labé les élèves

faisaient le stage à l'hôpital tous les matins de 8h à 12 h et les soirs ils partaient à l'école pour les cours.

Le stagiaire était évalué et noté en fonction de sa connaissance des modes de traitement des malades hospitalisés[311].

Ces stages sont des périodes d'application pratique des connaissances théoriques apprises au cours de la formation. À la faculté de médecine ils se déroulent dans les différents services spécialisés des CHU, plus particulièrement en pédiatrie, en chirurgie, en traumatologie et dans les laboratoires, où les stagiaires placés sous la supervision d'un médecin se consacrent au perfectionnement de leurs connaissances. Les stagiaires provenant des écoles professionnelles sont quant à eux encadrés soit par un médecin, soit par un surveillant du service d'accueil.

Les stages des étudiants de la faculté se distinguent de ceux des élèves des écoles de formation par le haut niveau de démonstration des théories et postulats des différents courants de la médecine, mais l'apprentissage des fondamentaux est un tronc commun aux deux catégories d'apprenants. Ces fondamentaux portent, entre autres, sur la prise de la tension artérielle, les pansements, l'administration des injections, l'accueil et l'assistance des malades, les règles de la garde de nuit dans les différents services ; progressivement, ils en arrivent à la consultation et au compte-rendu, etc. À l'issue des 5 ans de formation, les étudiants de la faculté de médecine sont, de nouveau ventilés, en qualité de stagiaires, dans les hôpitaux Donka, Ignace Deen et à Kamsar pour y faire des stages préparatifs à la soutenance des mémoires de fin d'études.

La nécessité, d'une part, d'améliorer les soins de santé des populations de l'intérieur, de confronter les universitaires aux réalités du pays et le besoin de remplacer les cadres moyens (infirmiers et aides de santé) qui occupent les postes de responsabilité à l'intérieur du pays par des universitaires d'autre part, constitue autant d'urgences pour les

---

[310] Entretien 2016, Dabo Doumbouy (né en 1942).

[311] Entretien 2016, Elhadj Mamadou Billo Diallo (né vers 1926).

pouvoirs publics. C'est pourquoi durant les premières années du régime, on ne cessait de marteler aux étudiants que :

Les médecins étaient formés en fonction des besoins de tout le pays, et que l'État ne voulait voir aucune partie du pays qui ne soit dotée de personnels de santé.

La répartition des stagiaires entre les structures de santé au niveau central et dans les régions est perçue par certains enquêtés comme équitable :

Les stagiaires étaient repartis sur l'ensemble du territoire de la Guinée selon les besoins des hôpitaux ou centres de santé[312].

Au-delà de ce modèle théorique, d'autres témoins rapportent des cas différents :

La répartition n'était pas si équitable car les grands professeurs et médecins se trouvaient dans ces deux (2) hôpitaux centraux[313].

Les étudiants souhaitaient par conséquent faire leur stage auprès des professeurs les plus compétents ou connus qui pratiquent à Conakry. Toutefois servir à l'intérieur du pays était considéré comme un acte révolutionnaire important tandis que rester à Conakry relevait de la chance. Cette règle fonctionnera de 1974 à 1978, période au cours de laquelle, tenant compte des besoins spécifiques des structures sanitaires de l'intérieur, l'État s'est directement occupé de la répartition des stagiaires.

À partir de 1979, les structures de l'intérieur commencent à être défavorisées d'après certaines sources ou témoins. Des épouses vivent mal l'éloignement de leurs époux et utilisent l'argument du rapprochement des conjoints. Tandis que l'affectation lointaine des femmes peut poser des problèmes dans leur ménage :

Je pense que la répartition était équitable car l'État ne voudrait pas voir une seule zone sans ATS, mais pour le cas des femmes dans leur situation matrimoniale, il y avait souvent problème de séparation du couple.[314]

---

[312] Entretien 2015, Katherine Koropara (née en 1960).
[313] Entretien 2015, Dr Bah Ibrahima Sory (né en 1948).
[314] Entretien 2015, Christian Noël Chaya (né en 1945).

Le second facteur qui contribue au déséquilibre de la répartition des stagiaires procède des exigences de la préparation des mémoires de fin d'études. L'argument principal avancé par les étudiants est que les professeurs habilités à encadrer les travaux de recherche sont exclusivement ceux des deux CHU de Conakry. Cela explique le recul progressif de la présence des stagiaires dans les structures sanitaires de l'intérieur.

Ce déséquilibre pouvait aussi être la conséquence de pratiques non conformes aux normes académiques. En effet, des structures sanitaires sont privées de personnels suffisants pour la simple raison que des étudiants ont bénéficié de faveurs pour effectuer leurs stages dans la structure de leur choix, principalement en ville. Il arrivait ainsi que certaines villes soient mieux pourvues que d'autres.

Les seuls établissements hospitaliers régionaux qui échappent à cette règle sont ceux des cités industrielles de Fria et de Kamsar en raison des bonnes conditions de travail qu'ils offrent. Ces hôpitaux, dépendant d'entreprises privées occidentales, font partie des structures préférées des étudiants dont les parents entretiennent des relations privilégiées avec de hauts dignitaires du régime.

Toutefois, au-delà de ces quelques cas, la règle de ventilation, pas toujours totalement équitable mais convenable selon certains[315], des stagiaires entre les structures centrales et périphériques, est dans l'ensemble correctement appliquée. D'ailleurs, le problème se posait moins aux stagiaires des écoles professionnelles, qui effectuaient leurs stages dans les hôpitaux de l'intérieur, très proches de ces établissements.

Les autres carences notées dans le déroulement des stages sont le manque de matériel de stage propre aux écoles professionnelles, les difficultés d'accès de certains superviseurs aux différents centres de stages, faute de moyens de locomotion.

Évaluation des enseignements

Les apprenants des établissements de formation en école de santé et à la faculté de médecine sont soumis à divers types d'évaluation. Les entretiens témoignent largement de ceci. Une synthèse est proposée ici.

---

[315] Un exemple de répartition convenable, mais non équitable, est celle, par exemple, qui attribue des effectifs différents de stagiaires à deux villes, en raison de leur importance, comme entre un chef-lieu d'une région et une ville secondaire.

Les évaluations quotidiennes sont organisées par les professeurs qui posent des questions tout au long du déroulement du cours, au début comme à la fin, par surprise. D'autres évaluations sont périodiques. Les objectifs de ces deux formes d'évaluation sont distincts. Celles en cours de leçon portent sur les enseignements antérieurs et visent à préparer psychologiquement les apprenants à la vigilance et à un état de veille tout en les obligeant à réviser les cours et à éviter les surprises désagréables. Les contrôles des connaissances effectuées directement après les cours visent à vérifier le niveau de compréhension de ce qui vient d'être dispensé. Ils sont rarement notés, tandis que ceux du début du cours le sont, régulièrement.

Les évaluations périodiques ont lieu à des moments bien précis de l'année et sont consignées dans le calendrier officiel de l'année scolaire. De trimestrielles entre 1958 à 1968, elles deviennent semestrielles entre 1968 et 1984.

Les témoins évoquent précisément cette question, répétant les mêmes informations sur le nombre limité d'étudiants en médecine, ce qui facilitait les surveillances, sur la rigueur des évaluations ou bien sur la peur des sanctions en cas de fraude. Au-delà de ce consensus, pointent certaines exceptions ou problèmes.

Ainsi sont évoquées des contraintes par le directeur de stage de l'école de santé de Labé. Au-delà du commentaire *Très fiable et très sérieux au moment où j'y étais*, il mentionne :

Le nombre pléthorique d'élèves et l'indisponibilité des évaluateurs qui travaillaient à la fois à l'hôpital et à l'école de santé[316].

Du point de vue de leur nature, on distingue les interrogations et les compositions de fin d'année (ou de passage en classe supérieure) et de fin de cycle d'études. Dans l'enseignement supérieur, l'examen de fin de cycle porte le nom d'examen d'État.

Les apprenants sont aussi soumis à trois autres couples d'évaluation : les évaluations écrites et orales, les évaluations individuelles et collectives, et les évaluations théoriques et pratiques. Sous Sékou Touré les évaluations écrites sont moins fréquentes mais empreintes de solennité. La permanence des évaluations orales s'explique par la faiblesse des effectifs, au début. Mais vers la fin de la première République, à partir des années 1980, elles se sont raréfiées.

---

316 Entretien 2016, Abdoulaye Lâbiko Diallo (né en 1948).

Les devoirs individuels et ceux qui sont organisés à l'échelle de toute une classe se distinguent par le niveau de responsabilisation des apprenants et par les techniques pédagogiques auxquelles ils sont soumis. Les évaluations théoriques concernent toutes les formes d'appréciation et de mesure des connaissances des apprenants. Elles se font sur la base d'un questionnaire oral et écrit, posé en classe.

Les évaluations pratiques ont lieu au moment des stages et se font sous forme d'exercices appliqués aux malades, aux produits pharmaceutiques, aux équipements médicaux… Les travaux pratiques de fin d'études supérieures sont appelés travaux « de synthèse clinique » et ne se font que dans les CHU (Donka et Ignace Deen).

Les évaluations de fin d'études ont connu deux moments distincts : de 1968 à 1974, elles sanctionnent la fin des 5 ans d'études par un examen d'État, le second moment correspond à la programmation de la soutenance d'un mémoire à partir de la 6e année.

Des évaluations se font également en fonction des niveaux d'études. À la Faculté, le contrôle des connaissances concerne les étudiants des premier et second cycles. Les évaluations des étudiants du premier cycle qui regroupe les classes de 1ère et 2e année, portent sur les matières fondamentales. À la fin de la 2e année, l'évaluation prend la forme d'un concours national, à l'issue duquel les admis intègrent la 3e année, tandis que les redoublants sont directement reversés dans la fonction publique et deviennent des aides de santé.

Dans les écoles professionnelles, ce sont les compositions du premier et du deuxième semestre et l'examen de sortie organisé à la fin de la 2e année qui servent d'évaluation.

Notons aussi que les modalités particulières de l'organisation des évaluations sont fonction des établissements concernés, mais partout la rigueur est de mise et les apprenants sont installés à raison de un ou de deux par table-banc.

Dans certains établissements pour toutes les formes d'évaluation, les copies sont toutes corrigées par l'enseignant chargé du cours tandis que dans d'autres, il n'est responsable que de la seule correction des évaluations de cours à mi-temps. La correction des copies des évaluations de fin d'année communément appelées « composition de passage » est effectuée par un collège d'enseignants, constitué à cet effet. Le titulaire du cours est souvent membre de ce collège et dans la plupart des cas il le préside.

Il y a aussi lieu de mentionner que des évaluations dites surprises sont régulièrement organisées. Les apprenants ne sont informés de leur programmation qu'une fois installés dans les salles de cours. Avec le temps, cette règle a évolué. Désormais, la seule information reçue par les étudiants est celle relative au jour du déroulement de l'évaluation. Aucune mention n'est faite des matières sur lesquelles elle porte. Cette pratique est courante à la faculté de médecine, où il pouvait arriver, que sur 13 matières figurant au programme de l'évaluation, les étudiants ne soient informés sur celles sur lesquelles ils vont être interrogés qu'au moment de leur installation en salle.

À la faculté de médecine, tout comme dans les écoles professionnelles de santé, l'organisation des évaluations écrites et orales est du ressort d'un collège de médecins. L'ordre, la vérification de la présence effective des apprenants et des enseignants du jour constituaient le préalable au démarrage des contrôles de connaissances.

Toutes les personnes interrogées témoignent du sérieux qui caractérise ces évaluations, d'autant que pour les autorités de la faculté de médecine, il était aussi hors de question de cautionner des comportements préjudiciables à la bonne santé ou à la vie des futurs patients, même si des travers ont pu exister. Un médecin en poste à N'Zérékoré va jusqu'à affirmer :

Le niveau de recrutement est très bas ; ce bas niveau m'a amené à démissionner de l'enseignement dans ces écoles pour ne pas contribuer à former des assassins.

Mais plus loin, il affirme, en parlant des élèves admis :

Le niveau était appréciable, les gens avaient plus la conscience, que ce soit dans les révisions ou dans les traités de devoirs. Ils participaient aussi activement aux cours[317].

Ces incertitudes ou contradictions sont une des limites des enquêtes orales, indispensables toutefois pour pallier le manque de documentation ou donner un aspect vécu aux analyses.

La fin des stages est elle aussi généralement sanctionnée par une évaluation des apprenants faite par le chef de service de la structure médicale d'accueil, à travers l'attribution de notes individuelles. Ces évaluations comprennent souvent deux volets, l'un théorique, l'autre pratique. Le stage théorique consiste à poser des questions générales du genre : comment accueillir un malade ? Comment gérer une forte température d'un malade ? Comment identifier les types de maladies

[317] Entretien 2016, Dr Ouo Ouo Christophe Haba (né en 1950).

dont souffre un patient ? Quel est le tout premier traitement qu'un agent de santé doit apporter face à tel ou à tel autre cas ?

Ces questions théoriques peuvent cependant s'appliquer à un cas concret que le stagiaire a vécu. On peut, par exemple, lui confier un malade qu'il devra interroger et rendre compte au chef de stage qui, en retour, lui posera des questions sur le malade. Cette méthode associe les aspects théoriques et pratiques des stages. Mais le stage pratique, proprement dit, consiste, par exemple, « à inviter le stagiaire à appliquer des soins à un malade, sous la supervision du chef de stage ». Le stagiaire est alors évalué et noté en fonction de sa connaissance des méthodes de traitement des malades généralement hospitalisés. Les notes obtenues sont consignées dans un bulletin de stage que l'encadreur remet aux responsables des établissements de formation.

Le système de notation varie suivant les niveaux d'études. À la faculté de médecine les étudiants sont notés sur 10 tandis que dans les écoles professionnelles, ils le sont sur 20, par conséquent l'obtention de la moyenne de 5 ou de 10 en fonction de l'ordre d'enseignement suffit pour assurer le passage en classe supérieure. La non-obtention de la moyenne demandée est synonyme de redoublement de la classe.

Insistant sur la sévérité qui caractérise le système d'évaluation, un médecin, enseignant à l'école de santé de Kankan, déclare :

Les premières promotions de l'École Communautaire de Santé de Kankan étaient de bons produits parce que les évaluations étaient très serrées et avec beaucoup de sérieux[318].

Alors que des informateurs reconnaissent la qualité du système d'évaluation, d'autres insistent sur ses effets néfastes. Pour ces derniers, les interrogations surprises concourent plus à déstabiliser les apprenants qu'à favoriser une bonne assimilation des apprentissages tandis que l'obligation des révisions quasi journalières des cours pousse de nombreux étudiants en médecine à se couper du reste du monde durant tout leur cursus. Par ailleurs, les redoublements dus à la non-obtention de la moyenne dans une seule discipline, la faiblesse du temps imparti à la durée des évaluations comparée à tout ce qui est exigé en termes d'efforts de restitution des connaissances acquises, la présidence des jurys de soutenance des mémoires de maîtrise confiée à des ministres du gouvernement, tout cela constitue autant de limites objectives à la bonne performance du système d'évaluation.

---

[318] Entretien 2016, Dr Mamady Kourouma (né en 1948).

Le diplôme délivré par la faculté de médecine est aussi sujet à polémique. On l'appelle Diplôme d'État de Docteur en Médecine mais de hauts cadres de la médecine déclarent :« qu'il s'agit d'un diplôme de fin d'études supérieures (DES), et que sa reconnaissance comme doctorat ne tient qu'en Guinée, parce qu'en Europe, les diplômés de ce niveau ne sont que de simples médecins », et que « pour obtenir le Doctorat, il faut un long cycle d'études postuniversitaire ».

Cependant des documents coloniaux révèlent qu'il s'agit effectivement d'un Doctorat, mais à validité limitée aux anciennes colonies d'AOF. En effet, au titre de l'évolution de la formation en médecine dans les colonies de l'empire français, il avait été admis qu'

> *après l'indépendance, l'école de médecine* [des anciennes colonies] *s'émancipe totalement et délivre ses propres diplômes de doctorat, mais sans validité "de plein droit" en France. Les diplômes nationaux délivrés permettent, cependant, de suivre des spécialisations à l'étranger, au même titre que les diplômes des facultés françaises.*[319]

Toutefois les relations diplomatiques complexes entre la France et la Guinée rendaient caduques pour ce pays ce type de validation. Les diplômés de la faculté de médecine sont des médecins, des pharmaciens, des dentistes et des biologistes. Ceux des écoles professionnelles de santé sont des aides de santé, des sages-femmes, des techniciens de laboratoires, des préparateurs en pharmacie, des techniciens de santé, des agents techniques de santé et des infirmiers.

Du point de vue administratif, les diplômés de la faculté de médecine accèdent, dès la fin des études, à la hiérarchie A, avec le grade de cadre supérieur, tandis que ceux des écoles professionnelles sont classés dans la hiérarchie B pour les aides de santé et dans la hiérarchie C pour les agents techniques de santé. Ces deux groupes appartiennent à la catégorie des cadres moyens.

6. Formation à l'étranger et emploi des diplômés

Se former à l'étranger

De nombreux apprenants guinéens ont bénéficié de bourses étrangères octroyées par les États à travers la coopération internationale. Ils ont été formés en URSS et dans d'autres pays dits du bloc de l'est socialiste

---

[319] ASNOM « L'ÉVOLUTION DES ÉCOLES DE MÉDECINE AUTOCHTONES » http://www.asnom.org/oh/fr/0420_ecoles_medecine.php?PHPSESSID=ae629fb09017c051eba6ce41ae8fd119.

mais également en France, Suisse, Italie, République fédérale d'Allemagne entre autres et dans certains pays africains comme le Sénégal ou le Mali. Les étudiants du supérieur sont les principaux bénéficiaires de ces bourses. Le secteur de la santé en a toutefois peu bénéficié.

Tableau n° 17 : Boursiers guinéens à l'étranger en 1960 (étudiants et stagiaires)

Boursiers guinéens	**Pays d'accueil**
356	France
4	RFA
6	Italie
5	Grande-Bretagne
3	Belgique
6	Suisse
3	au compte de l'ONU
8	USA
186	URSS
56	RDA
36	Tchécoslovaquie
7	Bulgarie
7	Hongrie
14	Pologne
74	Sénégal
23	Soudan

Source : Plan Triennal de Développement économique et social de la République de Guinée, Conférence nationale des Cadres du 2 au 5 avril 1960 à Kankan, Conakry, 1960.

Tableau n° 18 : Domaine d'études des boursiers guinéens à l'étranger en 1960

Lettres	34
Médecine et pharmacie	48
Droit, Sciences Économiques et Politiques	47
Faculté des Sciences	33
Enseignement technique	560
Grandes Écoles	72
Total	794

Source : Plan Triennal de Développement économique et social de la République de Guinée, Conférence nationale des Cadres du 2 au 5 avril 1960 à Kankan, Conakry, 1960[320].

Pour une gestion efficiente des bourses d'études, l'État guinéen a promulgué dès le lendemain de l'indépendance plusieurs décrets, notamment pour stabiliser la situation des étudiants qui se trouvaient à l'étranger et y poursuivaient des études. Par exemple, le Décret n° 208 du 20-9-59 fixe le montant annuel des bourses attribuées aux étudiants guinéens à l'université de Fann (Dakar) à 240 000 francs. Le même décret alloue une indemnité annuelle de 30 000 francs à chaque élève pour l'entretien du trousseau, l'achat de livres, de fournitures scolaires et pour les frais de scolarité. Les Décrets n° 210 du 20-9-1959 et n° 95 du 18-3-1960 fixent le montant annuel des bourses attribuées aux étudiants guinéens inscrits dans les universités françaises. Variant entre 12 000, 15 000, 20 000 et 30 000 francs en 1959, le montant sera uniformisé à 50 000 francs pour les étudiants guinéens poursuivant leurs études universitaires en France, et à 70 000 et à 80 000 francs pour les étudiants des Grandes Écoles. Des suppléments de 20 000 francs sont remis aux étudiants des catégories A et B pendant les vacances de Noël et de Pâques tandis qu'une allocation spéciale de 60 000 francs leur est allouée pour le renouvellement et l'entretien du trousseau, l'achat de livres, de fournitures scolaires et le paiement de frais de scolarité d'un montant de 25 000 francs au titre des dépenses du premier

[320] Plan Triennal de Développement, *op. cit.*, 1960, p. 14. Les citations et informations sont tirées de ce document.

équipement. Le décret n° 95 du 18-3-1960, précise en outre que ces étudiants bénéficient :

– du paiement des frais médicaux et pharmaceutiques à la limite du tarif 100% de la sécurité sociale française ;

– du paiement des frais d'hospitalisation dans les établissements agréés par la Sécurité sociale française ;

– du paiement des frais d'inscription de scolarité et de travaux pratiques ;

– d'une allocation d'argent de poche de 300 frs par jour, en cas d'hospitalisation dans un établissement hospitalier, et en cas de séjour dans un établissement de postcure, cette allocation est portée à 400 francs.

Par ailleurs, avec l'appui de la coopération internationale et des pays amis, l'État prit diverses mesures pour éviter des ruptures dans la formation de ses boursiers à l'étranger. À titre d'exemple, le décret n° 40 du 8 février 1960 porte sur le renouvellement de 78 bourses d'enseignement secondaire accordées aux élèves guinéens poursuivant leurs études dans les écoles européennes.

De façon générale donc, « les efforts du pays ne se limitent pas au seul développement de l'enseignement de masse, car le nombre de bourses extérieures est passé de 300 en 1959 à 794 en 1960, bien que leur montant ait été doublé »[321]. Il était impérieux en effet de former des cadres et personnels compétents dans les divers domaines.

Selon un témoin, les collaborations internationales ne vont pas sans difficulté : «…en 1965, les Guinéens qui étaient aux USA, dans ce cadre, ont été renvoyés au pays, suite à la dénonciation, par le Président Sékou Touré, de l'implication des États-Unis dans l'assassinat de Patrice Lumumba, Premier ministre, Chef du gouvernement du Congo-Kinshasa. Mais le régime s'était arrangé afin que ces étudiants continuent leur formation en Algérie ».[322]

L'Algérie, accueillait aussi des médecins pour une formation complémentaire, comme Sény Keïta qui y fut de 1964 à 1968[323].

---

[321] Plan Triennal de Développement, *op. cit.*, 1960, p. 14.

[322] Témoignage d'un médecin retraité de Conakry. Notons que P. Lumumba a été assassiné dès janvier 1961, ce qui questionne la mémoire du témoin, sans remettre en doute la véracité du déplacement des étudiants pour leur formation.

[323] Entretien 2016, Dr Sény Keïta (né en 1940).

Après la rupture avec la France en 1965, les étudiants en médecine n'y sont plus dirigés mais l'État continue à en envoyer dans le bloc de l'Est avec financement national ou financement des pays d'accueil. Les sources ne permettent pas d'établir un bilan suivi mais des éléments ponctuels confirment cette situation. Ainsi en 1979, pour le domaine de la santé, « la bourse d'études supérieures des camarades dont les noms suivent est renouvelée, au titre de l'année universitaire 1978–1979, en République socialiste de Tchécoslovaquie »[324] :

médecine
Omar BaÏllo Baldé, 4e année
Moussa Bangoura 4e année
Hassimiou Dia 4e année.

Il en va de même pour la République démocratique allemande :

Pharmacie
Boubacar Diallo quatrième année

Biomédicales
Kékoura Koïvogui
Ibrahima Baldé
Toumanie Diakité
Amadou Daly Diallo
Aliou 5 Diallo (Psychopédagogie)
Fodé Yaya Kaba
Daouda Fofana (Anatomie)
Kaba Kourouma (Pédiatrie)

Stage optique lunetterie
Dr Morissana Kandé

Il est précisé toutefois que « Les frais d'études et d'entretiens sont à la charge du gouvernement de la République démocratique allemande (RDA), tandis que ceux du transport sont supportés par le gouvernement guinéen »[325].

---

[324] Décret n° 265 PRG du 10 juillet 1979. Le Décret n° 200 8P RG de septembre 1982 renouvelle des bourses dans ce pays pour l'année universitaire 1982/1983.

[325] Décret n° 258 P RG du 4 juillet 1979. Le Décret n° 206 8P RG du 14 septembre 1982 renouvelle des bourses dans ce pays pour l'année universitaire 1982/1983.

Mamady Keïta, médecin, fait partie de ces étudiants. Son témoignage, amplement cité par ailleurs, est précieux. Après une formation comme infirmier, il poursuit des études en médecine puis une spécialisation en chirurgie pédiatrique en RDA. Il en revient en 1991[326].

Divers enquêtés regrettent que les possibilités de formation continue soient très rares en Guinée même. La formation continue concerne l'ensemble des moyens de mise (ou de remise) à niveau du personnel médical, visant à répondre aux préoccupations circonstancielles du secteur de la santé. Les priorités du régime, les multiples crises sociopolitiques, connues bien souvent sous le terme de « complot », et l'urgence d'y faire face expliquent dans une très large mesure la stratégie de l'État consistant à maintenir les agents de santé à leur poste, plutôt que de leur faire faire une formation. C'est ce qui fait dire à un médecin retraité : « À la fin des études, à l'occasion d'une initiative de participation du personnel de santé à un séminaire de remise à niveau sur les nouvelles méthodes de prise en charge de certaines maladies tropicales, j'ai été, en personne, avec mon groupe, voir le président de la République (Sékou Touré). Il nous a répondu d'aller prendre d'abord service, car le peuple nous attendait ».

Les quelques cas de formation continue se font sous forme de séminaires et conférences organisés, dans la plupart des cas, par la Faculté de médecine et, éventuellement, par les agents du ministère de la Santé publique de la Guinée. Certains séminaires de remise à niveau que la faculté organisait étaient assurés par des experts étrangers, invités pour quelques jours, comme le confirme un médecin :

Oui ! ça existait, des formations organisées par la faculté et assurées par des professeurs étrangers venus, à cet effet, pour quelques jours. Cela continue jusqu'à nos jours[327]

Les thèmes traités étaient très variés, et portaient, entre autres, sur l'emploi des moustiquaires, la nutrition, le paludisme… Ces séminaires étaient rarement sanctionnés par des remises d'attestation aux participants.

Il arrivait aussi que certains agents de santé soient envoyés à l'étranger pour des séminaires ou des stages professionnels. Impartial entre 1959 et 1969, le choix des bénéficiaires de stages à l'étranger devient subjectif à partir de 1970, l'année de l'agression portugaise. À

[326] Entretien 2015, Dr Mamady Keïta (né en 1947).
[327] *Ibid.*

partir de cette année, les personnes qui ont des liens (ethnique, de parenté ou matrimonial) avec les « accusés de complots » commencent à être marginalisés, voire à être dénoncés par des individus liés au régime. Les membres de leur famille ou de leur communauté linguistique sont exclus de l'attribution des bourses ; c'est le cas par exemple de nombreux Peuls. Progressivement, de 1970 au début des années 80, les bourses pour les stages de formation continue qui se déroulent à l'extérieur de la Guinée ne s'obtiennent, même pour les groupes non ciblés, qu'au prix de longues tractations menées par les postulants ou à la suite de recommandations de personnes influentes souvent membres de la classe dirigeante. Tout devenait ainsi une question de relation.

Des emplois assurés pour les diplômés

Sous le régime de Sékou Touré, l'emploi des diplômés des établissements de santé et de la faculté médecine était garanti à l'avance comme l'affirment de nombreux enquêtés :

Il n'y avait pas de problème d'emploi : une fois diplômé, on vous engage à la fonction publique[328].

Le recrutement était annuel. Tous les admis à l'examen de sortie étaient engagés à la fonction publique[329].

Tous les admis à l'examen de sortie étaient directement affectés dans une structure sanitaire[330].

On pourrait multiplier ces témoignages.

Les facteurs explicatifs de cette situation sont de diverses natures : le régime de plein-emploi associé au système socialiste d'inspiration communiste, la modestie relative des effectifs par rapport aux structures de santé disponibles ; les effets de la politique de formation sous-tendue par les besoins concrets d'emploi et le manque de cadres auquel l'État était confronté.

Tous les diplômés étaient ainsi embauchés dans la fonction publique et l'État a été, durant toute la période du Parti-État, le principal employeur des sortants des Écoles nationales de santé et de la faculté de médecine.

---

[328] Entretien 2016, Dabo Doumbouy (né en 1942).

[329] Entretien 2016, Abdoulaye Lâbiko Diallo (né en 1948).

[330] Entretien 2016, Elhadj Mamadou Billo Diallo (né vers 1926).

À la sortie de chaque promotion, les établissements de formation (écoles et facultés) transmettent les résultats des examens de fin d'études aux ministères (préuniversitaire et universitaire) de tutelle qui, à leur tour, les remettent au ministère de la Santé. C'est ce dernier qui soumet le dossier d'engagement à la fonction publique pour exécution. Une fois engagés à la fonction publique, ces diplômés sont mis à la disposition du ministère de la Santé qui ensuite les répartit en fonction des besoins des différentes structures sanitaires du pays. Les diplômés étaient alors affectés selon les besoins du service de santé autant à Conakry que dans les régions :

Au temps de Sékou Touré (1er régime), c'était obligatoire d'aller à l'intérieur du pays pour servir ; mais, il n'y avait pas de maintien durable[331].

Ou encore :

Sous la 1ère république, l'affectation à l'intérieur du pays était effective ; chaque médecin devait signer un engagement décennal à cet effet. Chacun était obligé d'aller servir à l'intérieur au moins un an, avant de revenir à Conakry.

Maintenant, 80% du personnel médical exerce à Conakry[332].

Les recrutements de la fonction publique se font annuellement, suivant l'ordre de sortie des promotions. Un infirmier donne les chiffres des diplômés pour 1973, certainement son année de fin d'études : 107 infirmiers d'État, 34 labo-pharmaciens et 41 techniciens de santé publique.[333]

Ce système de recrutement semble automatique et les sortants sont tous employés par l'État jusqu'en 1984. Toutefois certaines enquêtes évoquent le fait que cela n'ait plus été automatique au fil des années :

La capacité était bonne au début mais au fur et à mesure ça a commencé à régresser parce que les étudiants devenaient de plus en plus nombreux dans la faculté[334].

Certains témoins mentionnent en effet des problèmes tus dans le discours officiel. Interrogé sur les problèmes éventuels associés aux recrutements des diplômés, un agent en poste à Kindia répond :

---

[331] Entretien 2015, Katherine Koropara (née en 1960).

[332] Entretien 2015, Dr Mamady Keïta (né en 1947).

[333] Entretien 2015, Baba Sako (né en 1950).

[334] Entretien, 2015, Dr Mamadou Bah Kaba (né en 1925).

Il y a eu toujours des problèmes : par exemple les spécialités n'étaient pas respectées et on recrutait peu de diplômés[335].

Bien sûr, il est difficile de dater ou de localiser précisément cette information, de même que l'idée même d'une fermeture de la fonction publique. Par ailleurs, le recrutement systématique ne veut pas dire que tout le personnel de santé respectait les consignes strictes données par le régime qui employait certes mais ne traitait pas les fonctionnaires comme des privilégiés en termes de salaires. Pour compenser ceci, certains praticiens mettaient en place des systèmes qui leur étaient propres :

Les frais de consultation étaient très bas, raison pour laquelle, les médecins les gonflaient afin de satisfaire un peu les stagiaires surtout que leurs salaires étaient aussi insignifiants[336].

Le régime pouvait réprimer durement ce type de pratique mais ne pouvait guère les contrôler au fil des années.

Si l'on veut tirer un bilan global, l'on peut dire que c'est au prix des multiples sacrifices économiques et dans le contexte d'une stabilité politique très autoritaire que le régime a réussi le pari non seulement de former mais aussi d'employer les diplômés, d'autant que les difficultés associées au plein emploi se faisaient sentir progressivement. D'ailleurs, très tôt, dès 1964, le Président Sékou Touré, préparant les esprits à ne pas tout attendre du fonctionnariat mais à envisager également l'auto-emploi agricole, avait déclaré que « la fonction publique, sursaturée, ne recruterait plus que dans la stricte limite de ses besoins ; par contre, le pays dispose… d'immenses étendues vierges, et la terre demeure une importante richesse, prête à porter des fruits »[337].

Cette menace n'aura cependant qu'une incidence limitée quant à l'utilisation des diplômés de la santé durant toute la durée du régime du Président Sékou Touré, tant les besoins étaient grands. Ceci a décisivement contribué à la stabilité politique du régime, tout en alourdissant le poids de la fonction publique, à une époque toutefois où les besoins en personnel médical étaient importants.

---

335 Entretien, 2016, El Hadj Fodé Salim Fofana (né en 1938).

336 Entretien 2015, Katherine Koropara (née en 1960).

337 Plan septennal 1964-1971, *op. cit.*, 1967, p. 274.

Chapitre 8 : Le secteur de la santé à la fin du régime de Sékou Touré

Malgré les ambitions et les efforts consentis pour la mise en place d'un système de santé qui réponde aux exigences du régime dit révolutionnaire de Sékou Touré, le bilan de la politique sanitaire de la Ière République de Guinée présente de sérieuses limites liées pour l'essentiel aux pesanteurs sociales et économiques, aux pressions internationales et à l'inquiétude des communautés périodiquement confrontées aux rumeurs de complots réels ou supposés. Mais le caractère utopique de certaines ambitions et de certaines initiatives prises a aussi joué un rôle dans les difficultés enregistrées. En effet, l'exercice de la médecine, qu'elle soit traditionnelle ou moderne, ne peut et ne doit être assuré que par des professionnels initiés à une science qui tienne compte de la société considérée et du contexte de l'époque. Même s'il est légitime de vouloir révolutionner le système de santé, il est tout aussi pertinent de reconnaître que l'exercice de la médecine ne relève pas foncièrement de tous les éléments d'une nation. Les non-initiés à la formation médicale peuvent certes contribuer positivement à la mobilisation sociale et à la participation communautaire, mais ils ne peuvent en aucun cas prétendre s'approprier des techniques médicales sans avoir au préalable subi une formation scientifique attestée. L'ambition de parvenir à une étroite collaboration, voire à une interaction entre médecine traditionnelle et médecine moderne mais aussi l'idée d'un partage des rôles entre les praticiens et les patients dans un même système de santé est très louable, mais sa faisabilité pose problème.

Toutefois au-delà de ces considérations, le bilan du système de santé guinéen peut se faire en fonction de trois axes majeurs : les ressources du secteur ; le bilan pharmaceutique et l'état de santé des populations et, finalement, l'accessibilité aux structures et aux soins de santé et les relations patients-soignants.

Après la mort de Sékou Touré, le 26 mars 1984 dans un hôpital de Cleveland, un bilan de l'état du système de santé est dressé. Il comporte des informations précieuses, tout en présentant, peut-être, un tableau particulièrement sombre. On peut se demander si un des objectifs n'est pas d'attirer des financements des instances internationales ou de certains pays occidentaux avec lesquels la Guinée renoue après 1983.

1. Les ressources et infrastructures du secteur de la santé en 1983

Comme cela a été vu, les infrastructures sanitaires ont été améliorées au fil des années et l'essentiel du personnel formé en Guinée même. Toutefois, du fait des tensions politiques et économiques et de certaines dérives du régime, le contrôle se relâche et les problèmes s'accumulent.

Cela peut prendre des formes diverses : détournement d'équipement et de médicaments, non-respect des tarifs, baisse du niveau de formation, manque de médicaments…

Un médecin témoigne ainsi pour Kankan :

De 1958 à 1979, tout allait bien. Mais à partir de 1980, il y a eu pénurie du matériel. On était obligé de prescrire l'ordonnance au patient pour qu'il cherche le matériel nécessaire à l'intervention chirurgicale.[338]

Une infirmière de la même localité renchérit, en ce qui concerne les hôpitaux, sans que l'on puisse dater précisément :

Ils n'étaient pas équipés comme il le faut, même l'électricité manquait. En pleine opération chirurgicale, le courant électrique peut partir, et ils utilisaient les torches. Il n'y avait pas d'outils nécessaires pour la stérilisation du matériel opératoire. Les médecins n'étaient pas bien logés dans les quartiers. Ils n'avaient pas de moyens de déplacement en cas d'urgence pour se rendre à l'hôpital. Il y avait pénurie de stocks de médicaments. Un salaire médiocre pour le personnel parce qu'un bon paysan vivait mieux qu'un médecin.[339]

Elle exprime là autant des problèmes de fonctionnement de l'hôpital, qui compromettaient l'efficacité des traitements, que des contraintes pour le personnel en poste. Aux problèmes liés aux infrastructures, s'ajoute bien sûr le maintien d'un pouvoir d'achat faible de la population, la méconnaissance de certains symptômes…. alors que certaines difficultés antérieures persistent, notamment l'éloignement des infrastructures de santé pour de nombreux villageois. Même si les

[338] Entretien 2016, Dr Sény Keïta (né en 1940).
[339] Entretien 2016, Hadja Mariam Diane (née en 1940).

routes ont été améliorées : l'accessibilité était difficile par manque de routes[340].

Parmi tant de témoignages identiques, un médecin confirme :

C'était accessible mais les voies de communication faisaient défaut. De fois pour accéder à une structure de santé il fallait marcher des jours, voire toute une semaine avant d'arriver et ça fatiguait beaucoup[341].

À la fin de l'année 1983, la Guinée dispose de 2 CHU, de 7 hôpitaux provinciaux, de 2 hôpitaux d'entreprise et de 320 centres de santé[342]. Les bâtiments qui abritent ces structures sont parfois vétustes et mal entretenus. Plusieurs d'entre eux datent d'avant l'indépendance. Certains services spécialisés, comme celui des grandes endémies, ont également connu une certaine dégradation. En d'autres termes, les formations sanitaires sont, dans leur ensemble, soit à restaurer ou rénover, soit à reconstruire. La majorité des équipements sont dans le même état, tel est en tout cas le bilan officiel tiré en 1984 qui conclut à la nécessité d'un renouvellement quasi complet[343]. Les informations qui suivent proviennent de ce bilan. Ce bilan sombre est tiré d'un rapport rédigé au début du régime militaire qui succède à Sékou Touré.

Le bilan constate un fort contraste entre les équipements de santé dans la capitale et certaines régions de l'intérieur. Cette caractéristique n'est pas propre à la Guinée bien sûr. On la trouve autant pour le ratio des lits disponibles, dont ceux de maternité, que pour celui des personnels de santé.

Avec 1 lit pour 690 habitants, Conakry vient en tête dans la couverture sanitaire nationale tandis que la province de Labé occupe la dernière place, avec 1 lit pour 2 990 habitants. La moyenne nationale se situe à 1 lit pour 2 010 habitants. Comparés aux autres pays d'Afrique de l'Ouest, ces chiffres placent toutefois la Guinée dans une position assez favorable.

Quant à la répartition géographique des lits des maternités, elle est très inégale. La moyenne nationale est de 1 lit de maternité pour 7 830

---

[340] Entretien 2016, Dr Ouo Ouo Christophe Haba (né en 1950). Ce type de témoignages est fréquent.

[341] Entretien 2015, Dr Bah Ibrahima Sory (né en 1948).

[342] Un médecin propose le bilan suivant : 2 hôpitaux nationaux ; 7 hôpitaux régionaux ; 27 hôpitaux préfectoraux et 90 centres de santé au niveau des sous-préfectures. Entretien 2015, Dr Abdoulaye Bademba Diallo (né en 1951).

[343] Programme intérimaire de redressement national, 1985-1987, République de Guinée, Conakry, 1984.

habitants, mais les chiffres varient de 1 à 6, avec 1 lit pour 2 840 habitants à Conakry et un 1 lit pour 18 280 habitants dans la province de Labé.

Les personnels de santé, autant praticiens (médecins, dentistes, sages-femmes, infirmiers et infirmières…) que techniques (techniciens de laboratoire…), ont vu leurs effectifs croître considérablement depuis 1958. Ceci n'empêche toutefois pas un déficit de personnels spécialisés. En effet, exception faite des deux CHU de Conakry, on note une surabondance de personnel mais un faible niveau d'activité ou de compétence pour des problèmes de santé complexes.

Le document comporte divers tableaux, qui sont autant de bilans pour les employés du secteur médical.

Le tableau n° 19 présente les médecins et autres personnels de santé de niveau universitaire tandis que le tableau n°20 renseigne sur la répartition du personnel paramédical. Hormis les sages-femmes et les pharmaciens pour l'essentiel concentrés à Conakry, le personnel de santé est relativement bien réparti sur l'ensemble du territoire avec en moyenne un médecin pour 8 490 habitants. On note cependant des variations entre les provinces allant de 1 à 3 : 1 médecin pour 5 425 habitants à Conakry et à 1 pour 15 825 dans la province de Labé. La disparité géographique est plus accusée chez les infirmiers que chez médecins car elle est de 1 à 4 : la zone de Conakry compte un infirmier pour 690 habitants tandis que la province de Labé en compte 1 pour 2 860.

Tableau n° 19 : Le personnel de santé de niveau universitaire fin 1983

Catégories Régions administratives	**Médecins**	**Pharmaciens**	**Dentistes**	**Biologistes**	**Total**
Région Conakry					
CHU	93	10	8	29	140
Préfectures	14	4	1	0	19
Autres services	23	127	1	15	166
Total	130	141	10	44	325
Région Dubréka					
Dubréka	19	2	6	2	29
Entreprise Friguia	5	1	0	0	6
Total	24	3	6	2	35
Région Kindia					

Catégories Régions administratives	**Médecins**	**Pharmaciens**	**Dentistes**	**Biologistes**	**Total**
Kindia	14	2	1	1	18
IRBAG	8	0	0	12	20
Autres préfectures	19	4	2	3	28
OBK	0	0	0	0	0
Total	41	6	3	16	66
Région Boké					
Boké	6		2	4	12
Autres préfectures	11	3	0	0	14
Entreprise de Kamsar	7	4	2	0	13
Total	24	7	4	4	39
Région Labé					
Labé	18	2	1	0	21
Autres préfectures	16	3	1	0	20
Total	34	5	2	0	41
Région Faranah					
Faranah	10	2	1	0	13
Autres préfectures	23	4	0	1	28
Total	33	6	1	1	41
Région Kankan					
Kankan	13	1	1	1	16
Autres préfectures	15	3	0	1	19
Onchocercose	2	0	0	4	6
Total	30	4	1	6	41
Région Nzérékoré					
Nzérékoré	11	1	1	0	13
Autres préfectures	23	3	1	0	27
Total	34	4	2	0	40
Total général	350	176	29	73	628

Source : Rapport des directions préfectorales de la santé pour 1983 et Service des Statistiques, Ministère de la Santé à Conakry.

Tableau n° 20) Le personnel médical auxiliaire de santé, fin 1983

Catégories d'agents / Régions administratives	Aides de santé et techniciens de santé	Sages-femmes	Techniciens de laboratoire	ATS infirmières ordinaires	Auxiliaires	Total
Région Conakry						
CHU	246	71	40	149	275	781
Autres Préfectures	178	154	10	197	95	634
Autres services	131	30	3	73	65	1540
Total	555	255	53	419	435	1687
Région Dubréka						
Dubréka	78	24	12	113	75	302
Entreprise Friguia	17	2	4	0	7	30
Total	95	26	16	113	82	332
Région Kindia						
Kindia	76	20	10	78	47	231
IRBAG	14	0	10	0	8	32
Autres préfectures	83	10	8	118	100	319
OBK	19	3	0	2	7	31
Total	192	33	28	198	162	613
Région Boké						
Boké	38	9	1	33	24	132
Autres préfectures	53	6	9	81	38	51
Entreprise Kamsar	37	6	7	6	35	403
Total	128	21	17	120	97	586
Région Labé						
Labé	54	13	6	75	35	183
Autres préfectures	88	6	12	157	140	403
Total	142	19	18	232	175	586
Région Faranah						
Faranah	42	6	5	57	18	128
Autres préfectures	150	21	25	153	102	451
Total	192	27	30	210	120	579

Catégories d'agents / Régions administratives	Aides de santé et techniciens de santé	Sages-femmes	Techniciens de laboratoire	ATS infirmières ordinaires	Auxiliaires	Total
Région Kankan						
Kankan	47	10	23	141	55	276
Autres préfectures	66	16	7	133	87	309
Onchocercose	8	0	2	2	7	19
Total	121	26	32	276	149	604
Région Nzérékoré						
Nzérékoré	75	20	10	53	33	191
Autres préfectures	109	35	13	147	102	406
Total	**184**	**55**	**23**	**200**	**135**	**597**
Total général	**1609**	**432**	**217**	**1768**	**1355**	**5381**

Source : Rapport des directions préfectorales de la santé pour 1983 et Service des Statistiques, Ministère de la Santé à Conakry.

Ces tableaux ne prennent en compte ni le personnel administratif, ni les auxiliaires non-techniques (chauffeurs, manœuvres, cuisiniers), encore moins les personnels étrangers. Ces derniers se répartissent ainsi : 31 médecins chinois, russes, allemands en service dans les formations sanitaires, 2 ingénieurs biochimistes à Eniphargui, 12 médecins chercheurs et 6 techniciens de laboratoire russes à l'IRBAG de Fria, 2 infirmiers à Macenta, 1 technicien du bâtiment allemand à Kissidougou, 4 médecins à l'hôpital de la mine de Kamsar et le personnel étranger des hôpitaux miniers de Friguia (français) et OBK (russe)[344]

Cependant, l'analyse des données recueillies auprès des informateurs permet d'apporter des nuances que les seules données chiffrées ne peuvent expliciter. En ce qui concerne la répartition des ressources humaines, les entretiens indiquent deux situations différentes : la première obéit à la politique de l'État consistant à doter toutes les régions du pays de personnels de santé et à sa volonté de répartir les personnels de santé en fonction de la demande exprimée par les services sanitaires de chaque région. Mais il arrivait aussi que cette répartition

[344] Programme intérimaire de redressement national, 1985-1987, République de Guinée, Conakry, 1984.

se fasse en fonction du poids démographique des villes et de la prévalence de certaines endémies.

Ainsi, le poids démographique de Conakry explique en partie certains déséquilibres :

Le nombre n'était pas égal, Conakry avait toujours le plus grand nombre de stagiaires par rapport aux hôpitaux régionaux qui existaient à l'époque qui s'explique par le nombre de populations importantes qui était à Conakry en ce moment au détriment de celle de l'intérieur du pays[345].

Les informateurs témoignent que pendant cette période « les gens étaient si disciplinés, que chacun partait là où il était affecté. L'affectation à l'intérieur du pays était donc effective, et on devait s'engager pour une durée définie » (cf. *supra*). Mais si tous nos informateurs sont unanimes à insister sur l'engagement ferme des agents à servir à l'intérieur du pays, il existe cependant un désaccord portant sur la durée de cet engagement. En effet, tandis que certains affirment que « chaque médecin devait signer un engagement de 10 ans à cet effet », d'autres, et ils sont plus nombreux, déclarent que « chaque diplômé était obligé d'aller servir à l'intérieur, au moins, pendant un an, avant de revenir à Conakry ». Ceci témoigne de la fragilité de la mesure et des difficultés de sa mise en œuvre avec comme conséquence un certain déséquilibre géographique dans la répartition entre structures au niveau central et structures de niveau régional. On peut supposer que les témoignages, imprécis sur la datation, renvoient à des périodes différentes et qu'à l'enthousiasme ou à la rigueur des premiers temps succède un plus grand laxisme ou des stratégies individuelles pour contourner les obligations. Diverses sources évoquent en effet le fait que la situation commence à être préoccupante à partir de 1979.

Bien que le principe soit guidé par un souci d'équité entre les structures de santé du pays, divers témoins attestent que « le partage n'était pas équitable, parce que beaucoup ne voulaient pas aller à l'intérieur ». Les hôpitaux de l'intérieur étaient donc défavorisés et bien que l'obligation d'aller à l'intérieur du pays soit toujours en vigueur, nombre de personnels qui partaient en province revenaient au bout de quelques années à Conakry. C'est ainsi que le mouvement de repli sur la capitale a commencé, malgré les consignes politiques.

---

[345] Entretien 2015, Dr Abdoulaye Bangoura (né en 1951).

En l'absence de secteur privé, exception faite des 2 hôpitaux d'entreprise liés aux mines de bauxite, l'essentiel des ressources financières des établissements sanitaires provient du budget du ministère de la Santé. S'ajoutent au budget national, certains financements internationaux, ponctuels. Sur le long terme, la part du budget qui revient au secteur de la santé est d'environ 4%. Elle est stagnante, sinon décroissante. Il est difficile toutefois de tirer des informations claires des chiffres présentés par la Guinée car les budgets ne sont pas transparents et l'accès à la documentation administrative très contrôlé. S'ajoutent à cela les fluctuations monétaires du syli qui rendent difficile toute comparaison sur la durée, pour cette monnaie qui ne circule pas en dehors du pays. Par ailleurs, on peut penser que « Sékou Touré avait pris l'habitude pour formuler ces demandes d'aide extérieure, de présenter des statistiques de dépenses de santé qui semble (sic) traduire de réels efforts »[346]. Cette manipulation des chiffres, si elle est avérée, dans les relations avec les instances internationales n'est pas propre à la Guinée en fait.

Tableau n° 21 : Évolution des dépenses de santé, 1977-1984 (en milliers de sylis courants)

	1977	1978	1979	1980	1981	1982	1983	1984
Budget santé *	357 600	342 200	441 000	497 554	572 641	529 280	573 240	632 955
En % du budget national	5,25	4,06	2,95	3,83	3,23	4,21	3,43	4,12

* (budget de fonctionnement et budget d'équipement)
Source : Doré, *op. cit.*, tableau 40, p. 183

La répartition des frais de fonctionnement du ministère de la Santé n'est pas fondamentalement différente de celle qu'on rencontre dans d'autres pays africains de la sous-région. En moyenne sur les 5 dernières années, les pourcentages relatifs aux trois principales composantes des frais de fonctionnement sont de 57 % pour le personnel, 32 % pour les médicaments et 11% pour le matériel. Le niveau de rémunération des personnels est plus faible que dans les pays environnants. Par ailleurs

---

346 Doré, *op. cit.*, p. 182, en commentaire du tableau 40 sur l'Évolution des dépenses de santé en Guinée. Le même auteur note en effet p. 457 : 1,42% pour la santé, soit 0,568 milliard de sylis, dans les prévisions pour les investissements du IVe plan (1981-1985).

pratiquement rien n'a été prévu pour l'entretien et la réparation du matériel, des équipements et des bâtiments. C'est ce qui explique largement l'état de détérioration dans lequel les infrastructures sanitaires se trouvaient à la fin du régime.

Il est difficile, en raison de la présentation budgétaire, de préciser la part accordée aux soins de santé primaire. Le niveau de désagrégation des statistiques permet seulement de distinguer les CHU de Conakry du reste des formations sanitaires. C'est pourquoi il ne faut pas croire que les 41% du budget de la santé qui leur sont en principe affecté, sont consacrés aux soins de santé primaire. La majorité de ces 41% semble être a priori destinée en pratique aux hôpitaux provinciaux et préfectoraux ainsi qu'aux centres de santé des sous-préfectures. La part du budget réservée aux actions de santé publique comme la lutte contre la lèpre, l'onchocercose et le paludisme est vraiment très faible puisque de l'ordre de 0,24%. Il en est de même de la part allouée à la prévention.[347]

2. Bilan pharmaceutique et état de santé des populations

Comme cela a été vu, l'État dirige l'économie de la Guinée. C'est donc lui qui préside aux destinées médicales des habitants, qui assure l'équipement en postes sanitaires, qui forme les praticiens, quel que soit leur niveau, et qui approvisionne en médicaments.

Jusqu'à l'avènement de la 2e République, le secteur pharmaceutique fonctionne sous un système unique avec la prédominance de deux entreprises d'État : Eniphargui qui produit certains médicaments et Pharmaguinée qui assure totalement l'approvisionnement et la distribution des médicaments. L'approvisionnement est assuré par le siège de Conakry et par 11 magasins succursales. La distribution dans les 5 provinces (Boké, Labé, Faranah, Kankan, Nzérékoré) est assurée par 5 pharmacies centrales. Les provinces de Conakry, Dubréka et Kindia sont directement approvisionnées par le siège. La distribution de détail relève de 82 officines et de plus de 100 points de vente, situés dans les sous-préfectures. Les médicaments sont limités dans leur nombre à une gamme de médicaments essentiels.

---

[347] *Ibid.*

Une infirmière témoigne :

Il y avait une pharmacie par région, gérée par l'État. Toutes les pharmacies étaient ravitaillées par la pharmacie Guinée (pharmacie centrale). Les médicaments étaient de bonne qualité. On y trouvait des antibiotiques, sulfamides...[348]

Selon les soins, la gratuité totale était assurée ou non ainsi que pour les médicaments ; globalement, les frais médicaux étaient largement assumés par l'État et donc accessibles :

Il n'y avait pas de problème de fonctionnement, les médicaments étaient approvisionnés et tous les soins étaient gratuits ; l'approvisionnement se faisait chaque semaine, dit un aide de santé[349].

Les tarifs de prestation étaient bel et bel respectés, parce que le contrôle était là.[350]

Ou encore :

L'application normale des tarifs de prestation dans les hôpitaux guinéens étaient bel et bel respectés. Parce que chaque malade parvenait à payer ces médicaments[351].

Cette analyse est unanime :

Les tarifs étaient respectés par le personnel soignant, les gens avaient peur et n'osaient pas surpasser les règles établies. L'État était fort et on avait pas droit de demander à un patient un dépassement du tarif du protocole établi[352].

L'unanimité, qui relève aussi du discours révolutionnaire et convenu sur cette période, n'empêche pas certaines entorses, surtout vers la fin du régime.

Toutefois, malgré les importantes mesures déjà prises, de nombreux obstacles subsistent quant à la disponibilité en quantité suffisante des médicaments essentiels aux soins de santé primaire. Ainsi, certaines unités de soins de santé primaire ou centres de santé des sous-

---

348 Entretien 2015, Katherine Koropara (née en 1960).

349 Entretien 2016, Dabo Doumbouy (né en 1942).

350 Entretien 2015, Dr Abdoulaye Bademba Diallo (né en 1951).

351 Entretien 2015, Dr Abdoulaye Bangoura (né en 1951)

352 Entretien 2015, Dr Bah Ibrahima Sory (né en 1948).

préfectures, qui sont leur structure de soutien la plus directe, manquent parfois de médicaments. Il est difficile toutefois de tirer un bilan net car cela dépend des lieux et des années, ainsi que le montrent les témoignages. C'est surtout à la fin de la période que les obstacles, se multiplient :

– le manque de devises pour importer les médicaments étrangers et les matières premières nécessaires à l'activité de Pharmaguinée ;

– la mauvaise gestion des stocks, tant au niveau du magasin central que dans les entrepôts et les formations sanitaires, occasionnant de nombreuses pertes ;

– le mauvais état des équipements matériels nécessaires à la distribution. De nombreux véhicules sont hors d'usage, des magasins mal équipés, etc.

Toutes ces contraintes influent négativement sur l'état de santé des populations dans certaines régions. La situation épidémiologique n'est pas toujours satisfaisante en cette fin de régime. Les maladies qui peuvent être prévenues par la vaccination continuent d'exercer d'importants ravages, principalement chez les enfants. Le tétanos est fréquent chez le nouveau-né (tétanos ombilical), la rougeole tue de nombreux enfants d'âge préscolaire, la poliomyélite paralyse encore de nombreux jeunes. S'y ajoute la coqueluche qui provoque de fortes mortalités chez les enfants et la méningite est endémique dans le nord du pays. Toutefois, la Guinée n'est pas considérée comme faisant partie de la ceinture méningitique de l'Afrique de l'Ouest, où la pathologie pose un réel problème de santé publique. La fièvre jaune n'était pas présente à l'état épidémique, mais elle apparaît comme un danger potentiel, en raison des épidémies sporadiques qui sévissent dans les pays voisins. L'onchocercose a entraîné 35 000 à 40 000 aveugles. La trypanosomiase revient, parce qu'elle n'est plus correctement contrôlée et dépistée. Il en est de même de la lèpre, dont la prévalence en Guinée est considérée comme parmi les plus élevées d'Afrique avec 60 000 cas sont recensés. Son contrôle est inefficace. La lutte contre la lèpre est donc à réorganiser. Le pian sévit encore en nombre et son diagnostic n'est pas toujours correct, fluctuant entre surestimation et sous-estimation à la fois. Quant à la tuberculose, elle est mal contrôlée, tant du point de vue de la vaccination par le BCG, que du dépistage et du traitement.

De nombreuses affections et maladies courantes qui peuvent être soignées par des médicaments sont en outre toujours présentes et constituent un fardeau quotidien pour les formations hospitalières du pays. Il s'agit principalement du paludisme, de la diarrhée, des parasitoses intestinales, des maladies respiratoires, des maladies sexuellement transmissibles, des conjonctivites, des maladies de la peau, des traumatismes et brûlures. Même s'il est possible de les prévenir, l'élément de réponse est d'ordre curatif et repose essentiellement sur les médicaments qui font défaut par endroit. Certaines maladies posent des problèmes de santé publique qui ne peuvent pas être résolus par un système curatif individuel. Leur traitement exige des actions à la fois curatives et préventives de masse, qui font défaut. La maitrise de ces maladies exige des actions spécifiques que ne peut mener un État confronté à de réels problèmes. À tout cela, s'ajoute l'état nutritionnel très défectueux des enfants en général, plus particulièrement chez ceux d'âge préscolaire.

Bref, l'état sanitaire général des populations est médiocre, comme en témoignent les indices démographiques. Le taux brut de mortalité générale est encore au-dessus de 25 pour mille. La mortalité infantile dépasse 160 pour mille. Ceci entraine naturellement une espérance de vie à la naissance très basse, inférieure à 40 ans.

3. Accessibilité des structures de santé et relation patients-soignants

Autant les citoyens des centres urbains et des chefs-lieux de préfecture ou d'arrondissement de l'intérieur n'éprouvent pas de difficultés majeures à accéder aux structures de santé, autant la grande majorité des citoyens vivant dans de petites localités périphériques et souvent enclavées peinent à y être admis. La longueur des distances à parcourir, l'insuffisance du parc automobile hospitalier, l'état défectueux des routes, la présence des cours d'eau, l'étendue des forêts à traverser sont autant d'éléments qui limitent l'accès facile aux formations sanitaires.

Même si les infrastructures de santé s'améliorent au fil des années, la croissance parallèle de la population accentue la pression sur les équipements et le personnel.

Les informateurs témoignent d'ailleurs que les effets conjugués de l'insuffisance des modes de transport et l'état défectueux des routes ont considérablement aggravé les difficultés d'accès aux structures de santé :

Il arrivait même qu'un véhicule en bon état fasse deux jours de voyage, pour transporter des malades de Boké à Conakry, qui n'est distant que de 300 kms.[353]

Tout cela explique la permanence ou la résurgence de certaines maladies évoquées plus haut. La trypanosomiase n'est pas contrôlée, tout comme la lèpre, la tuberculose… L'enclavement de certaines régions obligeait des malades à se rendre, à pied, dans des structures de santé situées dans d'autres villes :

C'est un problème qui a toujours existé à cause de l'état des routes et le manque de moyens de transport dans les villages où il n'y a pas de dispensaire, ni d'agents de santé. Accès difficile et le faible moyen financier des paysans ne leur permettaient pas d'accéder facilement aux centres de santé à cause de l'éloignement[354].

Selon un « garçon de salle » à la retraite :

Certains patients de l'intérieur du pays se trouvaient même dans l'obligation de faire plusieurs jours de marche, voire une semaine, pour les plus enclavés, avant d'arriver à la structure de santé la plus proche de leur lieu de résidence, ce qui provoquait l'usure et précipitait la mort de plusieurs d'entre eux,

À ces risques sanitaires, s'ajoutent les risques sécuritaires qui exposaient les malades obligés à se déplacer à des dangers variés : bandits, morsures de serpent et parfois la noyade lors de la traversée des cours d'eau en saison pluvieuse. Un médecin interrogé sur les problèmes existant à cette période le résume de manière lapidaire :

La distance à parcourir pour aller dans les hôpitaux.
Exposés à tous les dangers (bandits, délinquants)
Traversée de marigot ou rivière.[355]

Les témoins ont toutefois du mal à dater précisément leurs propres souvenirs et encore plus les informations obtenues auprès de leurs ainés. Ainsi les problèmes de sécurité, évoqués ici, ne sont associés qu'avec la IIe République par un autre enquêté :

– sous la première république :
L'éloignement des résidences vers les hôpitaux.
La traversée des rivières, fleuve ou marigot.

---

[353] Confie un infirmier convoyeur de malades, à la retraite, 87 ans.
[354] Entretien 2016, Hadja Mariam Diane (née en 1940).
[355] Entretien 2015, Dr Abdoulaye Bangoura (né en 1951).

– et de la deuxième république à l'an 2000
Le banditisme, l'éloignement des postes de santé, les traversées pour rejoindre les hôpitaux.[356]

De rares régions ont développé, au fil du temps, une stratégie informelle pour trouver des solutions et surmonter les difficultés de transport. Dans certaines zones de la région de Labé, par exemple, avec l'accroissement relatif des moyens financiers et de transport, *entre 1967 et 1970, il était possible de déplacer l'ambulance pour aller chercher les malades qui sont à la périphérie de Labé*, dit un médecin exerçant à Labé[357].

Un autre témoin, en poste comme directeur de l'hôpital de Mali, expliquait que *partout où il y avait un malade, on m'informait par coup de téléphone. Et comme j'avais un budget de fonctionnement, je carburais* [remplir le réservoir] *l'ambulance qui allait chercher le malade*[358].

Il précise :

Tous les malades étaient traités, rares sont ceux qui étaient évacués. À Mali, j'étais médecin, chirurgien, gynécologue.

Formé sous la colonisation, cet infirmier d'État avait réussi à gravir les échelons en se spécialisant au fil des années et de la pratique de son métier au cours d'une dizaine d'années de coopération au Mozambique.

Ces quelques exceptions ne minimisent toutefois en rien la souffrance qu'enduraient parfois les populations rurales. Même avec le secours des moyens hospitaliers, les personnes les plus éloignées des centres de santé souffraient toujours :

L'ambulance ne partait que dans les localités désenclavées. Ceux qui sont dans les localités enclavées sont transportés en hamac » dit un agent sanitaire de Labé.[359]

Cet état de chose est confirmé par un confrère :

Après l'indépendance, l'État a pris en charge les indigents. Ceux qui étaient à Labé ville avaient un accès facile. Mais ceux qui étaient éloignés de l'hôpital de Labé avaient un accès très difficile. Des malades venaient de Noucy à 20 km de l'hôpital de Labé portés sur

---

[356] Entretien 2015, Dr Abdoulaye Bademba Diallo (né en 1951).
[357] Entretien 2016, Abdoulaye Lâbiko Diallo (né en 1948).
[358] Entretien 2016, Elhadj Ismaëlou Baldé (né en 1934).
[359] Entretien 2016, Elhadj Mamadou Billo Diallo (né vers 1926).

hamac surtout si les dispensaires qui étaient à leur côté n'étaient pas en mesure de les traiter[360].

L'on pouvait cependant une fois admis à l'hôpital bénéficier facilement de soins. L'accessibilité aux soins procède du système de tarification qui repose sur le principe de la gratuité de la plupart des soins et des médicaments.

Dans les maternités, les accouchements sont gratuits sur toute l'étendue du territoire. De même, certaines catégories comme les enfants âgés de moins d'un an ou les malades mentaux sont traités gratuitement dans les hôpitaux guinéens. Gratuites sont aussi les consultations des élèves, des femmes enceintes et des enfants dans les PMI et dispensaires.[361]

Les fonctionnaires sont hospitalisés par catégorie dans les hôpitaux et les frais sont payés sur le budget du service qui les emploie. Ils sont pris en charge par le budget local, s'ils relèvent des régions, du budget général s'ils exercent dans l'un des ministères. Une retenue proportionnelle est décomptée pour chaque fonctionnaire hospitalisé, à raison de 750 à 600 fg par jour pour ceux de la première classe, 250 fg par jour pour la deuxième et 150 fg par jour pour la troisième.[362]

Au-delà du principe général de la gratuité, les patients devaient prendre en charge les frais d'entrée, les frais de paiement des hospitalisations et de quelques actes médicaux qui ne coûtaient pas trop cher au patient, parce qu'ils étaient subventionnés par l'État comme le dit un agent sanitaire :

Les tarifs de prestation étaient gratuits. Il y avait des tarifs d'entrée, les tarifs d'hospitalisation étaient payants mais les prestations des médecins étaient prises en charge par l'État.[363]

Certains informateurs ont cependant révélé « l'existence feutrée de quelques cas de détournement et de corruption du personnel de santé dans certains milieux » en précisant que c'étaient des cas rares. Les détournements portaient, par exemple, sur « des cas de réduction du montant total des recettes journalières à déclarer », tandis que « la corruption se fondait sur le fait que des malades ou parents de malades envoyaient des biens financiers ou autres à des personnels, pour qu'ils prennent plus soin de leurs malades ». Il arrivait aussi que certains

---

[360] *Ibid.*

[361] Dabo, *op. cit.*, 1970.

[362] Dabo, *op. cit.*, 1970.

[363] Entretien 2015, Christian Noël Chaya (né en 1945).

personnels de santé demandent, eux-mêmes, aux patients « de donner quelque chose ».

Ces pratiques s'expliqueraient par l'insuffisance des rémunérations de certains agents des services de santé. Ceci pose la question des relations entre praticiens et patients ; entre dévouement et utilitarisme, toute la gamme des attitudes pouvait se trouver, même si le contrôle politique et social était de mise.

L'analyse des relations patients-soignants dans les hôpitaux guinéens peut être faite suivant différentes approches : l'accueil du malade, le respect du patient et de l'intimité de son corps. Nos enquêtes montrent que l'accueil réservé au malade était, « dans la plupart des cas, appréciables ». Le professeur Bah Kaba résume ainsi : le respect était là et c'était obligatoire[364].

Il est qualifié par d'autres « d'humain ». Sous un régime autoritaire, la place que l'État accorde au militant engagé efface le sentiment de supériorité du médecin sur le malade. L'engagement politique étant, dans bien des cas, supérieur au statut professionnel. Chacun est avant tout camarade et les patients semblent avoir plus de respect et de considération pour le personnel de santé compatriote. Le désir de montrer sa capacité à s'affirmer face à l'adversité (notamment le sentiment de l'hostilité de la France ou de certains pays voisins), doublé de l'option idéologique de valorisation des patients, naguère parfois moins considérés par les soignants blancs, pousse l'État à veiller sur tout. De peur de se heurter aux idéaux de la révolution, mais aussi bien concrètement à la délation et à la répression, le personnel de santé se consacrait pleinement à ses tâches. Toutefois, la faiblesse des effectifs des personnels des structures de santé ou le manque d'équipement constituaient un facteur compromettant l'efficacité du travail, même si le rappel fréquent du sermon d'Hippocrate et le besoin d'être qualifié de bon révolutionnaire jouaient un rôle décisif.

Il en est de même du respect de l'intimité du corps des malades par le personnel de santé, ancré dans les cultures. C'est ce respect qui explique, dans certains cas, que des personnes âgées soient examinées par des personnels de santé des mêmes âges. De nombreux médecins résument l'état des rapports soignants-patients par la formule suivante, un « humanisme caractéristique des hôpitaux de l'époque ».

---

364 Entretien, 2015, Dr Mamadou Bah Kaba (né en 1925).

La mort de Sékou Touré le 26 mars suivi du coup d'État militaire du 3 avril 1984 met un terme à la tentative de la mise en place d'un système de santé que l'on voulait révolutionnaire mais qui, au cours des dernières années, avait déjà commencé à s'ouvrir à des pratiques marquées par l'ouverture vers un certain libéralisme économique. C'est ce qui va s'affirmer lors de la période suivante.

TROISIÈME PARTIE

CHANGEMENT DE RÉGIME ET POLITIQUE DU SYSTÈME DE SANTÉ DE 1984 AU DÉBUT DU XXIE SIÈCLE

Quelques jours après le décès aux États-Unis du président Sékou Touré, le 26 mars 1984, un groupe de militaires effectue un coup d'État, le 3 avril 1984 sous la direction de Lansana Conté. Ils érigent alors un Comité national du Redressement national (CMRN), profitant des querelles et de l'effondrement rapide des structures du PDG. L'année 1984 fut féconde en réformes tournant le dos radicalement au régime précédent, par exemple dans le système éducatif qui concerne directement la santé. Toutefois, selon les domaines, loin de mettre immédiatement un terme à la politique conçue par le régime du PDG, les militaires conservent certains éléments du fonctionnement antérieur, du moins dans les premières années, du fait des contraintes socio-politiques et sanitaires qui persistent au-delà de la fin du régime de Sékou Touré. Ce régime s'était heurté à des formes d'hostilité internationale dont l'apogée fut l'agression du 22 novembre 1970. Cette tentative de débarquement et de déstabilisation secoua profondément le régime, le détournant de certains de ses objectifs initiaux tout en le rendant encore plus autoritaire. Cet évènement majeur, et d'autres, contribuèrent à empêcher le régime de mener à bonne fin sa politique en matière de santé.

L'autoritarisme marqué du régime de Sékou Touré a revêtu plusieurs formes et s'est manifesté de diverses manières : instauration d'un climat de répression avec climat de délation, multiplication des arrestations et exécution de détenus politiques ; création d'une police économique pour traquer les pratiques privées interdites et notamment lutter contre les commerçants dits véreux. Ces pires excès ont provoqué, entre autres, un exode massif des cerveaux, l'installation d'un climat de méfiance, le repli sur soi, l'apparition de pénuries de tous ordres, la raréfaction de la participation de la Guinée à des manifestations et à des activités internationales organisées par des pays occidentaux... Toutefois, à partir de la fin des années 1970, notamment sous la pression interne comme les manifestations de femmes en 1977, le régime avait opéré un lent tournant libéral en autorisant notamment le petit commerce et l'installation de certains opérateurs privés au début des années 1980.

Conscientes des nombreux défis qui les attendent, les nouvelles autorités guinéennes, tout en se préoccupant de la survie du régime militaire issue du coup d'État du 3 avril 1984 et de la prise en charge des préoccupations des populations, s'attèlent aussi à faire en sorte que la Guinée ne reste pas en marge des politiques et réformes des systèmes de santé mises en œuvre à l'époque dans le monde, notamment par les organismes internationaux ou dans le cadre d'accords de coopération. Compte tenu de la dégradation des infrastructures sanitaires, la Guinée avait besoin de l'aide urgente d'autres partenaires pour son développement économique. Les consignes des réformes médicales prônées au niveau international vont donc tout naturellement être intégrées à la politique de santé après 1984, du CMRN à l'instauration de la IIe République, lorsque le pouvoir militaire se revêt d'habits civils sous l'égide d'une constitution approuvée par référendum en 1990.

Nous analyserons d'abord les facteurs d'ordre international qui ont présidé à la mise en place du système de santé en Guinée après 1984 ; ensuite nous dresserons un état des lieux de l'évolution des infrastructures de santé durant la période allant de 1984 à 2000 ; puis nous porterons notre réflexion sur les changements en ce qui concerne la formation sanitaire et médicale, pour finalement mettre en exergue les faits marquants du système de santé de la IIe République de Guinée.

Pour pouvoir se situer dans une perspective comparatiste, divers thèmes abordés reprennent ceux de la IIe partie.

Chapitre 9 : Ouverture internationale et réforme du système de santé

Dans ce chapitre nous porterons notre réflexion sur les articulations entre les changements politiques intervenus en Guinée et les politiques sanitaires internationales qui ont concouru à la mise en place de réformes dans le système de santé en Guinée. En d'autres termes, nous mettrons l'accent sur le contexte international qui sert de terreau fertilisant le système de santé élaboré par les nouvelles autorités politiques, à la fois au niveau des mots d'ordre et des financements. Seront analysées tout d'abord sommairement les réformes sanitaires élaborées au plan mondial qui ont influencé la mise en place en Guinée d'un nouveau système de santé. Puis seront décrites les modifications de l'organisation administrative et fonctionnelle du système de santé guinéen résultant de cette nouvelle politique.

1. Contexte général : l'ouverture internationale et l'avènement des soins de santé primaires

Alors que la Guinée sous Sékou Touré, quoique membre de l'ONU dès décembre 1958 malgré l'opposition initiale de la France, restait en retrait par rapport à la plupart des organismes internationaux, les nouvelles autorités se tournent résolument vers eux pour mettre sur pied leurs réformes. Le changement de régime, en 1984, marque effectivement un tournant politique en faveur d'une économie de type libérale, plus ouverte par ailleurs vers l'Occident que vers les anciens partenaires du bloc de l'Est. Le Président Lansana Conté affiche alors une volonté de relancer le développement du pays en général et notamment de son système de santé. C'est dans ce cadre qu'une conférence nationale sur la santé est organisée du 6 au 17 juillet 1984. À l'issue de cette conférence, une nouvelle politique de santé qui s'inspire des consignes mises en avant par l'OMS depuis les années 1970 est adoptée. En 1984 également l'UNICEF ouvre un bureau à Conakry et débute ses actions en Guinée[365]. Désormais, la priorité est

[365] https://www.unicef.org/guinea/

accordée à la médecine préventive, à la médecine dite de masse et aux soins de santé primaire (SSP) mise en avant lors de la conférence internationale d'Alma Ata au Kazakhstan. Cette politique, prônée internationalement est dénommée : Programme élargi de Vaccination, Soins de Santé primaire et Médicaments essentiels (PEV/SSP/ME)[366].

Un petit retour en arrière. Le 12 septembre 1978, la conférence internationale d'Alma Ata incite les gouvernements à tout mettre en œuvre pour assurer l'accès de tous à la santé, avec comme objectif, l'an 2000. La déclaration finale indique que « la santé constitue un devoir des États, elle permet l'accès à un niveau social satisfaisant et contribue ainsi à un meilleur développement économique des pays ». La déclaration précise par ailleurs que « L'un des principaux objectifs sociaux des gouvernements [...] doit être de donner à tous les peuples du monde, d'ici l'an 2000, un niveau de santé qui leur permette de mener une vie socialement et économiquement productive. Les soins de santé primaires (SSP) sont le moyen qui permettra d'atteindre cet objectif dans le cadre d'un développement conforme à la justice sociale ».[367]

Pour améliorer l'état sanitaire des populations des pays les plus démunis, l'OMS préconise la mise sur pied des « soins de santé primaires » (SSP). Cette nouvelle politique nationale de santé doit garantir l'accès aux soins essentiels à la population au moindre coût. Il doit aussi associer les communautés de base au financement et à l'évaluation des actions de santé. Aussi, un accent particulier est accordé à la formation du personnel, à la construction ou la rénovation et à l'équipement des structures de santé. Mais contrairement à la vision de Sékou Touré qui encourageait la fécondité pour générer une population nombreuse pour l'exploitation des ressources nationales, la nouvelle politique internationale de santé prône la planification familiale.

Mais la rupture majeure de cette nouvelle politique est l'autorisation de structures privées de santé. Cette politique autorise aussi « la participation du secteur privé... sans but lucratif », c'est-à-dire notamment les ONG [368].

---

[366] Cournanel *op.cit.*, p.183 pour l'application de ce programme en Guinée.

[367] Ces informations générales et citations sont tirées du site Biologie Tropicale BIOLTROP http://www.bioltrop.fr/) et des analyses d'Antoine Pierson.

[368] U. Camen et G. Carrin, « Environnement macroéconomique et politique de la santé en Guinée » in *Revue Actualité scientifique (AS)*, Environnement macroéconomique et santé, avec études de cas dans les pays les plus démunis, Universités Francophones, Organisation mondiale de la Santé, ESTEM, Genève, 1995.

Ces structures privées doivent « absorber les fonctionnaires qui pourraient être touchés par la compression des effectifs de la fonction publique ».[369] À la même époque en effet, le FMI imposait aux pays africains des Plans d'Ajustement structurel (PAS) dont un des aspects était la baisse du nombre de fonctionnaires employés.

Le bilan de la situation sanitaire effectuée en avril-mai 1986, par une équipe composée de techniciens guinéens et de consultants de l'OMS, de l'USAID (projet CCCD), du CIE et de l'UNICEF relève un taux de couverture vaccinale inférieure à 5%, un manque notoire de ressources matérielles et financières, une insuffisance de compétences des agents de santé, une mauvaise organisation du système de santé, le développement de stratégies inadaptées pour la vaccination et une perte de confiance des populations envers les agents de santé, eux-mêmes démotivés.

En 1987 a lieu une autre rencontre internationale. Les ministres africains de la Santé se réunissent à Bamako, au Mali, sous l'égide de l'Organisation mondiale de la Santé (OMS) et de l'UNICEF et mettent en place *L'Initiative de Bamako*[370]. C'est un ensemble de propositions de réformes élaborées en réponse à la dégradation des systèmes de santé des pays en développement pendant les années 70 et 80. Malgré une amélioration spectaculaire de l'état sanitaire de leur population au cours des 30 dernières années, l'espérance de vie dans ces pays reste bien faible. À la mauvaise performance des systèmes de santé vient s'ajouter l'accès limité de la population aux services de santé primaires. Dans certains pays africains, plus de la moitié de la population vit à plus de 10 km du premier centre de soins primaires. De plus, les coupes budgétaires, liées aux PAS, conjuguées à une gestion médiocre, au gaspillage et à la mauvaise utilisation des ressources rares de surcroît, sont les causes d'une pénurie chronique de médicaments, d'une déficience de services, de la détérioration des infrastructures, d'un manque de personnel qualifié et d'une faible motivation des agents de santé qui entraînent une mauvaise prise en charge des malades. Il en résulte un faible attrait pour les services de santé publics qui pousse les patients à s'adresser plutôt aux guérisseurs traditionnels, à des praticiens privés non répertoriés et à des vendeurs ambulants sur les marchés. Ils paient ainsi souvent des prix exorbitants pour des services de qualité

[369] République de Guinée, programme intérimaire de redressement national, 1985-1987, Conakry, 1984.
[370] BIOLTROP http://www.bioltrop.fr/spip.php?article12.

douteuse et perdent par ailleurs l'occasion de recevoir des soins préventifs de première importance. Cette analyse générale s'applique au cas de la Guinée.

L'Initiative de Bamako (IB) a pour but d'assurer à l'ensemble de la population l'accès aux services de soins de santé primaire à prix abordables tout en maintenant les coûts et restaurer la confiance des usagers dans les services de santé publics, en améliorant la qualité des prestations et en déléguant le pouvoir décisionnel aux échelons inférieurs. En outre, elle a pour but de promouvoir la santé en incitant les ménages à un changement des comportements jugés néfastes. L'objectif est, comme en 1978, de dispenser des soins de santé primaires efficaces, financièrement et géographiquement accessibles, d'encourager la participation communautaire, de garantir un approvisionnement régulier en médicaments, et de valoriser la médecine traditionnelle.[371] Plus de dix ans après Alma Ata, les consignes sont identiques et les constats pessimistes.

De fait, les mêmes préconisations sont faites pour assurer l'efficacité des SSP : l'éducation à la santé, la promotion de bonnes conditions alimentaires et nutritionnelles, l'approvisionnement en eau potable, l'attention soutenue à l'assainissement de base auxquels s'ajoutent la promotion de la santé maternelle et infantile et la planification familiale, la fourniture de médicaments essentiels, la persévérance dans la vaccination contre les grandes maladies infectieuses, la lutte contre les grandes endémies locales et le traitement des lésions courantes. Autre élément de l'Initiative de Bamako, c'est la collecte de données statistiques relatives à la situation sanitaire.[372]

L'État devrait jouer un rôle fondamental dans la mise en œuvre de l'Initiative de Bamako puisque c'est lui qui définit la politique nationale de santé qui donne une base institutionnelle permettant d'asseoir et de coordonner les actions de santé à laquelle s'ajoute une base juridique pour une bonne réglementation des médicaments et pour une gestion efficiente des entités publiques et privées.

Dans cette perspective, la décentralisation des services de santé est indispensable. Celle-ci passe par la création de districts sanitaires qui sont les entités opérationnelles les plus décentralisées qui englobent les structures sanitaires situées dans ses limites géographiques et une

---

[371] Ces informations générales sont tirées du site Biologie Tropicale BIOLTROP http://www.bioltrop.fr/) et des analyses d'Antoine Pierson.
[372] *Ibid.*

population bien définie, de 150 000 à 200 000 personnes. Ceci nécessite donc une claire définition des rôles, fonctions et responsabilités de chacun et l'établissement de canaux de communications fonctionnels entre les différents échelons.

Différentes mesures sont prises pour accompagner la mise en place de l'initiative. Les plus significatives sont l'approvisionnement et la distribution des médicaments, la délégation de pouvoir aux districts, la détermination d'objectifs au niveau communautaire, la formation des personnels de santé et des gestionnaires du système. Des instructions sont données pour faciliter l'accès des femmes au système, puisqu'elles jouent un rôle primordial dans la prévention et le suivi de la santé des enfants et de la famille en général et dans la recherche de partenariats avec les institutions internationales et les ONG.

En novembre 1991, la Déclaration gouvernementale met l'accent sur le renforcement de la décentralisation de la gestion des services de santé avec pour principal objectif l'amélioration des capacités de gestion des décideurs et des partenaires à tous les niveaux, le renforcement de l'efficacité du système pour un accès plus facile aux médicaments essentiels et pour une meilleure utilisation des ressources humaines disponibles et des infrastructures sanitaires[373].

Ces consignes générales restent cependant souvent lettre morte, même si l'on constate une certaine amélioration des infrastructures.

2. L'organisation du système de santé sous le régime militaire et la IIe République (1984-ca 2000)

L'organigramme des services de santé est modifié peu à peu après la période de Sékou Touré. Au contrôle central et à une forme de hiérarchisation des infrastructures succède une autre approche marquée par une volonté de décentralisation, impulsée notamment par les consignes internationales, et par un changement de vocabulaire lié à ces nouvelles pratiques pour désigner les divers échelons des infrastructures. Le système de santé de la Guinée est organisé autour

---

[373] Ulrich Camen et Guy Carrin « Environnement macroéconomique et politique de la santé en Guinée », rapport de l'OMS, 1992 (publié en 1995). Proposent une approche essentiellement statistique, mettant l'accent sur les aspects budgétaires. https://apps.who.int/iris/handle/10665/37529?locale-attribute=fr&

d'une structure pyramidale composée de trois niveaux : un niveau central, un niveau intermédiaire et un niveau périphérique[374].

Le niveau central est composé essentiellement des structures du ministère de la santé publique avec le cabinet, les services d'appui, les directions nationales et les services rattachés. Le cabinet comprend un chef de cabinet, un conseiller chargé de la politique sanitaire, un conseiller chargé de la coopération, un conseiller juridique et un attaché de cabinet. Les services d'appui incluent l'inspection générale de la santé, la division des affaires administratives, du bureau de la planification et de la recherche, et du secrétariat central.

Les directions nationales sont au nombre de trois : la Direction nationale de la santé publique (DNSP), la Direction nationale des établissements hospitaliers et de soins (DNEHS) et la Direction nationale des pharmacies et des laboratoires (DNPL). Les services rattachés sont aussi au nombre de trois : le service national de maintenance hospitalière, le service de la formation et de la recherche en santé rurale communautaire de Maférinyah et le service national de la santé scolaire et universitaire.

---

[374] République de Guinée, MSP, Service statistique Études Informations (SSEI), Section statistique, Informations sanitaires (SSIS), Annuaire des statistiques sanitaires de 1999, Système national d'informations et de gestion sanitaire, Conakry, 2000, 129 p. Les principales informations sur cette partie sont tirées de ce document et du rapport cité de Camen et Carrin.

Figure n° 1 : Organigramme du ministère de la Santé publique et de la Population (MSPP), niveau central, 1990

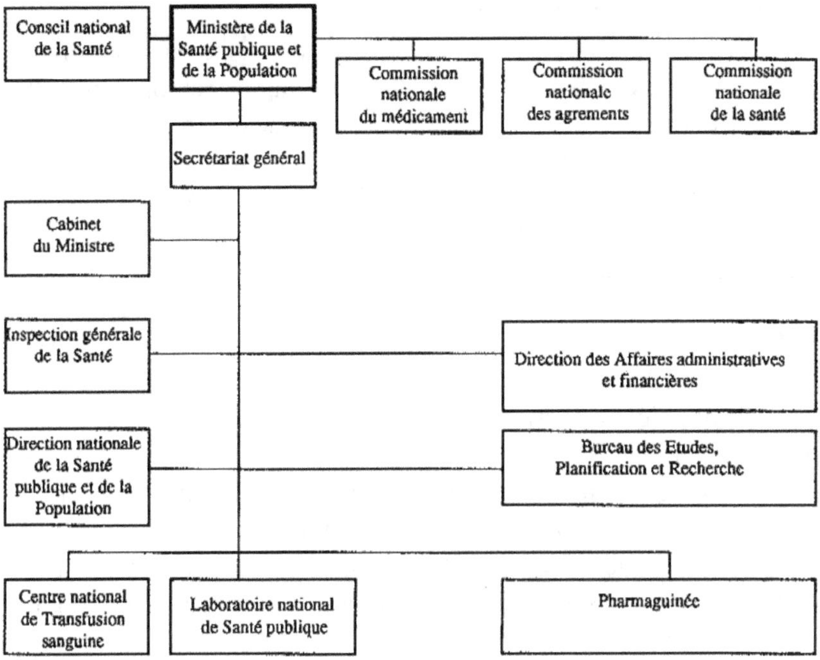

Source : rapport cité de Camen et Carrin, figure 2, p. 47, selon un document officiel du MSPP « Plan national de développement sanitaire (Proposition de financement) », avril 1990

La mission du ministère de la Santé se résume à la conception et à l'élaboration de la politique sanitaire nationale, à la coordination et au contrôle des activités des services qui concourent à la mise en place de cette politique, à l'élaboration de la règlementation et de la législation en matière de santé et pharmacie. Il lui revient aussi d'apporter aux collectivités territoriales toute l'assistance nécessaire à la formation du personnel de santé et à la mise en place et à l'équipement des structures sanitaires et, à assurer la règlementation des professions libérales dans le domaine sanitaire.

Le pilotage technique du système de santé est assuré au niveau national par une structure dite de coordination du PEV/SSP/ME, programme de réformes hospitalières profondes. Il assure à l'échelon national, la coordination des achats et de la distribution des médicaments essentiels aux centres de santé[375].

Le niveau intermédiaire est composé de l'inspection régionale de la santé (IRS), installée dans le chef-lieu de chaque région administrative. Cette structure est chargée de coordonner et de contrôler l'ensemble des activités sanitaires des sous-secteurs public et privé de la région, de gérer les ressources humaines, matérielles et financières de la zone couverte, d'assurer la formation continue du personnel, de veiller sur la logistique et sur la distribution des médicaments essentiels, des vaccins, de la maintenance dans l'ensemble des structures sanitaires de la région, de l'assistance technique au gouverneur de région en matière de santé[376] ainsi que de la planification financière et administrative. Un service central, appelé Inspection régionale de la Santé (IRS), veille au bon fonctionnement de l'ensemble.

Le niveau périphérique est l'équivalent du district sanitaire de l'OMS, il est dirigé par la Direction préfectorale de la santé (DPS) (cf. figure n° 2) dont le correspondant à Conakry est la Direction communale de la santé (DCS). L'équipe qui assure le fonctionnement du système au niveau périphérique comprend le Directeur préfectoral/communal de la santé, le directeur de l'hôpital préfectoral/communal, le directeur préfectoral des microréalisations qui représente le ministère de l'Intérieur et de la décentralisation, les représentants des autres partenaires de terrain évoluant dans chaque préfecture ou commune. Le directeur préfectoral de la santé (DPS) est le premier responsable administratif de l'instance périphérique. Son service coordonne toutes les activités de santé Il est assisté par le directeur de l'hôpital préfectoral et les chefs des centres de santé.[377] Sa mission consiste à appuyer les programmes des services de santé primaire de la préfecture. À ce titre, la DPS s'occupe de « la planification, de la supervision, du suivi et de l'évaluation des activités sanitaires de la préfecture, de l'appui technique aux collectivités de base, de la coordination intra et intersectorielle »[378]. En outre, c'est la DPS qui est aussi chargée de la

[375] Camen et Carrin, *op. cit.,* « Environnement macroéconomique… », 1995, p. 161.
[376] République de Guinée, MSP, Service statistique Études Informations (SSEI), document cité.
[377] Camen et Carrin, *op. cit.*, « Environnement macroéconomique… », 1995.
[378] République de Guinée, MSP, Service statistique Études Informations (SSEI),

réception des commandes de médicaments essentiels en provenance des centres de santé, et qui les transmet au programme national des services de santé primaires[379].

Figure n° 2 : Organigramme du ministère de la Santé publique et de la Population (MSPP), niveau préfectoral, 1990

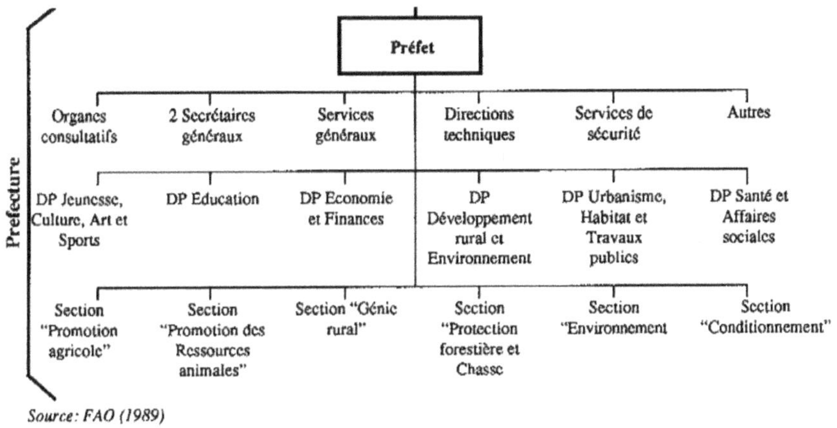

Source : rapport cité de Camen et Carrin, extrait de la figure 3, p. 48, selon un document de la FAO (structure prévue selon décrets de 1989)

document cité.

379 Le Programme national PEV/SSP/ME est désormais appelé programme national des SSP.

Chapitre 10 : Les infrastructures de santé

Ce chapitre dresse l'état des lieux des infrastructures de santé de 1984 au début du XXIe siècle. Il met en exergue les différentes évolutions enregistrées ainsi que les contraintes qui ont affecté le système. En raison des changements politiques intervenus dans l'idéologie qui sous-tend le fonctionnement économique, les infrastructures de santé se subdivisent désormais en établissements publics et structures privées.

Ce chapitre comprend deux parties. La première met l'accent sur le réseau des structures sanitaires qui quadrillent la Guinée, la deuxième s'intéresse à la situation des structures et des ressources humaines du secteur de la santé.

1. Bilan général des infrastructures sanitaires

Les infrastructures de santé ont connu une évolution significative depuis 1984. Les changements qualitatifs enregistrés sont d'ailleurs reconnus par tous les personnels de santé interrogés qui insistent sur l'importance des efforts déployés. Ces efforts portent essentiellement sur l'extension, mais aussi sur la rénovation des structures sanitaires existantes. Autant de modifications structurales nécessaires à l'amélioration des soins médicaux accordés à la population.

C'est pour apporter des réponses à la dégradation des infrastructures héritées du régime précédent et compte tenu de la pluralité des actions à entreprendre et de la faiblesse des moyens disponibles, que la nouvelle politique sanitaire accorde la priorité à la réhabilitation des infrastructures existantes, plutôt qu'à la construction de nouveaux établissements de santé. Les centres de santé des sous-préfectures sont privilégiés afin d'augmenter leur capacité d'accueil, tout en améliorant la qualité des prestations des services fournis[380].

---

[380] République de Guinée, Programme intérimaire de redressement national, 1985-

D'importants fonds sont investis par le régime militaire, avec l'appui des partenaires internationaux dans le cadre de divers types de coopération technique et financière. En 1985, le programme d'investissement relatif au secteur de la santé s'élève à 35,8 millions de dollars et les projets ficelés représentent 58 % du programme, soit 20,7 millions de dollars. Ces projets concernent, principalement, la rénovation et la restauration des hôpitaux de Conakry, Donka et Ignace Deen, et la construction et l'équipement de 40 centres de santé de sous-préfecture »[381]. D'autres projets portent sur « l'amélioration des centres de santé des sous-préfectures, la prise en charge de la santé des populations rurales de Dinguiraye et de Dabola, la restauration de l'hôpital de Nzérékoré et le renforcement des centres de santé maternelle et infantile... Leur coût est estimé à 11,2 millions de dollars soit 31 % du programme Santé[382]. À cela s'ajoutent de nouveaux projets prévus pour un montant de 3,9 millions de dollars.

Si la priorité est donnée aux centres de santé des sous-préfectures c'est en raison de leur mauvais fonctionnement qui constitue un obstacle majeur au développement des soins de santé primaire. Leur réhabilitation s'impose d'autant plus qu'ils se trouvent au bout de la chaîne d'allocation des crédits, et qu'ils ont été mal desservis, et parfois pas du tout financés sous le régime précédent ; par conséquent leur réhabilitation s'impose. Il faut les renforcer et leur donner des moyens de fonctionnement suffisants, pour qu'ils puissent assurer la viabilité des unités de soins de santé primaire qui dépendent d'eux. C'est dans ce contexte qu'est forgé le concept de « centres de santé améliorés » qui se présentent ainsi comme la dernière phase d'évolution des structures de santé.

S'il est vrai que de nombreux efforts ont été faits en termes de nouvelles constructions, il est tout aussi vrai que bon nombre de ces centres de santé améliorés ne sont que d'anciennes infrastructures rénovées. Les infrastructures héritées du régime défunt étaient souvent anciennes et si vétustes que leur rénovation pouvait être considérée comme des constructions nouvelles. Plusieurs travaux de rénovation ont consisté par exemple à remplacer de vétustes dispensaires en banco par des constructions en dur, avec des rajouts de latrines, de

---

1987, Conakry, 1984, p. 219. Propos confirmé par un ATS à la retraite (80 ans).

[381] République de Guinée, programme intérimaire de redressement national, 1985-1987, Conakry, 1984, 221 p.

[382] *Ibid.*

forages de puits et de grandes vérandas d'accueil des patients et des accompagnants.

Les nouvelles constructions concernent principalement les agglomérations créées récemment et les anciennes qui n'en disposaient pas, ou qui avaient connu une croissance démographique très prononcée. C'est le cas par exemple, des structures de santé de Senko et de Wouéndé Kènèma dans la région forestière. Il faut aussi souligner, que malgré l'ampleur des travaux de rénovation, les nouvelles constructions ont été favorablement accueillies parce qu'elles dotaient pour la première fois certaines sous-préfectures de centres de santé et les apports quantitatifs, s'exprimant en termes d'augmentation des infrastructures de santé fonctionnelles, constituent un des acquis essentiels de l'action médicale du régime militaire, d'autant qu'elles touchent la quasi-totalité des sous-préfectures et communes urbaines. Au niveau régional, chaque préfecture dispose d'un hôpital amélioré tandis que les sous-préfectures sont chacune dotée d'un centre ou d'un poste de santé. Ce qui donnait un nouveau visage au complexe sanitaire de la Guinée.

Toutefois, ce potentiel infrastructurel sanitaire est très déséquilibré. Il existe en effet de grands écarts entre régions et circonscriptions administratives. En règle générale, les structures de santé sont installées compte tenu de deux critères : le statut administratif (région, préfecture, sous-préfectures, district, etc.) et le poids démographique. Les agglomérations prioritaires sont celles qui atteignent 10.000 habitants, selon une sage-femme à la retraite. Mais, bien que les documents officiels insistent sur le respect de ces critères[383], des agglomérations qui répondaient bien à ces critères ne disposaient d'aucune structure de santé. En effet, il arrivait qu'au lieu de travailler à un respect scrupuleux des critères retenus, des personnes proches du régime aient recours à des pratiques assimilables à des trafics d'influence ou à du favoritisme pour faire installer un centre de santé dans leur localité.

Par ailleurs, les autorités prévoient de nouvelles mesures importantes pour permettre, d'une part, de redynamiser la lutte contre les grandes endémies par la création dans les provinces de services mobiles de prévention et, d'autre part, de moderniser les équipements en fonction des régions et des structures de santé[384]. Des efforts soutenus portent aussi sur la livraison d'importants matériels de soins de santé et de

---

[383]République de Guinée, MSP, Service statistique Études Informations (SSEI), document cité.

[384] Camen et Carrin, *op. cit,* p.160-161.

logistique d'appui...[385] C'est dans ce cadre que divers hôpitaux régionaux et préfectoraux connaissent une amélioration de leur plateau technique avec le renouvellement des blocs opératoires, des laboratoires, des services de radiologie et l'installation d'incinérateurs ou de groupes électrogènes et d'ambulances dans certaines structures régionales.

Les efforts d'équipement des structures de niveaux périphériques ont surtout porté sur le matériel des services de nutrition, de maternité, des labos et de communication.

Quant aux plans de construction des infrastructures sanitaires, ils n'ont presque pas changé. Qu'il s'agisse des travaux de rénovation ou de nouvelles constructions, ils sont effectués, suivant le plan national du Service national de la santé, qui maintient les façons de faire antérieures. Ainsi, il n'y eut pas par exemple de constructions en hauteur. Les hôpitaux, centres et postes de santé continuent avec le plan habituel des constructions sanitaires, c'est aussi le cas des maternités qui conservent généralement leur forme de semi-étage R+1.

Un infirmier le confirme pour Labé » :

Les structures sont construites conformément au plan national de services de santé. Ce sont des maisons à bas niveau qui sont construites. Mais la maternité de Mali Yimbering est en R+1[386].

Si, sous le régime du PDG, la responsabilité de la construction des hôpitaux incombait à l'État, sous les militaires avec l'avènement de la décentralisation des responsabilités, des collectivités interviennent dans l'édification des infrastructures. On distingue ainsi désormais, des formations sanitaires construites par l'État, d'autres édifiées par des collectivités et certaines autres réhabilitées ou construites avec l'aide de la Coopération bi ou multilatérale.

C'est dans le cadre de la coopération que certaines infrastructures de santé sont issues des contributions de divers partenaires, d'ONG ou d'autres institutions d'appui du domaine de la santé. C'est le cas, par exemple, de Médecins Sans Frontière (MSF) Belgique qui, installé à N'Zérékoré, y a construit des centres de santé améliorés, comme l'atteste un médecin en poste dans cette ville :

Les nouveautés de la construction de structures de santé au niveau régional : Les Médecins Sans Frontière belges installés à N'Zérékoré (1986-1987) ont les centres de santé avec ajout de latrines dans la

---

[385] Témoignage d'un agent de santé à la retraite (82 ans).

[386] Entretien 2016, Elhadj Ismaëlou Baldé (né en 1934).

construction ; du banco, on est passé en maison en dur ; l'ajout des forages aussi a contribué au changement, des incinérateurs pour des structures hospitalières[387].

Cette ONG est aussi présente en Haute-Guinée :

Mandiana, Kouroussa et Kérouané ont bénéficié de l'assistance de Médecins Sans Frontières MSF France[388].

D'autres ONG s'activent dans la zone centrale :

Des Italiens venaient pour le compte de l'ONG GVC (Groupe Volontaire Civil) au centre de santé de Daaka à Labé et au Centre de santé de Sintali à Pita[389].

Les entreprises privées, comme l'Office des Bauxites de Kindia (OBK), contribuent aussi à multiplier ou améliorer les structures de santé dans la région de Kindia, notamment par la construction du centre de santé de Madina Woula ou la rénovation des hôpitaux préfectoraux de Coyah, Dubréka, Forécariah et Télimélé[390].

Après plusieurs années, les équipements sanitaires sont donc améliorés et on peut tirer un premier bilan. En 1990, le pays compterait « deux hôpitaux universitaires qui forment le centre hospitalo-universitaire (CHU), six hôpitaux régionaux, 29 hôpitaux préfectoraux et 344 centres de santé de sous-préfectures ».[391] Les chiffres des centres de santé fluctuent toutefois, sûrement en fonction de la définition (incluant ou non les centres privés) et de leur état d'achèvement. En février 1992, les centres de santé seraient au nombre de 207, rattachés au Programme national des SSP[392]. En 1997 on compterait 350 centres de santé de sous-préfectures, dont 322 sont fonctionnels, plus 96 PSI, 29 hôpitaux de préfecture, 8 hôpitaux régionaux, 2 Centres Hospitalo-universitaires. Le pays dispose également de trois hôpitaux qui fonctionnent dans le cadre des sociétés minières internationales (Fria, Kamsar, Aredor), de 200 dispensaires privés (médicaux, dentaires ou obstétriques, dont 80 % sont localisés dans la capitale[393].

---

[387] Entretien 2016, Dr Jean-Baptiste Kakila Louamou (né en 1947).
[388] Entretien 2016, Dr Mamady Kourouma (né en 1948).
[389] Entretien 2016, Abdoulaye Lâbiko Diallo (né en 1948).
[390] Entretien, 2016, El Hadj Fodé Salim Fofana (né en 1938)
[391] Camen et Carrin, *op. cit.,* « Environnement macroéconomique… », 1995, p.20.
[392] *Ibid.*
[393] Judi Aubel, Mohamed Campel Camara et al, *op. cit.,* 1997.

Au-delà de la présentation d'ensemble des structures de santé, il s'agit d'en voir maintenant les caractéristiques nouvelles et les spécificités, autant en ce qui concerne les infrastructures publiques de santé que, grande innovation, celles du secteur privé. Il faut également analyser les capacités d'accueil des infrastructures de santé par rapport à la population des agglomérations qui les abritent et, finalement, s'intéresser à la situation des ressources humaines mises en œuvre dans le secteur de la santé.

2. Les structures de santé du secteur public

Les infrastructures publiques de santé se distinguent du point de vue de leur catégorisation et de leurs particularités selon les régions où elles sont installées[394]. Leur dispersion spatiale correspond à l'organisation de la structure pyramidale[395], décrite précédemment, entre le niveau central, intermédiaire et périphérique.

Le niveau central constitue l'ultime instance de la référence nationale[396]. Il polarise les infrastructures qui abritent les services centraux du département de la santé publique et des structures nationales de soins : les deux hôpitaux nationaux, l'Institut national des statistiques des établissements sanitaires (INSSE), l'Institut national de Santé publique (INSP) et le Centre National de Transfusion sanguine CNTS). Tous ces services sont localisés à Conakry[397]. Quant au niveau intermédiaire, il correspond aux structures sanitaires installées dans les préfectures et les provinces. Il s'agit essentiellement des hôpitaux préfectoraux et provinciaux qui relèvent de la tutelle directe de l'Inspection régionale de la Santé (IRS) et dont les prérogatives ont été décrites plus haut.

D'un point de vue technique, les hôpitaux régionaux font des consultations, des interventions et hospitalisent des malades en fonction de leur plateau technique et des limites associées à leur statut. Par exemple, les structures de niveau intermédiaire ont des compétences limitées en ce qui concerne les cas complexes, comme l'insuffisance

---

[394] République de Guinée, MSP, Service statistique , Études Informations (SSEI), document cité.

[395] Camen et Carrin, *op. cit.*, « Environnement macroéconomique… », 1995.

[396] République de Guinée, programme intérimaire de redressement national, 1985-1987, Conakry, 1984.

[397] République de Guinée, MSP, Service statistique, Études Informations (SSEI), document cité.

cardiaque, l'intervention sur les adénomes de la prostate, les fractures multi-fragmentaires... Les hôpitaux établissent des diagnostics, s'occupent des soins ordinaires et approfondis et de diverses activités de médecine générale comme la petite chirurgie (des hernies, les appendicectomies, les incisions d'abcès...), la maternité, la pédiatrie, la dentisterie, la radiologie... En 1999, « la Guinée comptait 7 hôpitaux régionaux, situés dans les chefs-lieux des provinces de Boké, Kindia, Labé, Mamou, Faranah, Kankan et Nzérékoré ».[398]

Le fonctionnement d'un hôpital régional complet est assuré par un personnel médical et administratif réuni au sein d'une structure administrative[399] comprenant le Directeur général, le Directeur général adjoint, le Secrétariat, le Surveillant général, le Secrétaire des Affaires administratives et Financière (SAAF), le Contrôleur financier, l'Agent Comptable, le Caissier, les Chefs des différents Services techniques (radio, pharmacie, cabinet dentaire, pédiatrie, chirurgie, médecine générale, maternité...). Ces chefs des services spécialisés sont généralement des médecins assistés par des Aides de Santé (AS). S'ajoutent à eux des ATS, et des sages-femmes. Il y a enfin, les chefs de pavillon (maternité, pédiatrie...), les responsables de la réception et des urgences ainsi que le personnel opérateur de base. « Les hôpitaux régionaux assurent les soins tertiaires »[400], et réfèrent aux structures nationales, de niveau central, les cas qui dépassent leurs compétences. L'hôpital de Kankan, du fait de son double statut, connut une amélioration certaine selon un médecin qui y travailla :

Ce qui a changé sur le plan infrastructurel, c'est l'amélioration du plateau technique (le bloc opératoire, le labo, la radiologie) de l'hôpital de Kankan qui est à la fois préfectoral et régional[401].

Effectivement certains hôpitaux ne peuvent être « complet » car, parfois, le personnel muté refuse d'aller travailler dans certaines régions, trop éloignées de Conakry, mal équipées ou mal desservies.

Interrogé sur la répartition du personnel médical entre les régions, un médecin dit :

---

[398] *Ibid.*, p. 27.

[399] La structure administration est la hiérarchisation de l'ensemble des postes de direction des hôpitaux.

[400] Camen et Carrin, op. cit., « Environnement macroéconomique... », 1995.

[401] Entretien 2016, Dr Mamady Kourouma (né en 1948).

Ce n'était pas équitable car certaines personnes refusaient d'exercer à l'intérieur du pays. Il y avait certains endroits en Guinée qui n'avait pas de personnel médical.[402]

Ces témoignages sont légion :

[La répartition] *a été très mauvaise*, affirme un autre médecin, *car il y a des structures ici qui sont pléthorique alors que dans d'autres il y a insuffisance du personnel parce que quand on mute les gens à l'intérieur, ils refusent de partir et restent illégalement ici* [i.e. à Conakry].

Selon certains, un poste dans l'intérieur pouvait aussi nuire à leur avancement. C'est ce qu'affirme un médecin qui oppose les deux régimes :

(sous Sékou Touré) *les médecins étaient équitablement répartis entre les différentes régions de la Guinée et chacun faisait son travail convenablement parce que le suivi était là.*

(sous la IIe république) *La répartition n'était pas équitable, le plus grand nombre de médecins est à Conakry, ils refusent d'aller à l'intérieur au risque d'être oubliés par l'autorité du ministère de la Santé et ne bénéficiant pas de promotion*[403].

---

[402] Entretien 2015, Dr Nabi Laye Moussa Soumah (né en 1953).

[403] Entretien 2015, Dr Abdoulaye Bangoura (né en 1951).

Carte n° 1 : Hôpitaux régionaux publics de la Guinée en 1999.

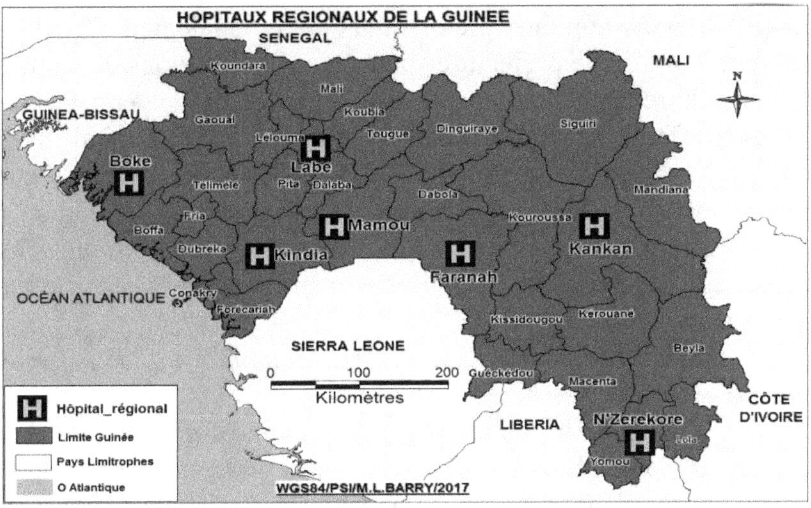

Les hôpitaux préfectoraux exercent les mêmes activités d'ensemble de soins que les hôpitaux régionaux, à la différence que ces derniers ont plus de prérogatives administratives, plus de spécialisations techniques et d'équipements. Cependant, toujours d'après le rapport établi en 1992, il y a lieu de noter que si

les centres de santé rattachés au programme national SSP ont adopté un système uniforme de partage des coûts entre le gouvernement, les donateurs et la population, ce n'est généralement pas le cas dans le secteur hospitalier. À ce niveau, il convient de distinguer [...] les hôpitaux bénéficiant d'une aide financière extérieure [...] et [...] les hôpitaux relevant exclusivement du MSPP.

[...]

Les hôpitaux ne bénéficiant pas de l'assistance de donateurs se caractérisent généralement par leur faible taux d'occupation. Ainsi, dans les hôpitaux de préfecture, des taux inférieurs à 30% ne sont pas rares (MSPP, 1990). La qualité inférieure des services est l'une des principales causes de cette désaffection. Cela est, notamment, dû à la pénurie de produits pharmaceutiques et à l'absence d'hygiène élémentaire dans les locaux. Ce sont, pour une large part, les contraintes sévères imposées au gouvernement dans l'achat de produits pharmaceutiques et de l'équipement, ainsi que l'absence de mécanismes appropriés de répartition des coûts, qui sont à l'origine de la qualité médiocre des prestations[404].

En 1999, les 26 hôpitaux préfectoraux sont inégalement répartis en fonction du nombre de préfectures par région. Les régions de Conakry et de Nzérékoré sont les plus dotées en hôpitaux et comprennent chacune un effectif de 5 hôpitaux, bien que ceux de la capitale soient dénommés Centres Médicaux Communaux. Viennent ensuite, les régions de Boké, Kankan et Labé avec chacune 4 hôpitaux de préfecture. La région de Mamou est la moins lotie, avec 2 à son compte. Dans certaines régions, le nombre d'équipements ne change pas par rapport à la période de Sékou Touré :

Ça n'a pas changé pour Kindia centre, un hôpital ; quatre dans les chefs-lieux de préfecture[405].

Mais en considérant tous les types de structures de soins de santé, les régions les plus pourvues sont, par ordre d'importance, celles de Nzérékoré (154), Kankan (142), Labé (118) et Kindia (114). Cette situation s'explique par l'importance de la population ou par l'éloignement par rapport à Conakry[406].

Tableau n° 22 : Infrastructures de santé du secteur public par Région administrative au 31 décembre 1999 : bilan global

Préfectures par région	CS*	PS	HP	CMC	HR	HN	Total
Région de Boké	38	31	4	0	1	0	74
Région de Conakry	20	0	0	4	0	2	26
Région de Faranah	44	31	3	0	1	0	79
Région de Kankan	60	77	4	0	1	0	142
Région de Kindia	41	68	4	0	1	0	114
Région de Labé	54	59	4	0	1	0	118
Région de Mamou	37	46	2	0	1	0	86
Région de Nzérékoré	75	72	5	1	1	0	154
Total	369	384	26	5	7	2	793

Sources : Annuaire des Statistiques sanitaires, MSP, Guinée, 1999
* centres de santé (CS) ; postes de santé (PS) ;
hôpital préfectoral (HP) ; Centres médicaux communaux (CMC) ;
hôpital régional (HR) ; hôpital national (HN)

---

404 Camen et Carrin, *op. cit.*, « Environnement macroéconomique… », 1995.

405 Entretien, 2016, El Hadj Fodé Salim Fofana (né en 1938).

406 République de Guinée, MSP, Service Statistique Études Informations (SSEI), document cité.

L'instance préfectorale représente le district sanitaire, tel que défini par l'OMS. Il est composé essentiellement des infrastructures qui abritent les services de l'administration et des structures de soins de santé, que sont l'hôpital préfectoral (HP), les centres de santé (CS) et les postes de santé (PS)[407]. Ainsi, bien que dépendante du niveau intermédiaire, cette instance tend aussi à se connecter au niveau périphérique, parce que le site préfectoral correspond aussi à celui des structures périphériques.

La structure médicale de l'hôpital préfectoral comprend le Directeur de l'hôpital, le Surveillant général, le Comptable, les Chefs des différents services (qui sont des médecins) et le Surveillant qui peut être Aide de Santé (AS) ou Agent technique de Santé (ATS).

Dans certains hôpitaux préfectoraux très périphériques et peu pourvus en personnels en raison de la réticence des agents à y être affectés, la structure simplifiée, se réduit souvent à un nombre limité de personnes.

Ainsi en témoigne un ancien employé de la santé :

À l'hôpital de Labé il y avait : le médecin-chef, l'infirmier-chef, les chefs de service, les infirmiers-majors des services et le gestionnaire[408].

Une autre source témoigne d'un personnel plus étoffé dans le même hôpital de Labé, ce qui montre à la fois la fluctuation éventuelle de la mémoire ou des situations selon les années :

Le Directeur général de l'hôpital qui est médecin, le Directeur général adjoint, le Comptable, le Caissier, les Responsables des différents services (chirurgie, médecine, pédiatrie, maternité...), un major au niveau de chaque service qui est ATS, ou Aide de Santé ou sage-femme, la réception et les urgences[409]

Le niveau périphérique correspond aux structures édifiées dans les villages, les districts et les sous-préfectures. Il intègre essentiellement les centres et les postes de santé. Le niveau périphérique est prioritaire dans le programme et constitue la première étape des références des soins de santé primaire. Le centre de santé est l'instance de base de la structure pyramidale du ministère de la Santé publique, où les communautés sont directement impliquées dans la gestion des activités

---

[407] République de Guinée, MSP, Service Statistique Études Informations (SSEI), document cité.

[408] Entretien 2016, Elhadj Mamadou Billo Diallo (né vers 1926).

[409] Entretien 2016, Elhadj Ismaëlou Baldé (né en 1934).

de la structure. À ce titre, chaque centre de santé dispose d'un comité de gestion, dont les membres sont composés de personnel médical et des représentants de la communauté[410]. Le personnel médical proprement dit comprend souvent le chef du centre de santé, son adjoint, deux ou trois infirmiers (suivant l'importance démographique de la zone), un laborantin et un gardien.

Un infirmier le confirme :

À l'hôpital régional il y a : le directeur de l'hôpital, le surveillant général, les chefs de service, les majors et le personnel. Dans les centres de santé, il n'y a que le chef de centre et son personnel parce que c'est une unité de soins[411].

Les centres de santé sont avant tout des unités qui assurent les premiers soins. Mais, il est courant de voir des patients se diriger directement vers des échelons plus élevés. Les soins de base portent sur divers domaines : des consultations primaires curatives d'enfants et d'adultes, des consultations prénatales de femmes enceintes et de la prévention qui couvrent des diagnostics et des soins de base d'une gamme très variée de pathologies, comme le paludisme, les diarrhées, les fièvres, les anémies, les MST[412], les infections respiratoires aigües… Pour y parvenir, ces structures font divers examens portant, comme auparavant, sur les selles, l'urine et le sang, entre autres, mais elles n'ont pas l'habilitation ou l'équipement pour traiter certains cas, comme les morsures de serpent, ou pour effectuer certains examens, comme la radiographie. Bref, les structures de base ne s'occupent que des soins ordinaires et des accouchements. À cela, s'ajoutent aussi des activités d'éducation en santé et en nutrition, de même que d'autres activités secondaires. Les cas qui ne peuvent pas se traiter à ce niveau sont, en principe, renvoyés à l'hôpital préfectoral, hôpital référent.

Un aide-santé, en poste depuis longtemps, décrit ainsi les soins :

Les centres de santé donnaient les premiers soins comme le palu mais les cas de morsure étaient évacués sur l'institut Pastoria. C'est aussi le cas des hôpitaux cités plus haut qui donnaient des soins plus approfondis[413].

---

[410] République de Guinée, MSP, Service Statistique Études Informations (SSEI), document cité, p. 26.

[411] Entretien 2016, Abdoulaye Lâbiko Diallo (né en 1948).

[412] Dénomination à l'époque des actuelles IST.

[413] Entretien, 2016, El Hadj Fodé Salim Fofana (né en 1938).

D'autres unités de soins, relevant de cette première catégorie de base, comprennent aussi les centres de santé maternelle et infantile. Comme leur nom l'indique, les centres de protection maternelle et infantile (PMI) s'occupent des soins curatifs et préventifs pour les très jeunes enfants et pour les femmes en âge de procréer. De nombreux centres de ce type seront transformés pour devenir des centres de santé ordinaires.

Au niveau des centres de santé des sous-préfectures, rattachés au programme national des soins de santé primaires, la population participe, pour une part importante, au recouvrement des coûts des soins de santé primaires dispensés aux malades. Les patients versent leur quote-part, selon un barème tarifaire variant en fonction du type de traitement reçu. La tarification appliquée dépend du type de traitement. Par exemple, en 1991, le traitement du paludisme chez les enfants et les adultes coutait respectivement 50 FG et 100 FG; un traitement à la pénicilline-procaïne contre une maladie sexuellement transmissible, comme les gonococcies et la syphilis, était facturé 2000 FG.

De nombreux témoins évoquent toutefois une dérive des prix, dérive qu'il est difficile de dater et qui dépend aussi du comportement des personnels soignants en poste :

Au début c'était normal, mais arrivé à un moment les tarifs de prestations fixés par l'autorité n'étaient plus appliqués, il y avait un laisser-aller chaque médecin fixe son prix quelque chose qui nuit aux efforts de l'autorité. Maintenant c'est le désordre total[414].

Le produit de cette tarification est destiné à couvrir le coût des médicaments essentiels distribués dans les centres de santé, de même que différents frais de fonctionnement, comme les fournitures de bureau, l'entretien et les carburants. Des primes sont versées au personnel de santé à titre d'incitation, mais leurs salaires sont payés sur le budget de la santé de l'État[415].

Toutefois, l'une des caractéristiques dominantes du système de recouvrement des coûts c'est que seules les dépenses de fonctionnement mentionnées ci-dessus sont prises en charge par les centres de santé. La part des recettes consacrée à la couverture du coût des produits pharmaceutiques est versée dans des comptes bancaires gelés. La facture est, en réalité, payée par le programme national des soins de

[414] Entretien 2015, Dr Abdoulaye Bangoura (né en 1951).
[415] Camen et Carrin, *op. cit.*, « Environnement macroéconomique… », 1995.

santé primaires qui reçoit sur la période 1986-1990, une importante aide financière de l'UNICEF et du gouvernement italien, d'un montant total de 1,8 million de dollars US[416]. Un des grands changements de la période post-Sékou Touré est donc bien le rôle joué par les aides financières internationales, que ce soit pour la santé ou pour d'autres domaines. Ceci constitue une rupture fondamentale.

Un des avantages tirés des pratiques de gestion à l'échelon local est qu'elles conduisent plusieurs centres de santé à acquérir une autonomie en matière de budgétisation des prestations, ainsi que de collecte et d'utilisation des recettes tarifaires. Une telle autonomie accordée à la majorité des centres de santé exige, toutefois, une préparation minutieuse. L'une des conclusions de l'étude de Waty et Brudhon-Jakobovicz (1990), portant sur les budgets des centres de santé de la Haute-Guinée, est qu'une trop grande autonomie financière, notamment pour l'achat de médicaments, peut être source de sérieuses difficultés pour la moitié des centres qui peuvent soit tomber en faillite, soit connaître un déficit budgétaire accusé et cela, en raison de dépenses excessives liées aux primes d'incitation versées au personnel de santé et à divers autres manquements. Une utilisation insuffisante des services de santé peut aussi avoir comme conséquence, une diminution des recettes tarifaires et provoquer d'importants déficits dans plusieurs centres. Le nombre de centres de santé déficitaires aurait augmenté de 10 à 14 % entre 1994 et 1996.

Pour fonctionner et exécuter leurs budgets, ces centres de santé sont tenus de puiser dans les fonds de réserve, ce qui, à terme, peut entrainer leur épuisement. Bien que le problème ait été soulevé par l'évaluation externe depuis 1991, aucune stratégie visant à résoudre ce problème n'était encore envisagée en 1999. En dépit d'une certaine efficacité globale du recouvrement des coûts, une attention particulière est portée aux centres de santé qui rencontrent des difficultés[417].

Certaines mesures sont orientées dans le sens du renforcement des capacités de gestion des centres de santé comme le stipule la Déclaration gouvernementale de 1991 qui précise : « qu'il est nécessaire de prendre des dispositions pour renforcer le potentiel gestionnaire du personnel et des comités de santé. Il conviendrait, notamment, d'améliorer à l'échelon local, la gestion des approvisionnements en médicaments essentiels. Il faut, ensuite, promouvoir une utilisation rationnelle des

---

[416] *Ibid.*

[417] Judi Aubel, Mohamed Campel Camara et al, *op. cit.*, 1997.

médicaments dans le cadre de stratégies de diagnostic-traitement, de manière à développer l'accessibilité des services de soins de santé primaires »s[418]. Mais d'autres facteurs trouvent aussi leur fondement dans la faible fréquentation des centres de santé, la pauvreté des populations couvertes et l'excentricité des centres de santé accentuant leur faible utilisation[419].

Du point de vue de leur nombre, notons qu'entre 1986 et 1996, certaines statistiques montre une augmentation de centres de santé, passant de 106, chiffre sûrement sous-évalué[420] à 322. Deux ans plus tard, en 1999, on aurait 369 centres de santé fonctionnels, dont la répartition varie suivant les préfectures et les communes. De trois dans la commune urbaine de Dixinn, ils passent à 17 dans chacune des préfectures de Labé et Macenta. Au niveau des régions, leur nombre varie entre 20 centres de santé, comme à Conakry, et 75 comme à Nzérékoré. La région de Nzérékoré abrite près de 20% des centres de santé du pays. Ceci s'explique par l'appui consistant dont cette région a bénéficié de la part de la Communauté économique européenne (CEE), de l'ONG MSF, de la coopération allemande (GTZ), de la mission philafricaine (mission protestante suisse) et du HCR[421].

418 MSPP, projet « Développement des services de santé II », termes de référence de la consultation sur l'étude du financement du secteur de la santé, 20 novembre 1991.
419 Judi Aubel, Mohamed Campel Camara et al, *op. cit.*.
420 Cf. IIe partie : deux chiffres sont proposés pour 1983-84 : soit 90, 320 centres de santé.
421 République de Guinée, MSP, Service Statistique Études Informations (SSEI), document cité.

Carte n° 2 : Nombre de centres de santé du secteur public par Région administrative, Guinée, 1999

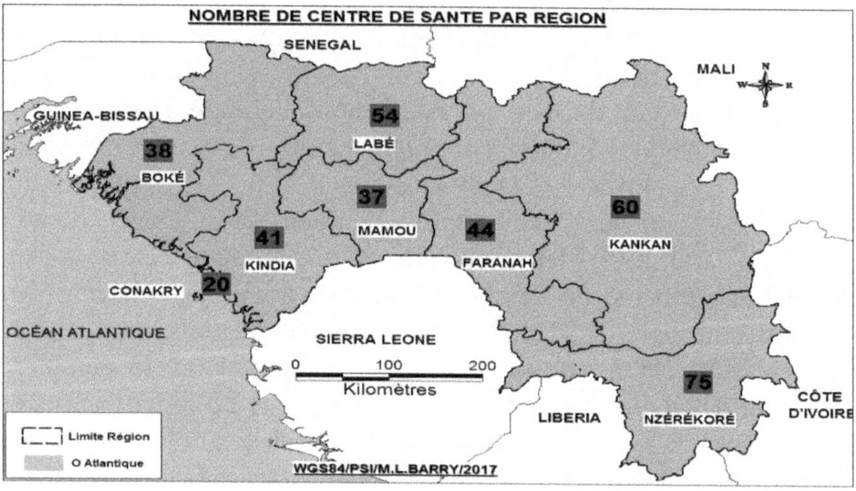

Les postes de santé sont les structures sanitaires plus proches des localités de base. Ils sont là pour améliorer l'accessibilité aux soins des populations éloignées. En tant que tels, ils sont généralement implantés dans des zones excentriques où l'effectif des populations ne répond pas aux critères d'implantation d'un centre de santé.

Les postes de santé dépendent des centres de santé. En 1999, la Guinée compte 384 postes de santé fonctionnels, dont 18,75% se trouvent dans la région de Nzérékoré[422].

Le tableau ci-dessous indique la situation d'ensemble des infrastructures de santé du secteur public, au 31 décembre 1999.

Tableau n° 23 : Infrastructures de santé du secteur public de la Guinée, au 31 décembre 1999 : bilan détaillé par préfecture

Préfectures par région	CS	PS	HP	CMC	HR	HN
Boffa	8	9	1	0	0	0
Boké	11	5	0	0	1	0
Fria	4	5	1	0	0	0
Gaoual	8	7	1	0	0	0

[422] République de Guinée, MSP, Service Statistique Études Informations (SSEI), document cité.

Préfectures par région	CS	PS	HP	CMC	HR	HN
Koundara	7	5	1	0	0	0
Région de Boké	38	31	4	0	1	0
Dixinn	3	0	0	0	0	1
Kaloum	4	0	0	0	0	1
Matam	3	0	0	2	0	0
Matoto	4	0	0	0	0	0
Ratoma	6	0	0	2	0	0
Région de Conakry	20	0	0	4	0	2
Dabola	9	6	1	0	0	0
Dinguiraye	8	9	1	0	0	0
Faranah	12	7	0	0	1	0
Kissidougou	15	9	1	0	0	0
Région de Faranah	44	31	3	0	1	0
Kankan	15	30	0	0	1	0
Kérouané	8	6	1	0	0	0
Kouroussa	11	14	1	0	0	0
Mandiana	11	11	1	0	0	0
Siguiri	15	16	1	0	0	0
Région de Kankan	60	77	4	0	1	0
Coyah	4	11	1	0	0	0
Dubréka	7	14	1	0	0	0
Forécariah	8	20	1	0	0	0
Kindia	12	11	0	0	1	0
Télimélé	10	12	1	0	0	0
Région de Kindia	41	68	4	0	1	0
Koubia	6	10	1	0	0	0
Labé	17	27	0	0	1	0
Lélouma	11	5	1	0	0	0
Mali	10	8	1	0	0	0
Tougué	10	9	1	0	0	0
Région de Labé	54	59	4	0	1	0
Dalaba	10	10	1	0	0	0
Mamou	15	20	0	0	1	0

Préfectures par région	**CS**	**PS**	**HP**	**CMC**	**HR**	**HN**
Pita	12	16	1	0	0	0
Région de Mamou	37	46	2	0	1	0
Beyla	14	0	1	1	0	0
Guéckédou	13	18	1	0	0	0
Lola	9	13	1	0	0	0
Macenta	17	20	1	0	0	0
Nzérékoré	15	13	0	0	1	0
Yomou	7	8	1	0	0	0
Région de Nzérékoré	75	72	5	1	1	0
Guinée (total)	369	384	26	5	7	2

Sources : Annuaire des statistiques sanitaires, MSP, Guinée, 1999
* centres de santé (CS) ; postes de santé (PS) ; hôpital préfectoral (HP) ; Centres médicaux communaux (CMC) ; hôpital régional (HR) ; hôpital national (HN)

L'analyse comparée des données de 1999 et de 2000 fait aussi ressortir une diminution du nombre de lits des hôpitaux qui passe de 2853 à 2802. Cette réduction concerne essentiellement les hôpitaux de Dubréka (8), Dalaba (1) et Ignace Deen (36)[423], comme en témoigne le tableau suivant :

[423] République de Guinée, MSP, Direction nationale des établissements hospitaliers et de soins (DNEHS) Annuaire de gestion des hôpitaux, année 2000, Conakry, 2001 ; 74 pages.

Tableau n° 24 : Structures hospitalières par nombre de lits en 1999-2000

	Préfectures	**Nombre de lits en 1999**	**en 2000**
Hôpitaux préfectoraux	Koubia	15	15
	Lélouma	19	19
	Mali	22	22
	Télimélé	24	26
	Dubréka	24	16
	Boffa	26	26
	Tougué	26	26
	Yomou	32	32
	Dinguiraye	31	31
	Pita	38	40
	Beyla	34	34
	Koundara	35	35
	Lola	40	40
	Gaoual	40	40
	Dalaba	40	39
	Forécariah	40	50
	Coyah	40	40
	Kouroussa	40	40
	Fria	45	45
	Kérouanè	48	48
	Dabola	50	50
	Mandiana	52	52
	Faranah	60	80
	Siguiri	60	60
	Boké	66	66
	Mamou	80	80
	Macenta	75	75
	Kissidougou	100	92
	Guéckédou	116	116
Total	**29**	**1318**	**1219**

	Préfectures	Nombre de lits en 1999	en 2000
Centres Médicaux Communaux	Communes/sites		
	Matam	15	15
	Ratoma	15	15
	Flamboyants	15	15
	Sinko	34	34
Total	**4**	**79**	**79**
Hôpitaux régionaux	Régions		
	Labé	75	75
	Kindia	118	100
	Kankan	108	108
	Nzérékoré	140	140
Total	4	441	423
Hôpitaux nationaux	Donka	479	465
	Ignace Deen	536	500
Total	**2**	**1015**	**965**
Total national		**2853**	**2802**

Source : Annuaire de gestion des hôpitaux, année 2000, Conakry, 2001.

2. Les infrastructures de soins de santé du secteur privé

Si le régime militaire a apporté des innovations quantitatives et qualitatives, tant dans la construction que dans la valorisation des infrastructures publiques de santé, il a aussi favorisé l'émergence d'un secteur privé médical qui joue au fil des années un rôle non négligeable. Dès le lendemain de la prise du pouvoir, faisant le bilan du secteur de la santé, le régime militaire exprimait son regret quant à l'absence du secteur privé dans le pays. Pour les nouveaux dirigeants : « en l'absence de secteur privé, et exception faite des deux hôpitaux d'entreprises liés aux mines de bauxite (Kamsar et Boké), l'essentiel passe pratiquement par le budget du ministère de la Santé. Sur le long terme, la part du budget de la santé (aux environs de 4%) est pour le moins stagnante, sinon décroissante »[424]. Les militaires de préciser : « L'autorisation de

[424] République de Guinée, programme intérimaire de redressement national, 1985-

l'exercice privé de la médecine et de la pharmacie sera une décision majeure dans le domaine de la santé »[425].

Ce constat, et la décision qui suit renvoient à un changement global d'orientation de politique économique : le régime opte résolument pour l'ouverture à l'étranger et pour le libéralisme économique. Ceci entraine deux effets : la privatisation de structures existantes et la création de nouvelles structures privées.

Ainsi, le processus de privatisation démarre dès 1984, de sorte qu'« en 1990, il existait, dans le secteur privé, deux cliniques, 53 cabinets médicaux et dentaires, 5 laboratoires d'analyse biomédicale, 58 services infirmiers, 128 pharmacies et 28 points de vente ». À cela s'ajoutent quelques 6000 guérisseurs et de nombreuses accoucheuses traditionnelles exerçant dans les villages.[426]. Leur statut ou leur logique de rémunération et de rentabilité étaient toutefois bien différents, selon les objectifs des fondateurs, lucratifs ou philanthropiques.

Aux structures étatiques (CHU, hôpitaux régionaux ou préfectoraux, centres médicaux communaux, centres de santé, dispensaires…), s'ajoutent désormais divers lieux médicaux privés : cabinets de consultation et de soins, cliniques médico-chirurgicales, polycliniques, cabinets dentaires et cabinets des sages-femmes, sans compter les deux cliniques privées rattachées aux sociétés minières précédemment citées. La carte sanitaire de la Guinée s'enrichit ainsi avec l'intégration de ces structures privées qui visent une clientèle variée, en fonction des tarifs et du type de structure.

Ce changement drastique dans l'approche de la santé a beaucoup frappé les contemporains. Les cabinets de consultation et de soins sont des structures gérées dans leur grande majorité par des fonctionnaires guinéens, souvent à la retraite. Leurs champs d'action couvrent la petite chirurgie, les consultations prénatales, et les consultations primaires curatives des enfants et des adultes. La Guinée en comptait 209 ; ils sont répartis sur tout le territoire national mais 47% sont installés à Conakry[427]. Quant aux cliniques médico-chirurgicales, ce sont des formations sanitaires gérées par des professionnels de santé qui ont acquis une sérieuse expérience dans le domaine des interventions médico-chirurgicales courantes. On en compte 18 dans tout le pays dont

1987, Conakry, 1984, p. 216.

[425] *Ibid.*, p. 220.

[426] Camen et Carrin, *op. cit.*, « Environnement macroéconomique… », 1995, p. 21.

[427] Annuaire des statistiques sanitaires, Système national d'informations et de gestion sanitaire, Conakry, 1999.

plus de la moitié soit près de 55 % se trouvent à Conakry[428]. Les polycliniques sont des structures de santé qui concentrent plusieurs services spécialisés et qui traitent des pathologies diverses. Elles sont au nombre de 8, dont 6 (soit 75 %) sont implantées à Conakry[429]. Les cabinets dentaires sont au nombre de 13, dont 12 soit 92 % sont installés à Conakry[430]. Les cabinets d'imagerie sont des structures paramédicales qui viennent en appoint dans la confirmation diagnostique des cas reçus dans les structures sanitaires publiques. Au nombre de 5, elles sont toutes installées à Conakry. Les cabinets de sages-femmes sont gérés par des sages-femmes de la fonction publique, admises à la retraite, et qui développent des activités relatives aux consultations prénatales, aux accouchements et au suivi des enfants. Au nombre de 16, ces formations sanitaires sont inégalement réparties dans le pays. La seule ville de Conakry en dispose 10 soit 62,5 % de l'effectif total.[431]

Le détail de la situation d'ensemble de ces infrastructures privées de santé est consigné dans le tableau suivant :

Tableau n° 25 : Infrastructures sanitaires privées au 31 décembre 1999

Par préfectures et régions	**Cabinets consultation et soins**	**Cliniques médico-chirurgicales**	**Poly-cliniques**	**Cabinets dentaires**	**Cabinets de sages-femmes**	**Total**
Boffa	2	0	0	0	0	2
Boké	12	1	0	0	0	13
Fria	2	0	0	0	0	2
Gaoual	1	0	0	0	0	1
Koundara	1	0	0	0	0	1
Région de Boké	18	1	0	0	0	19
Dixinn	16	1	2	2	2	23
Kaloum	22	2	1	5	1	31

428 *Ibid.*
429 *Ibid.*
430 *Ibid.*
431 *Ibid.*, 1999, p. 30.

Par préfectures et régions	Cabinets consultation et soins	Cliniques médico-chirurgicales	Poly-cliniques	Cabinets dentaires	Cabinets de sages-femmes	Total
Matam	15	3	0	2	3	23
Matoto	28	0	3	3	3	37
Ratoma	17	4	0	0	1	22
Région de Conakry	98	10	6	12	10	136
Dabola	0	0	0	0	0	0
Dinguiraye	0	0	0	0	0	0
Faranah	1	0	0	0	0	1
Kissidougou	4	0	0	0	2	6
Région de Faranah	5	0	0	0	2	7
Kankan	6	2	0	0	0	8
Kérouané	5	0	0	0	1	6
Kouroussa	0	0	0	0	0	0
Mandiana	0	0	0	0	0	0
Siguiri	8	0	0	0	0	8
Région de Kankan	19	2	0	0	1	22
Coyah	5	0	0	0	1	6
Dubréka	3	1	0	0	0	4
Forécariah	3	0	0	0	0	3
Kindia	2	1	0	0	0	3
Télimélé	2	0	0	0	0	2
Région de Kindia	15	2	0	0	1	18
Koubia	0	0	0	0	0	0
Labé	11	1	0	1	0	13

Par préfectures et régions	Cabinets consultation et soins	Cliniques médico-chirurgicales	Poly-cliniques	Cabinets dentaires	Cabinets de sages-femmes	Total
Lélouma	0	0	0	0	0	0
Mali	0	0	0	0	0	0
Tougué	0	0	0	0	0	0
Région de Labé	11	1	0	1	0	13
Dalaba	1	0	0	0	0	1
Mamou	5	0	0	0	0	5
Pita	0	0	0	0	0	0
Région de Mamou	6	0	0	0	0	6
Beyla	5	0	0	0	0	5
Guéckédou	16	0	0	0	0	16
Lola	2	0	0	0	0	3
Macenta	7	0	1	1	0	7
Nzérékoré	8	1	1	1	2	12
Yomou	7	0	0	0	0	0
Région Nzérékoré	37	1	2	0	2	43
Total	**209**	**18**	**8**	**13**	**16**	**264**

Sources : Annuaire des statistiques sanitaires, MSP, 1999.

Ce tableau n'affiche cependant que la situation des structures privées enregistrées et agréées en Guinée, ce qui, au fil des années, est loin de représenter la totalité des cabinets médicaux. En effet, si le système privé pouvait être contrôlé au début de la privatisation, il semble échapper aux autorités par la suite, pour diverses raisons :

Au début les hôpitaux sont toujours agrées légalement. Arrivé à certains moments il y a eu la prolifération anarchique des cliniques privées dont beaucoup ne sont pas légalement autorisés par les autorités du ministère de la Santé.[432]

Un médecin affirme même qu'il ne peut pas estimer les cabinets clandestins dans la région de Kankan *parce qu'il y en a trop*. Il rajoute pour expliquer la persistance de la clandestinité :

Il n'y a aucune règlementation ou sanction dans ce domaine, parce que la corruption touche le secteur depuis le haut niveau[433].

Un autre, pratiquant à N'Zérékoré, estime les structures privées *aux environs de 15*[434], chiffre difficile à contrôler autant qu'à dater mais qui montre l'omniprésence de ces structurées privées non agréées.

Il attribue cette prolifération à :

La complaisance des autorités de contrôle, la corruption, l'inconscience professionnelle de certains agents et la non-rigueur dans la prise de décision.

D'autres facteurs sont mis en avant comme la lourdeur de la démarche pour être agréé :

Parfois la procédure administrative prend assez de temps et d'autres ne veulent même pas se faire connaître par l'État, peut-être pour échapper à ses yeux[435].

Joue aussi, plus fondamentalement, le fort taux de chômage des diplômés des écoles de santé, qui ne sont plus employés systématiquement par l'état (cf. *infra*) :

Les personnes qui soignent dans ce domaine sont souvent des aides-santé, des ATS ou des infirmiers (idem).

Utilisant des personnels diversifiés, retraités sans pension suffisante, diplômés au chômage, étudiants, médecins ou vétérinaires, les structures sanitaires privées connaissent, bien souvent elles aussi et très rapidement, de nombreux dysfonctionnements d'autant que certaines fonctionnaient illégalement. Un médecin de Conakry affirme que

---

[432] Entretien 2015, Dr Abdoulaye Bangoura (né en 1951).

[433] Entretien 2016, Dr Mamady Kourouma (né en 1948).

[434] Entretien 2016, Dr Jean-Baptiste Kakila Louamou (né en 1947). Un pharmacien de la même région avance le chiffre d'au moins 60 à 70 cabinets clandestins. Entretien 2016, Ansoumane Délamou (né en 1952).

[435] Entretien 2016, Dabo Doumbouy (né en 1942).

les cliniques privées poussent de gauche à droite, et l'anarchie aidant, chacun faisait ce qu'il voulait, comme si de rien n'était.

Un autre renchérit car il arrivait même que des garçons de salles à la retraite soient à la tête d'un cabinet privé dans des spécialités délicates, comme les soins dentaires :

Les cabinets dentaires sont ceux qui ont connu le plus de dépravation professionnelle sur le terrain de l'illégal. On y distinguait deux types de dentistes: il y a d'une part, des retraités de très bas niveau, tels les garçons de salles, qui ont des cabinets, comme c'est le cas de celui qui était installé à Dixinn-mosquée dans les années 1990. Ce dernier d'ailleurs, avec la réussite de ses affaires par des voies que personne ne sait, avait même réussi à faire venir des blancs qui travaillaient dans son cabinet à un certain moment. Il y a d'autre part, le cas encore plus grave, des cabinets dentaires tenus par des guérisseurs qui font des extractions de façon très artisanale. En plus de l'extraction dentaire qu'ils pratiquent, il y en avait aussi qui vendaient divers types de prothèses en la matière.[436]

Durant le régime militaire et par la suite, la question de la légalité ainsi que celle du respect des règles par les structures privées de santé sont demeurées un des problèmes centraux non résolus.

3. Population et capacité d'accueil des infrastructures publiques de santé

La capacité d'accueil est comprise ici comme le rapport entre les hôpitaux et autres infrastructures et le nombre d'habitants des villes où ils sont implantés. Comme on peut le déduire de la partie sur les infrastructures privées et l'incertitude des statistiques les concernant, cette thématique ne peut être analysée qu'en prenant en compte le secteur public sur lequel le ministère de la Santé publique et de la Population a autorité, même si, on le verra, sa capacité ou volonté de contrôle s'affaiblit également au fil des années.

Si on considère le pays dans sa globalité, le rapport entre les infrastructures sanitaires et la population totale se caractérise par un faible ratio, un déséquilibre très prononcé en 1999.

[436] Témoignage d'un médecin actif (59 ans) de Conakry.

La population guinéenne est de l'ordre de 7 761 065, contre 6,2 millions en 1985, avec 349 248 naissances attendues. En dehors de la capitale Conakry, qui compte à elle seule plus d'un million d'habitants, Nzérékoré et Kankan avec chacun plus de 100.000 habitants sont les autres grands centres urbains du pays. La densité moyenne nationale est de 29 habitants au km^2, toutefois Conakry présente une densité forte, avec 2 429 habitants au km^2. Dans les préfectures, la densité varie entre 10,7 habitants au Km^2 à Kouroussa et 112,3 à Labé[437]. Les préfectures les moins peuplées se trouvent en Haute Guinée, avec une densité moyenne de 14,2 habitants au km^2, contre plus de 30 habitants dans les autres régions.

En confrontant ces données démographiques au potentiel infrastructurel, on obtient en 1999, les ratios[438] de 3 880 532 habitants par CHU, de 1 108 723 habitants par hôpital régional, de 1 552 213 habitants par CMC ; de 298 502 habitants par hôpital préfectoral ; de 21 032 habitants par centre de santé et de 20 211par poste de santé.

Ces résultats, indicatifs tant les situations divergent selon les régions et les localités, mettent en exergue le déséquilibre qui existe entre le nombre de structures de santé à l'échelle nationale et la population du pays. Il en est de même pour les villes de l'intérieur du pays avec toutefois de grandes variations régionales.

Si l'effectif requis pour disposer d'un centre de santé est officiellement de 10 000 habitants, les ratios de 21 032 habitants par centre de santé et 20 211 par poste de santé montrent que cet objectif est loin d'être atteint. Malgré les appréciables efforts de construction et de rénovation de structures de santé, le constat qui précède indique qu'il reste encore beaucoup à faire au cours des années 1980.

Les informations fournies par les personnels de santé interrogés confirment les données chiffrées livrées par les documents écrits. Plus de la moitié des personnels interviewés reconnaissent l'existence d'une telle situation, tandis qu'un bon tiers considère que les hôpitaux n'avaient aucun problème à accueillir tous les patients. Dans ce cas, il s'agit surtout des habitants des villes très périphériques, de type semi-rural, avec une population faible (moins de 10.000 habitants au

---

[437] République de Guinée, MSP, Service Statistique Études Informations (SSEI), document cité.

[438] Ces ratios sont obtenus en divisant l'effectif total de la population guinéenne (7 761 065 en 1999), par l'effectif national de chaque type de structure de santé de la même année. Par exemple : 7.761.065/2= 3.880.532 par CHU.

chef-lieu), frappées par une mortalité élevée, une pauvreté persistante, un fort exode rural et une faible accessibilité des patients aux soins.

Les hôpitaux ne connaissent un trop-plein qu'en période d'épidémie de méningite, de choléra ou de flambée de certaines maladies saisonnières comme le paludisme.

D'autres informateurs signalent des problèmes propres à certaines villes qui éprouvent des difficultés pour satisfaire la demande en soins de leur population. C'est le cas par exemple des chefs-lieux de région, des villes frontalières d'exploitation minière, des pôles de développement important du commerce et des affaires. Les activités commerciales qui sont à la base du dynamisme de ces villes ont eu des effets tels que d'aucuns parlent de *croissance démographique incontrôlée*, alors que d'autres font état d'*explosion démographique, posant de sérieux problèmes d'accueil aux hôpitaux*.

Cette situation devient plus inquiétante à partir des années 1990, surtout dans les chefs-lieux des préfectures, qui gèrent plusieurs sous-préfectures et de nombreux districts ruraux. Ces collectivités connaissent un accroissement vif de leur population, mais sont dépourvues de structures sanitaires adéquates, ce que notent certains informateurs. L'infrastructure sanitaire existante *est* [...] *parfois mal localisée, par rapport à la densité de la population et difficile d'accès*[439].

Ceci a pour conséquence de longs déplacements imposés aux malades, qui prennent déjà l'initiative d'aller consulter l'hôpital tardivement, et le transfert quotidien de patients vers les hôpitaux des chefs-lieux. Au-delà des difficultés d'accueil rencontrées par des hôpitaux, le poids démographique des villes concourait aussi à la dégradation matérielle des infrastructures de santé et de la qualité des prestations de soins. Le tableau qui suit est un récapitulatif des structures de santé et des habitants par ville, au 31 décembre 1999.

[439] Judi Aubel, Mohamed Campel Camara et al, *op. cit.*, 1997, p. 40.

Tableau n° 26 : Populations et Infrastructures de santé au 31 décembre 1999

Préfectures par région	Population	PS*	CS	HP	CMC	HR	HN
Boffa	170.008	9	8	1	0	0	0
Boké	318.803	5	11	0	0	1	0
Fria	87.635	5	4	1	0	0	0
Gaoual	149.048	7	8	1	0	0	0
Koundara	98.484	5	7	1	0	0	0
Région de Boké	823.978	31	38	4	0	1	0
Dixinn	159.773	0	3	0	0	0	1
Kaloum	80.512	0	4	0	0	0	1
Matam	170.255	0	3	0	2	0	0
Matoto	422.117	0	4	0	0	0	0
Ratoma	352.453	0	6	0	2	0	0
Région de Conakry	1.185.110	0	20	0	4	0	2
Dabola	120.198	6	9	1	0	0	0
Dinguiraye	148.549	9	8	1	0	0	0
Faranah	160.036	7	12	0	0	1	0
Kissidougou	222.963	9	15	1	0	0	0
Région de Faranah	651.746	31	44	3	0	1	0
Kankan	248.393	30	15	0	0	1	0
Kérouané	166.720	6	8	1	0	0	0
Kouroussa	161.750	14	11	1	0	0	0
Mandiana	185.099	11	11	1	0	0	0
Siguiri	294.192	16	15	1	0	0	0
Région de Kankan	1.092.154	77	60	4	0	1	0
Coyah	92.187	11	4	1	0	0	0
Dubréka	142.712	14	7	1	0	0	0
Forécariah	217.934	20	8	1	0	0	0
Kindia	311.971	11	12	0	0	1	0

Préfectures par région	Population	PS*	CS	HP	CMC	HR	HN
Télimélé	246.661	12	10	1	0	0	0
Région de Kindia	1.011.465	68	41	4	0	1	0
Koubia	99.535	10	6	1	0	0	0
Labé	272.431	27	17	0	0	1	0
Lélouma	148.019	5	11	1	0	0	0
Mali	228.769	8	10	1	0	0	0
Tougué	123.894	9	10	1	0	0	0
Région de Labé	872.648	59	54	4	0	1	0
Dalaba	148.342	10	10	1	0	0	0
Mamou	255.772	20	15	0	0	1	0
Pita	258.626	16	12	1	0	0	0
Région de Mamou	662.740	46	37	2	0	1	0
Beyla	181.395	0	14	1	1	0	0
Guéckédou	377.013	18	13	1	0	0	0
Lola	145.470	13	9	1	0	0	0
Macenta	304.438	20	17	1	0	0	0
Nzérékoré	306.442	13	15	0	0	1	0
Yomou	146.466	8	7	1	0	0	0
Région de Nzérékoré	1.461.224	72	75	5	1	1	0
Guinée	7.761.065	384	369	26	5	7	2

Source : Reconstitué à partir de l'Annuaire des Statistiques sanitaires de 1999 de Guinée.
* centres de santé (CS) ; postes de santé (PS) ;
hôpital préfectoral (HP) ; Centres médicaux communaux (CMC) ;
hôpital régional (HR) ; hôpital national (HN)

4. Les ressources humaines de la santé

L'augmentation ou l'amélioration des équipements sanitaires a pour conséquence l'augmentation des effectifs employés. Si celle-ci est effective, l'on constate que l'État ne joue plus son rôle primordial de régulateur dans la répartition des agents médicaux qui était déjà fortement limité au lendemain de la mort de Sékou Touré. En 1986, on constatait en effet que, si Conakry représentait 12 % de la population nationale, elle concentrait à elle seule 45 % des médecins, 58 % des pharmaciens et des sages-femmes et 39 % des infirmiers-infirmières[440].

Bilan global

En 1989, un bilan propose la répartition suivante au niveau national (moyenne générale) et selon les quatre régions administratives de la Guinée :

Tableau n° 27 : Répartition des agents de santé selon la population en 1988 (nombre d'habitants par agents médicaux)

forestière	National	Basse-G	Moyenne-G	Haute-G	G
Médecin	9 700	4 700	21 500	17 800	19 200
Laborantin	50 300	31 300	112 800	61 400	51 600
Dentistes	384 700	161 200	-	450 000	1 290 000
Sages-femmes	18 600	7 800	10 6000	61 400	28 600
Infirmiers/ières	4 300	2 500	12 100	7 400	3 700

Source : rapport cité de Camen et Carrin, table 9, p. 43, selon un document officiel du MSPP « Plan national de développement sanitaire (Proposition de financement) », avril 1990, G= Guinée

Cette approche globale donne une idée générale, qu'il faudrait bien sûr affiner, d'autant que les statistiques sont toujours sujettes à caution. Alors que le nombre de dentistes est fort bas, ce qui n'étonne pas trop car, notamment, aucune formation sur place n'est assurée, les disparités concernant les sages-femmes sont surprenantes. Il serait intéressant dans ce domaine de s'interroger sur les pratiques de recours aux sages-femmes formées dans les écoles de santé et aux « matrones », vieilles femmes jouant le rôle d'accoucheuses dans les villages.

---

440 Camen et Carrin, *op. cit.*, 1995, p. 22.

Un autre bilan est tiré en 1999. Les ressources humaines présentées ici sont celles qui sont employées par le ministère de la Santé publique. Au 31 décembre 1999, les personnels de santé sont au nombre de 6 679, inégalement répartis entre les différentes régions[441]. Comme sous le régime précédent, le principe qui guide l'affectation des personnels de santé est la prise en compte des besoins spécifiques de chaque région. Mais, comme auparavant, ce principe est resté très théorique, et on constate que les disparités entre les régions et entre la capitale et les régions ne font que s'accroître, comme le confirment divers témoignages provenant de diverses régions.

On peut tirer un bilan sombre sur la baisse de la capacité de l'État à réguler l'emploi des fonctionnaires. Dorénavant, l'État n'est plus en mesure d'imposer une nomination à l'intérieur dans un contexte où la crainte de la répression a fortement diminué. En conséquence, les localités sans personnel médical augmentent ; la différence entre la capitale et les périphéries s'accentue, les structures de santé de l'intérieur sont encore plus défavorisées et les déséquilibres s'accroissent dans la répartition des personnels, d'année en année, entre 1984 et 2000.

Hommes et femmes dans le secteur médical

On peut analyser aussi la répartition du personnel en fonction du sexe. Le personnel féminin est légèrement plus nombreux avec un effectif de 3 481 agents, représentant plus de la moitié (52,1 %), occupant généralement des fonctions subalternes. Le personnel masculin s'élève à 3 198 agents soit 47,9 % de l'effectif du personnel sanitaire global. Le ratio hommes/femmes est de 0,92 ; il varie selon les régions administratives : de 0,4 (Conakry) à 1,49 (Boké). Ce ratio est 0,7 dans la région administrative de Kindia. La prédominance du personnel sanitaire féminin est manifeste dans la région de Conakry et les villes limitrophes (Coyah, Dubréka et Kindia). Cette zone est en effet le lieu d'affectation préféré des femmes qui n'éprouvent guère de difficultés à y rester et qui souhaitent demeurer proche d'un conjoint employé localement. En revanche dans les structures sanitaires des préfectures de l'intérieur, le personnel sanitaire masculin domine.

[441] République de Guinée, MSP, Service Statistique Études Informations (SSEI), document cité.

Tableau n° 28 : Personnel de santé par sexe, dans les régions en 1999

	Hommes	Femmes	Total	Ratio H/F
Boké	348	233	581	1,49
Conakry	644	1366	2010	0,47
Faranah	348	262	610	1,33
Kankan	386	310	696	1,25
Kindia	395	536	931	0,74
Labé	293	220	513	1,33
Mamou	230	169	399	1,36
Nzérékoré	554	385	939	1,44
Total	**3198**	**3481**	**6679**	**0,92**

Sources : Annuaire des statistiques sanitaires,
MSP, Guinée, Conakry, 1999

Carte n° 3 : Personnel de santé de Guinée, par sexe et région, en 1999

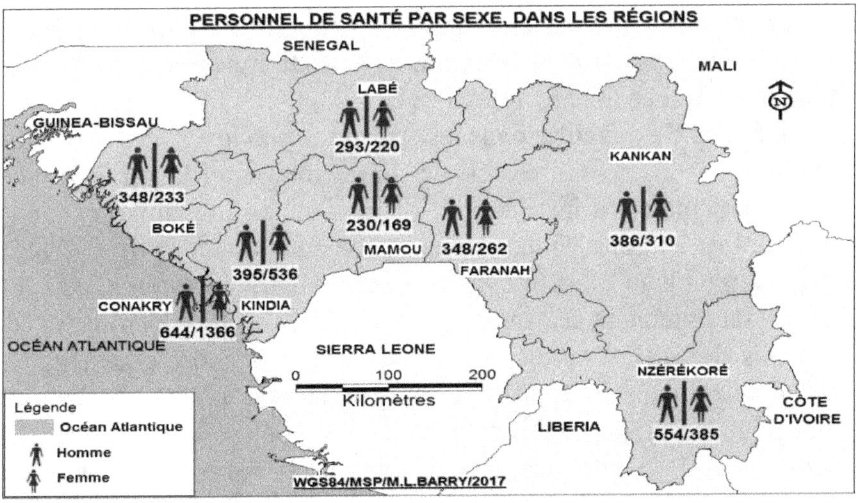

Les coopérants étrangers dans le système de santé

Entre 1984 et 1990, des expatriés des pays de l'Est représentant les derniers coopérants du régime de Sékou Touré (Cubains qui interviennent à l'hôpital de Kankan ou Chinois à celui de Siguiri) cohabitent avec de nouveaux coopérants en provenance de pays occidentaux.

Mais dès 1991, année de l'éclatement de l'Union soviétique, la majorité des coopérants arrivés au lendemain du départ des assistants techniques français après 1958 se retirent. Les rares coopérants originaires de l'ancien bloc communiste qui restent en Guinée sont actifs à la faculté de médecine. Le professeur russe Vladimir Tchirkov, arrivé en Guinée en 1987 et resté depuis, en témoigne :

Depuis sa création, plus de 1000 enseignants et cadres techniques de différentes spécialités venues de l'URSS et d'autres pays de l'Est appuyaient le processus pédagogique en Guinée, dont environ 100 enseignants à la Faculté de Médecine.

En 1984 il y avait 30 enseignants de l'URSS, en 2000 il y en avait 14, actuellement [en 2016] - *3. Tous les autres enseignants sont les Guinéens*[442].

Contrairement à la coopération bilatérale qui avait facilité l'arrivée des premiers expatriés d'Europe de l'Est intégrés aux structures publiques de santé du pays nouvellement indépendant, les nouveaux coopérants viennent assister un pays en difficulté et en mal d'adaptation face aux exigences de la nouvelle organisation sanitaire mondiale à laquelle la Guinée adhère après 1984.

Plutôt que de travailler dans les structures publiques, ces coopérants sont intégrés dans des unités de soins relevant d'organismes non gouvernementaux, d'institutions internationales humanitaires ou du système des Nations Unies. La présence dans le cadre d'ONG a été évoquée plus haut. Ainsi des personnels expatriés membres de MSF-France interviennent à Mandiana, à Kouroussa et à Kérouané ; des éléments de MSF-Belgique sont installés à Nzérékoré et des Italiens interviennent dans les centres de santé de Daaka, à Labé, de Sintaly, à Pita, pour le compte de l'ONG Groupe Volontaire civil (GVC). Des membres d'ONG interviennent toutefois aussi dans certains hôpitaux préfectoraux. C'est pourquoi : « Ces hôpitaux disposaient d'un large degré d'autonomie, et contrairement aux établissements gérés

[442] Entretien 2016, Dr Vladimir Tchirkov (né en 1947).

uniquement par le ministère de la Santé, ils pouvaient utiliser le produit de la tarification, sans en référer à l'État »[443]. Sans être rattachés aux services publics de l'État et dépendants uniquement de leurs institutions d'origine, ces nouveaux partenaires utilisent des structures publiques intervenant auprès des populations pour entrer directement en contact avec eux. Toutefois, le personnel des services de santé publique est pour l'essentiel composé de Guinéens qui sont responsables, comme auparavant, des différentes structures à tous les niveaux. Les expatriés, pour autant qu'ils viennent dans le cadre des accords de coopération ou de partenariat, par conséquent mis à la disposition de l'État, ne sont que des assistants techniques temporaires.

Déséquilibres entre Conakry et l'intérieur

Un problème récurrent, évoqué à plusieurs reprises dans ce travail car il joue à plusieurs niveaux, est celui de la répartition inégale du personnel de santé entre Conakry et l'intérieur. Un médecin fait le constat du fort déséquilibre de la répartition autant des titulaires que des stagiaires ; il l'explique, notamment, par les écarts de population :

Toujours c'est Conakry qui renferme le plus grand nombre de personnels au détriment des hôpitaux périphériques de Guinée, ce qui s'explique par le favoritisme, par manque de certains services au niveau des hôpitaux périphériques de Guinée, ou le mimétisme [sic] des autorités de la santé[444].

[…]

Le nombre n'était pas égal, Conakry avait toujours le plus grand nombre de stagiaires par rapport aux hôpitaux régionaux qui existaient à l'époque, ce qui s'explique par le nombre de populations importantes qui était à Conakry en ce moment au détriment de celle de l'intérieur du pays[445].

Toutefois, comme cela a été vu, le ratio par rapport à la population n'explique pas tout. D'autres agents de santé constatent ce travers :

Maintenant [2e régime], *les gens refusent d'aller à l'intérieur ; cela est dû au fait que les gens étaient mal payés, mal traités ou parce qu'ils ont leurs parents à Conakry*[446].

Un médecin va dans le même sens :

---

443 Camen et Carrin, *op. cit.*, 1995.

444 Entretien 2015, Dr Abdoulaye Bangoura (né en 1951)

445 Entretien 2015, Dr Abdoulaye Bangoura (né en 1951).

446 Entretien 2015, Katherine Koropara (née en 1960).

Ce n'était pas équitable car certaines personnes refusaient d'exercer à l'intérieur du pays. Il y avait certains endroits en Guinée qui n'avait pas de personnel médical[447].

Les citations de ce type sont légion. Le refus de certains agents de servir dans les structures situées à l'intérieur du pays et les limites imposées par les prérogatives de ces dernières sont les principaux facteurs explicatifs de cette situation.

Les problèmes de personnel s'exprimaient donc aussi bien en termes de carence globale d'effectifs que d'absence ou d'insuffisance de spécialistes. Si la plupart des structures de santé sont frappées, à des degrés divers, par ce problème, celles de l'intérieur du pays sont les plus touchées par l'absence de spécialistes, ce qui pèse sur les stagiaires :

(sous la première république) : *On n'envoyait personne dans les structures périphériques tous les stagiaires étaient repartis ici entre les deux hôpitaux de la capitale.*

(et sous la deuxième république) : *C'était la même chose parce que pour envoyer quelqu'un à l'intérieur, il fallait avoir d'abord des spécialistes pour les encadrer alors que seulement très peu de spécialistes exerçaient dans les autres régions*[448].

La volonté de s'instruire auprès de professeurs compétents est donc une des raisons importantes du déséquilibre des agents de santé dans le pays. Les difficultés étaient telles au niveau des services des structures périphériques, qu'elles étaient parfois obligées de recourir à des stagiaires, tant dans les hôpitaux que dans les centres de santé, ce qui les exposait au double déficit de personnels expérimentés et qualifiés :

Sous le régime militaire, *Il y avait l'insuffisance de personnels surtout qualifiés ; parfois, on était obligé de faire recours aux stagiaires pour les soins dans ces hôpitaux et centres de santé*[449].

Les hôpitaux de l'intérieur sont également touchés par des ruptures momentanées de matériel comme par exemple des films pour la radiographie obligeant certains radiologues de l'intérieur à se rendre à Conakry, ou dans les pays limitrophes, pour se les procurer. Tel est le

[447] Entretien 2015, Dr Nabi Laye Moussa Soumah (né en 1953).
[448] Entretien 2015, Dr Mamadou Bah Kaba (né en 1925).
[449] Entretien, 2016, El Hadj Fodé Salim Fofana (né en 1938).

cas de ce radiologue de Kankan qui se rendait souvent à Conakry ou même à Bamako à la recherche des films radiographiques. À cela, s'ajoute la faiblesse du niveau des plateaux techniques évoqué par de nombreuses personnes interrogées et qui concerne des hôpitaux préfectoraux de l'intérieur.

Pour conclure cette partie, on peut tirer le bilan suivant. Même si certains documents écrits ou informateurs tiennent le discours d'une amélioration sensible du secteur de la santé, comparativement au premier régime, la réalité est parfois tout autre : les structures de santé sont confrontées à des difficultés de fonctionnement de divers ordres : carence de personnels, insuffisance des équipements, lenteurs enregistrées dans l'acheminement des médicaments ou encore faiblesse des ressources financières. S'ajoutent à ces traits, des éléments nouveaux comme la baisse du contrôle étatique, la corruption, les détournements financiers ou le relâchement du comportement des agents de santé, quel que soit leur niveau[450].

Cette appréciation générale en donne un aperçu, qu'on ne peut certes pas généraliser, pas plus que ne le fait cette infirmière :

Aujourd'hui, les jeunes médecins ne savent rien de la déontologie surtout dans les hôpitaux publics où ils sont mal payés ; au privé quand même, ils se conduisent bien. Mais ça dépend parfois de l'humeur du médecin, de la conduite du patient ou de ses accompagnants[451].

Nous reviendrons sur ceci dans le dernier chapitre, bilan global de cette période. On peut souligner d'emblée que, si les deux décennies suivant la fin du régime de Sékou Touré connurent des changements drastiques dans le mode d'organisation du secteur de la santé, le gouvernement militaire puis civil de Lansana Conté ne put résoudre tous les problèmes constatés au niveau de la santé et répondre aux besoins des populations guinéennes.

---

[450] Voir aussi Cournanel *op. cit.*, p. 203 qui fustige l'absence de législation et contrôle.
[451] Entretien 2015, Katherine Koropara (née en 1960).

Chapitre 11 : La formation sanitaire et médicale

Dans la Guinée de Sékou Touré, la formation médicale et sanitaire suivait les orientations données en haut lieu par un régime marxisant : le personnel de santé était au service du Peuple qui avait un droit de regard sur leur pratique. Le Parti-État assurait leur formation au frais de la nation. Les agents de la santé étaient donc redevables auprès du gouvernement et de la population. Cette vision théorique est cependant déjà détournée du temps même de Sékou Touré et nous avons vu que le fonctionnement des infrastructures de santé ne correspondait pas toujours aux idéaux ou objectifs fixés. Alors que les débuts se déroulaient dans un contexte de pénurie en agents ou en centres de santé, que les années 1970 comblèrent en partie, les dernières années du régime révolutionnaire voyaient les réalisations ou pratiques effectives s'éloigner des discours généreux et égalitaristes. Le bilan dressé en 1984 était donc mitigé.

Avec l'avènement des militaires, l'option libérale est résolument adoptée, ouvrant la porte à d'importantes réformes, nécessaires afin d'approfondir les connaissances de base des futurs personnels de la santé. Comme auparavant, les étudiants doivent acquérir dans les établissements de formation en santé et médecine, les compétences et la capacité d'être au service des patients. La formation doit prendre en compte une pathologie ample, avec le début des formations en spécialités médicales, autrefois réalisées à l'extérieur, à Dakar ou ailleurs. Toutefois, entre les objectifs larges et les pratiques des formations, un décalage s'instaure de plus en plus. Certains praticiens proposent un tableau parfois bien sombre.

Ainsi le professeur Tchirkov, fort de son expérience d'enseignement à la faculté de médecine, assuré de 1987 à 2016, date de l'entretien, dresse un bilan très sévère de l'enseignement de la médecine dans le nouveau contexte politique et économique :

Sous le régime militaire les problèmes apparus dans la période précédente n'ont pas trouvé de solution adéquate et continuent à s'aggraver jusqu'à nos jours.

Deux tendances négatives entravent la qualité d'enseignement : augmentation anarchique des effectifs d'étudiants et dégradation de l'équipement pédagogique et en général de la capacité d'accueil. Chaque année on recrute à l'ouverture des classes d'environ deux cents étudiants en première année, ce qui parait raisonnable. Cependant leur nombre continue à augmenter pendant toute l'année de sorte que la liste officielle n'est disponible qu'à la veille de l'examen. Finalement vers la fin d'année le nombre d'étudiants est doublé par rapport à la date d'inscription et s'élève presque à 600 en fin de cycle. Les raisons de ce gonflement d'effectif sont multiples : forte pression démographique, manque de rigueur dans la gestion voire même la corruption au niveau de la scolarité, mutation à partir des autres filières (telles que biologie) et même d'autres universités vers la faculté de médecine. Conscient de cette situation, l'autorité universitaire fait des tentatives pour limiter le nombre d'inscriptions à la faculté de médecine. La tentative de délocaliser la classe de première année aux universités à l'intérieur du pays à Kankan et Nzérékoré a échoué à cause de manque d'infrastructure et des enseignants.

La situation s'aggrave encore à cause de la fermeture des laboratoires et l'abandon des travaux pratiques dans les matières de base (anatomie, histologie, biochimie, microbiologie). Seul le laboratoire de physiologie continue à fonctionner et les TP ont lieu pour les étudiants de 1ère et 2e année. La disparition des laboratoires est lié au départ des professeurs russes, dégradation d'équipement et manque du matériel[452].

Il n'est pas le seul à se montrer critique comme l'atteste l'opinion de ce médecin :

Les militaires ont perdu le contrôle de la formation, c'était un régime de complaisance et d'intimidation ; l'accès à la faculté n'était plus sérieux, il y avait trop de recommandations de la part des officiers de l'armée.

L'inscription a été sabotée, la valeur de la formation médicale dégradée en raison du nombre pléthorique d'étudiants. Les difficultés sont entre autres : le nombre très pléthorique qui rend l'encadrement impossible ; l'insuffisance de terrains de stage ; les laboratoires dépourvus d'équipement, non fonctionnels ou insuffisants ; la théorie n'est pas suivie de pratique, par exemple, l'animalerie (laboratoire de

[452] Entretien 2016, Dr Vladimir Tchirkov (né en 1947).

l'anatomie) n'existe plus ; la faculté de médecine n'existe que par le nom[453].

Doit-on y voir la nostalgie des enquêtés dont certains ont reçu leur formation dans le cadre de la Ière république, alors que les écoles de santé et la faculté de médecine n'accueillaient qu'un nombre limité d'étudiants dont l'emploi était garanti ? Peut-on y voir, pour certains Guinéens, la nostalgie du régime de Sékou Touré, alors que le pays affirmait son nationalisme et sa volonté de s'émanciper politiquement et économiquement ? Cela peut jouer mais ne peut résumer la situation. Voyons donc quelles ont été les mesures prévues, certaines de leurs modalités d'application et, éventuellement, leur dévoiement au fil des années. Entre la lettre et la pratique, le gouffre pouvait être en effet important.

1. Le contexte général : la réforme de l'enseignement et l'impact immédiat sur les formations en santé

Dans son discours prononcé le 17 avril 1984 à l'occasion de la cérémonie inaugurale des travaux de la Commission nationale de Réforme de l'Enseignement, le ministre de l'Enseignement supérieur et de la Recherche scientifique dresse, en ces termes, un bilan peu élogieux du système de formation du régime de Sékou Touré et en appelle au civisme des enseignants :

Si pendant 26 ans toutes les catégories sociales de la Nation ont été révoltées par la politique de destruction dans tous les domaines de la vie économique, sociale et culturelle, c'est surtout vous les enseignants qui ont été les plus sensibles à l'échec patent dans la formation de nos enfants, ceux-là mêmes qui constituent l'avenir du pays. S'il est plus ou moins aisé de reprendre à tout moment un travail effectué en la matière, il semble à l'évidence que refaire une éducation ratée exige un effort plus patient, plus long et beaucoup plus difficile. C'est dire que votre domaine, l'Éducation et l'Enseignement, a été l'un des plus affectés par la politique cynique menée par le régime d'alors. C'est pourquoi la Nation entière, consciente du fait qu'on ne peut reconstruire notre pays sans cadres valables, a le regard tourné vers vous avec l'espoir qu'enfin, l'École guinéenne va jouer son vrai rôle de lieu d'acquisition

---

[453] Entretien 2015, Dr Mamady Keïta (né en 1947).

de connaissances utiles et de comportements conformes à notre éthique de progrès dans une démocratie vraie.[454].

Le ministre de l'Enseignement supérieur continue sur le même ton :

En effet, l'école guinéenne souffre de déséquilibres profonds ; qu'il s'agisse de l'infrastructure, de l'équipement, du personnel enseignant, des effectifs scolaires et universitaires, de la structure du système ou des conditions morales et matérielles de travail. Le diagnostic du système éducationnel que nous sommes appelés, ensemble à faire doit s'écarter de toute forme de démagogie et d'aliénation, et se fonder essentiellement sur le rationnel et les appréciations objectives.

À le croire, tout est à refaire dans le domaine de l'éducation et la Guinée présente un des taux de scolarisation de l'enseignement de base les plus bas d'Afrique (soit 30 %) alors que celui de l'Enseignement supérieur (15 %) serait étonnement un des plus élevés. Divers travers sont à signaler : inadéquation de la formation des enseignants et de leur tâche d'enseignement ; vétusté des locaux scolaires ; manque de documentation pédagogique ; de laboratoires pour tous les types d'enseignement ; qualification médiocre donnée par les Instituts polytechniques secondaires (IPS) ; déficit de collecte des données statistiques ou qualitatives menant à la difficulté de toute planification scientifique…

C'est sur la base de ce constat dur que le Comité militaire de Redressement national (CMRN) entreprend une vaste réforme de l'enseignement. C'est dans cette optique que s'est tenue à Conakry du 24 mai au 3 juin 1984, une Conférence nationale de l'Éducation[455]. Lors de cette conférence, la Commission nationale de Réforme de l'Enseignement élabore un Plan d'Action intérimaire pour l'Application des dispositions transitoires 1984-1987. Diverses dispositions sont adoptées : suspension de l'utilisation des langues guinéennes comme langues d'enseignement et adoption du français à tous les niveaux. Des stages de recyclage sont organisés pour les enseignants et assurés avec la coopération française durant l'été 1984. On prévoit également une meilleure formation des enseignants et une amélioration des équipements afin de relever le niveau. La structure des diplômes est

---

[454] Cité par Doré *op. cit.,* p. 171.

[455] République de Guinée, Réforme de l'Enseignement-Actes de la Conférence nationale de l'Éducation, Conakry, 1984, ronéoté.

désormais la suivante : Certificat d'Études primaires élémentaires ; Brevet ; Baccalauréat première et deuxième partie.[456]

Les enquêtes de terrain montrent qu'en dépit du passage d'un système de formation dit populaire à une formation à orientation libérale, les éléments principaux n'ont guère changé. Les classes restent surchargées, ce qui limite l'impact des réformes.

En ce qui concerne la médecine et la santé, les principales innovations portent sur la création en 1985 d'une nouvelle école professionnelle de santé de niveau supérieur à Kindia ; l'ouverture de nouvelles filières notamment la formation d'agents communautaires dans les écoles de santé, accessibles aux titulaires du Baccalauréat. On peut noter de manière générale l'introduction d'outils de communication modernisés dans la formation.

Dès 1985, on applique le nouveau programme des Écoles de Santé à Kankan, Labé et Nzérékoré. Il a été élaboré par les cadres guinéens, avec le concours d'experts de l'OMS[457]. À l'IPGANC, divers accords de coopérations interuniversitaires sont signés entre la Faculté de médecine de Conakry et des établissements similaires de la sous-région. Ces accords favorisent des partages d'informations scientifiques et l'institution d'un certificat homologué. Pour être titulaire de ce certificat et passer en classe supérieure, il faut obligatoirement avoir la moyenne dans toutes les matières. Ce système de certificat, tel que défini dans les textes, ne sera pas vraiment respecté et ne subsistera par conséquent pas longtemps.

C'est par contre, au plan politique, que d'importants changements sont observés, se traduisant immédiatement par la suppression de plusieurs mesures initiées par l'ancien régime. Ainsi, tous les symboles, slogans et instances du parti-État, les uniformes de type milicien dans les écoles professionnelles et les universités, l'enseignement des cours d'idéologie et de morale révolutionnaire sont bannis. Les conseils d'administration (CA) d'élèves et d'étudiants et les milices des écoles qui étaient très politisés, le mouvement scout, dénommé à l'époque mouvement national des pionniers de Guinée (MNPG), les troupes théâtrales et les compétitions sportives dans les établissements d'enseignement sont également supprimés. La formation militaire et la participation des élèves et étudiants à la production agricole, initiée par

---

456 Voir Doré *op. cit.,* p. 171-173.

457 République de Guinée, Programme intérimaire de redressement national, 1985-1987, Conakry, 1984, 221 p.

le Révolution culturelle socialiste de 1968, sont abrogées. Les CER sont supprimés[458].

2. Les établissements de formation médicale

Cette partie s'intéresse aux établissements de formation médicale qui quadrillent la Guinée. Elle met l'accent sur leur présentation, les conditions d'admission et d'orientation, les programmes de formation, les enseignants et les apprenants, l'organisation des stages de formation, l'évaluation de la formation et la question de l'emploi des diplômés et de la formation continue. Elle reprend ainsi les thématiques majeures abordées dans la IIe partie.

Le devenir des établissements de formation

À l'exception de la nouvelle École nationale de Santé, créée en 1985 à Kindia, le nombre d'établissements (écoles et faculté) de formation en santé ne change pas. Les écoles de soins de santé communautaire de Kankan, Labé et Nzérékoré constituent toujours l'ossature des établissements de formation médicale.

Avant 1984, il y a eu les Infirmiers d'État, les sages-femmes d'État, les labos pharmacies. À partir de 1984, une école est créée à Kindia pour ces différentes options mais d'un niveau supérieur, avec le Baccalauréat. Kankan, Labé et Nzérékoré sont devenus des écoles communautaires pour la formation des Agents techniques de Santé (ATS) des différents centres[459].

Un seul témoignage évoque une école privée :

Il y avait l'école publique de santé [de Kindia] *; les écoles privées aussi mais dont j'ignore le nombre. Il y avait par exemple une école privée d'ATS dans le quartier Abattoir*[460].

Comme par le passé, les anciennes écoles professionnelles de santé recrutent toujours parmi les élèves qui ont le niveau du Brevet élémentaire du Premier Cycle (10e, 11e année), auxquels s'ajoutent quelques titulaires du baccalauréat, à titre non règlementaire, mais accepté. En revanche, la nouvelle École nationale de Santé de Kindia

---

458 Informations issues des enquêtes de terrain, août 2015.
459 Entretien 2016, Dr Mamady Kourouma (né en 1948).
460 Entretien, 2016, El Hadj Fodé Salim Fofana (né en 1938).

ne recrute que dcs titulaires du baccalauréat, au même titre que la faculté de médecine.

Les cycles d'études dépendent du statut des établissements de formation médicale et sont redéfinis par la réforme de l'enseignement de 1984. À l'IPGANC, elles durent 7 ans et sont réparties en trois cycles[461], tandis qu'au niveau de l'enseignement professionnel la durée des études est de trois ans pour les Aides de Santé de l'École de Santé de Kindia, et de deux ans pour les infirmiers communautaires des écoles de santé de Labé, Kankan et Nzérékoré. Il s'agit pour l'État d'améliorer cette formation, comme le dit un infirmier en poste depuis longtemps :

Le deuxième régime avait donné beaucoup de poids à la médecine pour renouveler les cadres ayant seulement fait 3 ans de formation. Les étudiants faisaient maintenant 6 ans de formation au niveau de l'enseignement supérieur.[462]

Il évoque implicitement un mode de formation continue, qui serait proposé aux gens formés sous la Ière République mais n'en dit pas plus.

Les diplômes délivrés n'ont pas changé, pas plus que les appellations des options pour les écoles professionnelles de santé. Le Doctorat demeure le diplôme le plus élevé des sortants de la faculté de médecine. Le Doctorat de la faculté de médecine continue toujours de conserver son statut discutable, à l'extérieur du pays. Bien de médecins enquêtés sont d'avis que ce Doctorat n'en est pas un au plan international, i.e. qu'il n'est pas reconnu parce que pour obtenir ce diplôme, il faut en principe effectuer un cycle d'études en Médecine dans un cadre postuniversitaire. Pour eux, s'impose l'idée selon laquelle ce doctorat est en réalité un Diplôme de fin d'Études supérieures institué sous l'ancien régime pour toutes les options universitaires. D'autres en revanche, et ils sont moins nombreux, pensent qu'il ne s'agit réellement que de l'équivalent d'un Master I actuel, communément appelé diplôme de maitrise à l'époque. On sait néanmoins qu'un master I correspond généralement à un cycle d'études de bac + 4, tandis que le cycle est ici de sept ans. Mais, la presque totalité des personnels de santé enquêtés, y compris ceux de la faculté de médecine, en partant de leur propre cursus, soutient l'idée que le doctorat ne s'obtient que par

---

[461] Faculté de médecine et pharmacie, Livret de l'étudiant, Université de Conakry, 1984. 115 p., voir p. 5.

[462] Entretien 2015, M. Toupou (né en 1949).

d'autres études [dites] postuniversitaires. Ils tiennent en fait à ce que le diplôme soit reconnu dans le classement international, pour des fins de reconnaissance à tous les niveaux et la possibilité d'exercer à l'étranger.

Le problème majeur auquel se heurte la formation universitaire après 1984 est l'augmentation des effectifs et les modalités des recrutements. Ces deux facteurs mêlés aboutissent à une certaine baisse du niveau de qualification.

Retenons en effet que les années 1980-1990 se caractérisent par la pléthore des effectifs ainsi que le Professeur Tchirkov et un médecin l'affirmait (cf. *supra*). Le nombre d'élèves et d'étudiants est, dans la plupart des cas, supérieur au nombre des salles de classe et des places disponibles. Souvent, les établissements recevaient trois fois plus d'étudiants que leur capacité d'accueil, de sorte que les salles de classe avaient du mal à contenir tous les apprenants. Les enquêtes de terrains révèlent que les effectifs des étudiants d'une salle de classe de la faculté de médecine ont progressivement évolué, passant, d'année en année, de 100 à 300 pour une seule salle. Le professeur Tchirkov complète son bilan et commente ainsi :

En 1984 – environ 80 étudiants pour les cours magistraux et 15 pour les travaux pratiques.

Actuellement [en 2016] environ 250 étudiants pour les cours ; il n'y a plus de TP, sauf en physiologie (20 étudiants par classe)[463].

Au moment où la capacité d'accueil de l'Université de Conakry est de 1500 étudiants, on dénombre rien qu'à la Faculté de médecine 1000 étudiants[464].

Ces gros effectifs avaient donc de graves répercussions sur le ratio élèves-enseignants. La synthèse des témoignages y afférant révèle un rapport de 1 enseignant pour 70 élèves dans les écoles professionnelles de santé, contre 1 enseignant pour 150 à la faculté. La lourdeur des effectifs des apprenants était donc difficilement supportable pour les enseignants, et les conditions d'études insupportables pour les apprenants.

La vive augmentation des effectifs posa en effet de sérieux problèmes, d'autant que les infrastructures disponibles sont à la fois insuffisantes et inadéquates, comme le confirme encore un professeur de médecine :

---

463 Entretien 2016, Dr Vladimir Tchirkov (né en 1947)

464 Rappelait un professeur (60 ans) de médecine en activité.

Le nombre a augmenté et il y a eu problème de place au sein de la faculté.

Ça [le niveau] a beaucoup régressé car les gens étaient de plus en plus nombreux et il n'y avait pas assez d'équipements[465].

Les amphithéâtres étaient donc constamment surchargés, en pleine chaleur de surcroît, et les équipements insuffisants. Parfois, le réfectoire et les dortoirs avaient même été transformés en salles de classe, ce qui ne réglait pas le problème pour autant. D'année en année, le déséquilibre entre les salles de classe disponibles et l'effectif d'étudiants empirait. Le contexte dans lequel les études s'effectuaient se dégradait globalement :

(sous Sékou Touré) *Il y avait moins de difficultés parce que les professeurs venaient régulièrement. Il y avait des moyens de transport pour les étudiants, même les photocopies gratuites ; l'État qui avait pris l'enseignement en charge.*

(après 1984) *Au début il n'y avait pas de problèmes mais lorsque le nombre a augmenté on a constaté les difficultés parce que les étudiants finalement ont dû prendre leur soutenance en charge*[466].

La situation est à peu près la même dans les écoles professionnelles de santé en ce qui concerne le rapport des effectifs d'élèves et de la capacité d'accueil des écoles. Les enquêtes révèlent que les salles de classes des écoles professionnelles de santé sont conçues pour recevoir un maximum de 50 élèves. Mais la réalité de la plupart des écoles montre un décalage considérable entre le principe et la réalité. On note partout l'existence de salles exigües pour des effectifs variant entre 90, dans le meilleur des cas, et 150 dans des cas limites, en passant des moyennes de 100 à 120 élèves, de façon plus générale.

C'est généralement, dès la première année, que cette situation de surcharge d'effectif commence, pour ensuite s'étendre tout au long du cycle d'études. Un enseignant retraité de la région de Kankan affirme à ce propos qu'en 1987, il y avait 90 élèves en 1ère année. Un autre exerçant à Labé déclare que lorsqu'il donnait des cours en 1998, les élèves étaient au nombre de 150 par classe. Ces effectifs pléthoriques permettent de faire la distinction entre trois groupes d'apprenants, suivant leur ordre d'arrivée : les premiers venus qui sont installés dans

---

465 Entretien 2015, Dr Mamadou Bah Kaba (né en 1925).

466 Entretien 2015, M. Toupou (né en 1949).

les salles de classe, ensuite, en fonction de la période d'arrivée et des places qui leur sont réservées, il y a deux catégories de retardataires: les premiers venus parmi les retardataires se tiennent debout pour suivre les cours dans les salles de classe, et les derniers venus sont obligés de suivre les cours par les fenêtres. En témoigne un médecin enseignant à Kankan :

Les salles sont exigües et les effectifs pléthoriques. En exemple : les retardataires s'arrêtaient toujours pour suivre les cours. Lorsque je donnais des cours en 1998, ils étaient au nombre de 150 élèves par classe[467]

Ceci a forcément un impact sur la capacité des étudiants à suivre le cours :

Les premiers qui avaient été formés à Kindia ont reçu une formation meilleure. On a constaté une régression de niveau parce que le nombre d'étudiants augmentait. Vous pouviez rentrer dans certaines classes où les apprenants n'avaient pas de places assises ni même debout[468].

Le poids des effectifs se faisait aussi sentir dans l'enceinte des établissements qui ne pouvaient pas contenir les apprenants.

Carte n° 4 : Établissements de formation en santé/médecine de Guinée en 2000

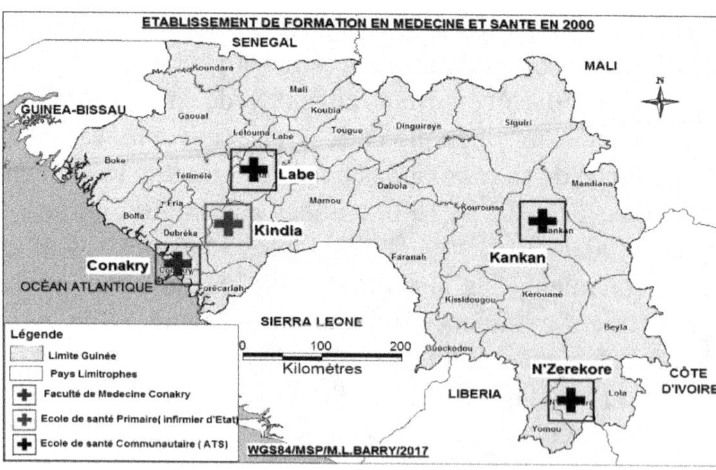

[467] Entretien 2016, Dr Mamady Kourouma (né en 1948).

[468] Entretien 2015, M. Toupou (né en 1949). Ou encore : C'est beaucoup plus ! il y avait plus de 200 maintenant et quand tu partais à la faculté tu trouvais des étudiants qui étaient à la fenêtre ou à la porte en train de suivre les cours. (Entretien 2015, Dr Bah Ibrahima Sory (né en 1948).

Conscient des graves problèmes d'effectifs, le gouvernement essaie de trouver des solutions, sans assurer pour autant le contrôle des inscrits :

Pendant ce moment, il y avait trop d'étudiants par rapport aux salles. Donc tout le monde ne pouvait pas tenir dans les salles de classe à la fois c'est pour cela que l'État avait créé certaines facultés à l'intérieur du pays[469]

Il semble toutefois que les universités de l'intérieur ne fonctionnaient pas bien comme l'indique le professeur de médecine Tchirkov (*supra*) et un de ses collègues :

L'arrivée des militaires au pouvoir a soulevé plusieurs autres types de problèmes, dont l'un des principaux est le recrutement incontrôlé d'étudiants, conduisant à des chiffres exponentiels, et obligeant la décomposition d'une seule promotion, en exemple, en plusieurs groupes pédagogiques. Cette situation de pénurie connaitra une aggravation découlant de l'attribution des infrastructures de la médecine à d'autres facultés. Quoique vivant la même réalité, les écoles professionnelles étaient moins engorgées que la faculté qui continue à être la seule structure d'enseignement universitaire de la médecine dans le pays. C'est en correction de cet étouffement de l'espace que l'État avait envoyé certaines facultés à l'intérieur du pays, afin de décongestionner l'université de Conakry. Mais ce fut un échec, parce que ce qui était sorti par les renvois, est revenu par le désordre des recrutements[470].

C'est ce *désordre des recrutements* que nous allons étudier maintenant.

Admission dans les établissements de formation en santé et médecine

Des règles précises régissent l'inscription à l'université selon les textes. Toutefois les pratiques évoquées sous le nom d'« improvisations » durant le régime révolutionnaire non seulement continuent mais s'accentuent, en faisant intervenir de plus en plus directement la prévarication, dans le contexte d'un libéralisme économique peu contrôlé.

---

[469] Entretien 2015, M. Toupou (né en 1949).

[470] confiait un professeur (65 ans) de médecine

En théorie sont admis à s'inscrire à la faculté de médecine, les bacheliers ou les titulaires d'un diplôme équivalent ayant subi un examen spécial d'entrée à l'université. Le nombre d'étudiants admis est fixé chaque année par le ministère de l'Éducation d'après la réforme de 1984[471]. Il en va de même dans les écoles professionnelles de santé :

Il fallait constituer un dossier comportant l'attestation du niveau BEPC, l'acte de naissance, la carte d'identité et la demande d'inscription écrite adressée au DPS.

Mais, dans les faits, ajoute cet aide-santé, *l'argent se payait et les recommandations* [jouaient][472].

Ceci est confirmé par la majorité des enquêtés, quel que soit leur lieu d'exercice et donc l'école de santé concernée. Ainsi, toujours à Kindia :

Chez les privés il faut l'argent ; à l'école communautaire, des recommandations peuvent arriver mais avec les dossiers demandés[473].

Voyons cette évolution qui pèse sur le niveau de formation.

Le recrutement se fait sur la base de critères spécifiques, suivant les cycles d'études et le statut des établissements de formation. Par exemple, comme précédemment évoqué, il faut être titulaire des deux parties du baccalauréat, séries sciences exactes ou de la nature pour accéder à la faculté de médecine et à l'École de la Santé de Kindia, ensuite être admis au concours d'orientation initié par le régime militaire, du BEPC pour les écoles de santé de Labé, Kankan et Nzérékoré. En plus de ces conditions à remplir, les candidats à toutes les écoles professionnelles doivent obligatoirement adresser une demande manuscrite au ministre de l'Enseignement technique et de la Formation professionnelle. Cette demande est accompagnée d'une attestation de niveau, d'un certificat de résidence et d'un certificat de visite et de contre-visite médicales. Par ailleurs, on exprimait aussi le souhait que le postulant ait un tuteur dans la ville d'implantation de l'établissement d'accueil.

Pour la faculté de médecine, le nombre d'étudiants admis à l'université reste, comme avant 1984, fixé chaque année par l'État, à travers le ministère de l'Éducation nationale. Mais une nouveauté est

---

[471] Faculté de médecine et pharmacie, Livret de l'étudiant, Université de Conakry, 1984. 115 p.

[472] Entretien, 2016, El Hadj Fodé Salim Fofana (né en 1938).

[473] Entretien 2016, Dabo Doumbouy (né en 1942).

introduite, consistant à laisser au candidat le choix quant à son orientation disciplinaire en remplissant une fiche d'orientation.

Cependant toutes nos sources insistent sur les limites de l'organisation de ces modalités d'orientation. Plus de la moitié des professionnels de la santé enquêtés soutiennent qu'« officiellement, un étudiant est orienté en médecine, suivant l'équilibre des rapports entre son option au lycée, les notes qu'il a obtenues au concours d'orientation et la demande qu'il a formulée à cet effet. Mais que « officieusement, il y a plusieurs étudiants qui négocient pour être en médecine.[474].

Pour d'autres informateurs, les recommandations, le favoritisme, la corruption à différents niveaux (écoles, faculté, voire ministère) aboutissaient au fait que certains élèves qui n'ont pas le niveau requis pouvaient y accéder[475].

Dans cette République, il y avait certains qui achetaient les concours pour qu'ils soient orientés en médecine donc il y avait le favoritisme aussi[476].

Dans ce cas, ils étaient directement admis sur la base d'une recommandation. Des témoins soutiennent que même à l'Université « l'orientation se caractérisait par de multiples recommandations, de l'injustice, de l'intimidation et de la pagaille », de sorte que « pour des raisons x ou y, on pouvait banalement retrouver des ATS ou des gens qui n'ont même pas le bac à la faculté ». À cela, s'ajoutent aussi « des tromperies consistant à constituer de faux dossiers, dont on ne peut pas vérifier l'authenticité ». C'est cela qui, selon certains de ces informateurs, « justifie, en partie, la pléthore d'étudiants dans les établissements et dans les salles de classe ». Ceci est affirmé par un professeur de médecine, qui réitère ainsi les propos de son collègue Tchirkov (cf. *supra*) :

Ainsi, les difficultés de respect du numerus clausus, c'est-à-dire du nombre adéquat à recevoir, en tenant compte des possibilités d'accueil (infrastructures et places), sous l'influence des personnalités et des responsables, conduisaient à la nécessité de dépasser l'effectif normal des étudiants. Le fait d'accepter des étudiants qui ne sont pas

---

[474] Idée très répandue, illustrée par les propos d'un professeur (65 ans) de médecine en activité.

[475] Les recommandations, le favoritisme, la corruption, soit au niveau du ministère ou de l'école de la santé : Entretien 2016, Dr Mamady Kourouma (né en 1948).

[476] Entretien 2015, M. Toupou (né en 1949).

officiellement orientés en médecine s'était donc emparé de tout le système[477].

Nombreux et divers sont les témoignages qui expriment des situations inquiétantes et désespérées du genre : *on orientait les gens par parenté, il y avait même des personnes qui payaient de l'argent pour acheter la place des autres* [478] ; *à l'avènement du second régime, la pagaille a commencé ; on inscrit les gens n'importe comment*[479] ; *l'inscription a été sabotée, la valeur de la formation médicale dégradée...*[480] ; *Certaines font la santé, et n'ont même pas le bac, ils sont parachutés par leurs parents*[481].

En plus de ces manquements extrêmement graves, il arrivait à l'inverse que *des étudiants, dûment admis avec une moyenne très confortable soient orientés dans des options qui ne relèvent pas de leur choix, faute de ce qu'on appelle "bras long". Nombreux sont ainsi des "pauvres doués", qui ne sont pas orientés en médecine par ce qu'ils n'ont pu bénéficier de recommandation.*

Aux problèmes liés au niveau des recrutés s'ajouterait celui de la baisse du niveau des études secondaires qui a un impact sur celui des études supérieures.

Avec l'avènement du second régime, la rigueur a disparu dans la formation ; les élèves filles se tressent n'importe comment et le port de la tenue n'est pas de mise.

Ceux qui s'orientent actuellement en santé ont généralement le niveau 12e année ou terminale, mais leur niveau est très bas. Ce qui fait qu'ils auront toujours un problème de compréhension des cours à cause des lacunes antérieures[482].

Au-delà du jugement moral exprimé ici sur le comportement des étudiantes, dont le nombre est de plus en plus élevé à l'université, le relâchement du contrôle étatique ou social sur les lieux de formation va peser sur leur place dans l'institution académique. La dimension de genre des « improvisations », c'est-à-dire dans ce cas les discriminations envers les étudiantes, se fait en effet sentir lors des examens (cf. plus loin).

---

[477] Témoignage d'un enseignant-chercheur (63 ans) de médecine
[478] Entretien 2015, Abdoul Gadiri Baldé (né en 1945).
[479] Opinion très majoritaire illustrée par les propos d'un professeur de médecine (60 ans).
[480] Un médecin (54 ans) de la région de Kankan
[481] Un professeur de médecine (62 ans).
[482] Entretien 2015, Katherine Koropara (née en 1960).

Les programmes de formation médicale

L'ossature du programme de formation de la faculté de médecine repose sur un certain nombre d'enseignements dispensés dans des cycles d'enseignement bien définis. Comme mentionné précédemment, ces cycles sont au nombre de trois, ponctués par un examen clinique et une soutenance.

Le premier cycle des études médicales (PCEM), d'une durée de deux ans, assure la formation scientifique fondamentale, indispensable à la poursuite des études médicales[483]. Le deuxième (DCEM), d'une durée de quatre ans, comporte deux étapes. La première année (DCEM 1) est destinée à compléter la formation scientifique fondamentale et à initier les étudiants aux fonctions hospitalières ; la seconde étape se déroule sur trois années (DCEM 2,3,4) consacrées à l'étude des maladies humaines, leur épidémiologie, leur diagnostic, leur traitement et leur prévention. Durant ces trois années, les étudiants font des activités pratiques à l'hôpital ou dans d'autres institutions de santé.

Le troisième cycle des études médicales se déroule sous forme de stage d'une durée d'un an, effectué dans les établissements hospitaliers et d'autres institutions de santé habilitées. La répartition des étudiants dans ces formations est faite par l'inspecteur général de la santé, en accord avec le Doyen de la faculté de médecine. Durant ces stages, l'étudiant participe aux activités du service et assure notamment la tenue des observations médicales, participe aux examens et aux soins, aux travaux complémentaires de laboratoire, au service de garde en collaboration avec le médecin de garde.

À la fin des études de troisième cycle des études médicales, les étudiants qui ont validé la totalité du DCEM, et suivi, de façon assidue, le stage interne, s'inscrivent aux examens de clinique. Et c'est à l'issue de ces examens, que l'étudiant est admis à préparer une thèse lui permettant d'obtenir son diplôme.

Si l'accent est toujours mis sur la formation de généralistes, d'importants changements interviennent cependant dans les programmes d'enseignement élaborés sous le régime militaire. Les nouveautés majeures portent sur la suppression des cours spécifiques, dits 'fétiches', du régime de Sékou Touré, notamment les cours de politique,

---

[483] Faculté de médecine et pharmacie, Livret de l'étudiant, Université de Conakry, 1984, 115 p. Les informations générales sur les études de médecine sont tirées de ce document.

d'idéologie du régime, des langues nationales et sur la production agricole. On assiste à la création de spécialités médicales appliquées à une finalité professionnelle. Le médecin Mamady Keïta explique :

La spécialisation n'a commencé que dans les années 1990 avec le retour des médecins qui étaient allés à l'étranger pour approfondir les études.

C'est moi qui ai instauré la chirurgie pédiatrique en 1991 après mon retour d'Allemagne avec le matériel nécessaire. D'autres médecins aussi ont fait de même :

Dr Zoumanigui : chirurgie cardiaque vasculaire

Dr Karamba : chirurgie esthétique plastique, grandes brûlures

Pr Naby Moussa Baldé : service diabétologie

Pr Oumar Rafiou Diallo : chirurgie.[484]

L'exercice de spécialistes sur place en Guinée est une étape fondamentale pour le pays permettant d'élargir les compétences dans les hôpitaux ou autres structures, privées notamment. Il est intéressant de noter que les premiers docteurs exerçant leur spécialité aient ainsi marqué les mémoires, dans un milieu professoral encore fort restreint il est vrai.

Un infirmier note ce changement et son impact dans la formation sur place :

Ils ont suivi les mêmes filières tout en ajoutant d'autres filières, la néonatologie qui est l'une des filières de la pédiatrie qui s'occupe de la naissance des enfants, la cardiologie qui étudie les maladies qui intéressent le cœur donc la circulation sanguine, il y a aussi la nutrition. Il y a eu assez d'amélioration[485].

Un médecin, enseignant à l'école de Kankan, précise :

En 1ère année, il y a les cours de : les soins infirmiers de base en chirurgie et médecine, le secourisme, la déontologie, la statistique, le Français. En 2e année, les cours de : pathologie médicale, obstétrique, pédiatrie, calcul médical. En 3e année, les cours de : la planification familiale, la prévention…[486].

---

[484] Entretien 2015, Dr Mamady Keïta (né en 1947).
[485] Entretien 2015, M. Toupou (né en 1949).
[486] Entretien 2016, Dr Mamady Kourouma (né en 1948)

Pour assurer ces nouvelles formations approfondies, il a fallu créer un ensemble de nouveaux cours, qui complétait les autres enseignements comme les cours de soins infirmiers introduits pour contrer les carences d'un système trop académique et éminemment magistral, surtout au moment où l'on valorise les soins de santé primaires. D'autres innovations portent sur l'introduction des matières non médicales ou biologiques, comme les sciences économiques et sociales, les mathématiques appliquées ou des cours d'ouverture au monde, tels que l'informatique et l'anglais. Enfin, le nouveau régime encourage aussi l'introduction des enseignements d'odonto-stomatologie au sein d'un département disciplinaire séparé. Le détail des cours dispensés annuellement est présenté dans le tableau qui suit :

Tableau n° 29 : Programme des cours de médecine fixé en 1984

1ère année du 1er cycle	**2e année du 1er cycle**	**1ère année du 2e cycle**	**2e année du 2e cycle**	**3e année du 2e cycle**	**4e année du 2e cycle**
1ère année	**2e année**	**3e année**	**4e année**	**5e année**	**6e année**
Chimie générale et organique	Anatomie	Anatomie pathologie	Pathologie médicale a) néphrologie b) neurologie c) rhumatologie d) maladies infectieuses bactériennes et virales e) gastroentérologie f) pneumologie g) hématologie et immunologie-cancérologie	Pathologie médicale a) cardiologie b) endocrinologie-maladies métaboliques c) maladies parasitaires d) psychiatrie e) dermatologie-vénérologie	Santé publique
Biochimie	Biochimie	Bactériologie-virologie-immunologie	Obstétrique Gynécologie	Pathologie chirurgicale a) appareil locomoteur b) chirurgie infantile c)traumatologie	Médecine du travail
Physique	Biophysique	Pharmaco-logie	Pathologie chirurgicale a) gastroentérologie b) urologie	ORL	Médecine légale
Biophysique	Histologie-embryologie	Sémiologie chirurgicale	Pédiatrie	Ophtalmologie	Thérapeutiques de syndromes médicaux
Mathéma-tiques appliquées	Physiologie	Sémiologie médicale a) pneumo-logie b) maladies infectieuses c) neurologie d) néphrolo-gie	Stomatologie	Anesthésiologie-réanimation	
Statistiques	Psychologie	Physiopa-thologie	Radiologie	Pathologie gynéco-obstétricales a) obstétricales b) gynécologiques	

1ère année du 1er cycle	**2e année du 1er cycle**	**1ère année du 2e cycle**	**2e année du 2e cycle**	**3e année du 2e cycle**	**4e année du 2e cycle**
1ère année	**2e année**	**3e année**	**4e année**	**5e année**	**6e année**
Informatique	Soins infirmiers	Médecine opératoire et anatomie opératoire		Pédiatrie	
Biologie cellulaire et génétique fondamentale	Sciences économiques et sociales	Parasitologie fondamentale			
Anatomie	Sémiologie médicale (gastro-entérologie, cardiologie)				
Physiologie	Sémiologie chirurgicale				
Histologie-embryologie	Anglais				
Anglais					

Source : Faculté de médecine et de pharmacie, Livret de l'étudiant, ministère de l'Éducation nationale, Conakry, 1984

De l'avis de la majorité des professionnels de santé, la formation reçue dans les différentes filières est en adéquation avec les besoins des services de santé, mais avec quelques efforts individuels d'adaptation pratique à la sortie de l'université. On avait compris que soigner est un tout, c'est pourquoi on ne voulait pas dissocier théorie et pratique, aussi une importance toute particulière est accordée à la formation générale pour couvrir les besoins en généralistes. Leur formation initiale achevée, de nombreux étudiants décident de pratiquer des spécialités : la traumatologie, la neurologie, la chirurgie ou encore la pédiatrie, la gynécologie ou la cardiologie… Désormais plutôt que de construire les pratiques professionnelles à partir de la formation théorique reçue, l'objectif mis en avant est l'intégration des expériences acquises au cours de la formation pratique.

Enseignants et apprenants après 1984

Après 1984, les écoles professionnelles de santé ne disposent pas toujours d'un personnel enseignant qui leur soit propre. Les cours sont dispensés par le personnel médical relevant des structures de santé des villes où se trouvent les écoles professionnelles. Ces enseignants sont composés de médecins des hôpitaux régionaux, préfectoraux et de la DPS, d'infirmiers, de vacataires, d'aides de santé, de techniciens de santé publique, de sages-femmes, de laborantins, et de quelques professeurs d'université. Ils n'ont en général pas été reclassés selon les nouveaux critères mis en place par la suite.

En revanche, ceux de la faculté de médecine font partie des premiers enseignants du supérieur reclassés par le Conseil africain et malgache pour l'enseignement supérieur (CAMES), instance interafricaine de validation des diplômes et des avancements fondée en 1968. La faculté de médecine utilise ce processus pour procéder au reclassement des enseignants dès le début des années 90. Dès lors, on assiste à une cohabitation entre deux catégories d'enseignants : une première catégorie qui était déjà en poste sous Sékou Touré, composée d'homologues, de vacataires et de fonctionnaires titulaires de thèse, et engagés par le ministère de l'enseignement supérieur et une seconde catégorie qui concerne ceux qui sont entrés dans le processus de reclassement du CAMES ; ils appartiennent à tous les grades, d'Assistant à Professeur agrégé. Notons que les cadres de la première promotion de médecins guinéens, qui étaient partis étudier à l'extérieur en 1975, et qui sont revenus en 1982, avec le titre de Dr ES Sciences, correspondant à la dénomination actuelle de Phd/doctorat, constituent le substrat des premiers postulants à ces grades.

Les enseignants coopérants, plus anciennement intégrés au circuit international de reclassement, continuent avec leurs anciens grades. Mais leur nombre a considérablement décru et la majorité des professeurs de médecine sont guinéens. Les rares coopérants après 1984 sont essentiellement des Russes, généralement venus à l'époque de la coopération avec l'URSS et reconduits dans le cadre de la coopération réactualisée avec la Russie. Ces quelques expatriés sont uniquement à la faculté de médecine. Dans les écoles professionnelles de santé les Guinéens sont les seuls maîtres à bord, tant pour les responsabilités que pour l'exécution.

La pléthore des effectifs d'étudiants ou élèves influe négativement sur la situation d'enseignement, c'est pourquoi le nouveau régime porte son intérêt sur la qualification des enseignants. Ainsi, on observe une certaine élévation des diplômes nécessaires pour les Guinéens enseignant à l'université : ils vont passer les grades en allant se perfectionner à l'étranger :

Une dizaine d'enseignants nationaux ont obtenu le grade de maître-assistant ou le grade professoral après la formation postuniversitaire à l'étranger (URSS, Canada, Chine, France, Maroc).[487].

Toutefois, portant une appréciation sur le niveau de formation médicale après 1984, de nombreux enquêtés évoquent surtout la baisse progressive et la dégradation de la qualité des enseignements. Si au cours de la période comprise entre 1984 et 1993, le niveau de la moitié des étudiants est jugé correct, en revanche entre 1994 et 2000, les étudiants considérés comme ayant un bon niveau ne sont pas nombreux. Certains étudiants seraient même incapables de réflexion individuelle et dépendent trop des professeurs, comparativement aux promotions précédentes.[488]. Par ailleurs, « avec les effectifs pléthoriques, les professeurs ne peuvent plus encadrer de près les étudiants, organiser correctement les évaluations, c'est-à-dire avec la même rigueur que par le passé, en étant à même de distinguer les présents des absents, de faire plusieurs évaluations que permettaient les modestes effectifs ; les niveaux ont baissé »[489]. Ceci est confirmé par un autre professeur de médecine :

Ainsi, ceux qui ont une autonomie acceptable étaient considérés comme faisant partie des ''bons'', parce que ceux qui ont une autonomie normale sont devenus une exception ! Vers la fin des années 90, c'était au prix d'une bonne investigation qu'on pouvait trouver des étudiants à qui on peut confier un travail scientifique, en toute indépendance possible. Le courage qu'ils devaient avoir s'est émoussé, ils n'exploraient plus d'eux-mêmes, l'inventivité de projets scientifiques propres à la réflexion personnelle s'était raréfiée, au profit de l'imitation et de la reproduction.[490]

Un effet de cercle vicieux s'en suivrait car la croissance des effectifs et la dégradation de leur qualité de travail, déterminerait plusieurs enseignants « à aller à la recherche précoce d'argent, plutôt

---

[487] Entretien 2016, Dr Vladimir Tchirkov (né en 1947).

[488] Appréciations d'un professeur (59 ans) de médecine en activité, 2015. D'autres témoignages vont dans le même sens.

[489] Un autre professeur (61 ans) de la même structure, 2016.

[490] S'exclamait un professeur à la retraite (78 ans).

que de se soucier de perfection, ce qui favorisait le développement d'une culture de la médiocrité »[491].

Le même constat est fait à la Faculté de médecine où les étudiants éprouvent de sérieuses difficultés à participer à l'animation des cours et à l'assimilation des enseignements. Ils sont largement dépendants des cours magistraux dispensés par le professeur. Plusieurs apprenants faisaient preuve d'un laxisme notoire. Cette évolution est à l'opposé des idéaux de la politique initiée par les pouvoirs publics de la Première République qui mettait l'accent sur l'activité personnelle et la créativité scientifique.

Au cours de cette période on a aussi assisté à la quasi-généralisation des séances de révisions collectives au détriment de la réflexion individuelle, beaucoup plus favorable à la fécondité intellectuelle. La raison avancée en est que les révisions collectives ont l'avantage de réunir des étudiants autour d'une thématique précise ; ces étudiants, émettent des points de vue tantôt convergents, tantôt divergents, les justifient, les discutent pour se les approprier. Mais on s'est rendu compte qu'au lieu d'être des séances de révision proprement dites, les pratiques en cours d'usage ne sont qu'une reprise des enseignements par les plus doués, sous le regard et le suivi passif de ceux qui n'ont pas compris. La gravité de la situation ne vient, cependant, pas du seul fait qu'ils n'aient rien compris, mais plutôt du fait qu'ils auraient pu comprendre par eux-mêmes, s'ils avaient su comment faire, et s'ils avaient eu la motivation requise. Par conséquent, ces rencontres de groupe doivent compléter le travail individuel et non se substituer aux efforts de concentrations individuels, voire d'assimilation, par soi, des cours dispensés en classe.

De notre point de vue, la meilleure manière d'assimiler des enseignements, après la classe, est, dans un premier temps, de s'isoler, de tenter de refaire ce que le professeur a fait, d'identifier les parties qui s'assimilent facilement, celles sur lesquelles persistent des zones d'ombre, se référer aux cahiers et aux livres, pour explorer la méthode du professeur, reprendre ensuite à nouveau, ainsi de suite, et plusieurs fois, parce que c'est la répétition qui fixe la notion. Mais plutôt que de tenter cette méthode pédagogique, la plupart des apprenants préfèrent ne rien lire et se contenter de suivre les comptes rendus de lectures de leurs camarades. Au lieu de réaliser que ce que restituent leurs

[491] Ce point de vue, général, est illustré ici par les propos d'un professeur actif (62 ans) de médecine.

camarades est le résultat de leurs lectures personnelles préalables à la rencontre du groupe, ils pensent que ces derniers sont naturellement plus doués qu'eux. Il faut toutefois pondérer ceci en soulignant le manque de documentation et d'ouvrages en nombre suffisant.

Au final, l'analyse des informations montre que ceux qui arrivent à un bon niveau ne constituent qu'une minorité relativement faible de diplômés tandis que la majorité a un niveau moyen, voire faible. Dans les écoles professionnelles, la situation n'est guère meilleure.

Organisation des stages de formation en santé et médecine

Les stages se font toujours dans les structures de santé publique que sont les CHU pour les étudiants de la faculté de médecine, et les hôpitaux régionaux, préfectoraux, les Centres médicaux communaux, les services d'hygiène, les centres de santé, etc. Quelques apprenants arrivaient à décrocher des stages personnels et de manière très informelle dans de nouvelles structures privées de santé.

L'organisation des stages est la suivante. Les étudiants de la faculté de médecine ne commencent leur stage qu'à partir de la 2e année. Celui-ci s'effectue en médecine rurale au Centre national de formation et de recherche en santé rurale de Maférinyah. En 3e année, les TD de sémiologie médicale et chirurgie se font dans les CHU, sous forme de stage d'initiation clinique, à raison de 12 heures par semaine. En 4e année ils se font dans les CHU, en raison de 4 heures par jour, pendant 5 jours (du lundi au vendredi), dans le service de pneumologie, de maladies infectieuses, de chirurgie et de médecine générale. Les stages cliniques de la 5e année se déroulent dans les quatre services des CHU que sont la cardiologie, la neurologie, la gynéco-obstétrique et la pédiatrie, en raison de 4 heures par jour, pendant 5 jours (du lundi au vendredi). Finalement en 6e année, les stages se font soit dans les services des CHU, soit au Centre de Maférinyah, soit dans un centre de sous-préfecture (source : Livret de l'étudiant, ministère de l'Éducation nationale, Conakry, 1984).

Les stages sont à la fois théoriques et pratiques[492]. Les stages pratiques sont « une application matérielle des cours suivis en classe, visant à lier la théorie aux actions ». Cette pratique, s'effectue sous la responsabilité d'un médecin dit maître de stage. Les stagiaires sont

---

[492] Faculté de médecine et de pharmacie, Livret de l'étudiant, ministère de l'Éducation nationale, Conakry, 1984.

initiés à l'apprentissage des soins au lit du malade, certains dispensent de soins médicaux et chirurgicaux ou font des gardes, bref, toutes les tâches hospitalières conformes à leur niveau d'étude.

L'accès au matériel de travail et d'expérimentation était toutefois devenu problématique car les établissements de formation souffrent du manque chronique d'équipement approprié. Tout cela influe négativement sur le déroulement des stages.

L'inorganisation des structures d'accueil et le manque de moyens favorisent la possession privée de certains outils, dans les structures publiques de santé. Ainsi, ceux qui en avaient les moyens, pouvaient acheter leurs thermomètres, leurs stéthoscopes et leurs tensiomètres. Mais ne pouvant disposer de tout cet arsenal hospitalier en propre, ils s'arrangeaient, néanmoins, pour s'adapter aux conditions d'accès aux équipements disponibles dans les structures de santé avec toutefois toujours plus de difficultés.

En général, les élèves des écoles professionnelles commencent leur stage dès le second semestre de la première année pour le prolonger ensuite durant tout le reste des études. Mais dans certaines écoles, les stages réservés aux élèves ne commencent qu'à partir de la deuxième année. Comme par le passé, les stages se font soit dans la matinée et dans ce cas, les cours se déroulant les après-midi, soit inversement, suivant l'organisation interne des écoles.

La durée de chaque stage est aussi fonction des cycles d'études. Dans les écoles professionnelles, les élèves sont soumis à deux types de stages de durée différente : les stages de formation et les stages de consolidation. Les premiers ont lieu au cours des études, et couvrent toute la période du moment choisi par l'établissement, quant aux stages de consolidation ils ont lieu après les études, et ne couvrent qu'un mois par service. À l'université, la durée des stages est de trois mois en général, mais ce n'est pas dans tous les cas que la règle de la durée est respectée. Il est en effet courant que des apprenants consacrent beaucoup plus de temps à leurs stages à l'université, il arrive même que certains étudiants restent plus qu'il ne le faut dans le service de leur directeur de thèse ou dans celui de leur encadreur.

À la faculté de médecine, les absences d'une durée égale ou supérieure à 10 jours, doivent faire l'objet de récupération sous la forme d'un stage d'une durée définie par le chef du service, mais qui ne doit pas être inférieure à la moitié du temps d'absence. Une dispense de stage d'une durée de 7 jours par an non renouvelable peut être accordée par le chef de service.

Comme évoqué en ce qui concerne le personnel médical, le problème de la répartition équitable des stagiaires entre les structures de santé publique du pays se pose de manière forte. Les structures de l'intérieur du pays sont défavorisées, ce qui prive ces mêmes stagiaires de la possibilité d'acquérir l'expérience des conditions de travail et des spécificités des conditions de santé dans les régions. La propension de bon nombre de stagiaires à vouloir rester dans les agglomérations de la côte à l'issue de la formation, créait une situation de surcharge et de dénuement au niveau des structures de la périphérie. Ainsi, à ce niveau aussi, se mettait en place un réseau de complaisance, qui avait pour résultat de maintenir les "protégés" dans les villes de leur choix.

La capitale, Conakry, constitue le lieu le plus convoité. La presque totalité des étudiants de la faculté veut y rester, sans oublier que certains élèves venaient, même de l'intérieur, pour solliciter des stages à Conakry.

À la faveur de la libéralisation économique encouragée par le nouveau pouvoir, plusieurs personnes manifestèrent ouvertement leur refus de partir à l'intérieur. Les motifs évoqués portent sur les mauvaises conditions de travail et de vie de l'intérieur, auxquelles il faut ajouter les possibilités très limitées d'avoir les mêmes avantages que ceux affectés à Conakry. À cela, s'ajoutent les contraintes qu'ont les femmes mariées de se séparer de leur mari. Selon un aide-santé :

Il y avait des problèmes de répartition des femmes mariées parce que les négociations étaient difficiles pour quitter là où on t'envoie pour un autre centre ou lieu de stage[493].

Le plus souvent on finissait par les maintenir dans la localité de leur préférence, qui était souvent Conakry ou ses environs. L'analyse de la répartition par sexe du personnel de santé a montré ce déséquilibre net avec 644 hommes et 1366 femmes à Conakry en 1999.

Il arrivait aussi que des préfectures ne disposent d'aucun médecin dans certaines spécialités, à plus forte raison de stagiaire universitaire. Ainsi un infirmier dresse un bilan assez noir de la répartition des personnels de santé, qu'il répète au fil des questions, qu'il s'agisse de titulaires ou de stagiaires :

Ce n'était pas très équitable parce qu'il n'y avait pas de stagiaires dans certaines préfectures car tout le monde souhaitait rester à Conakry.

Ce n'était pas équitable aussi car il y avait certaines préfectures qui n'avaient ni médecins, ni stagiaires. En 1997 à Tougué, par exemple, il

[493] Entretien, 2016, El Hadj Fodé Salim Fofana (né en 1938).

n'y avait aucun chirurgien pour un bâtiment rénové et équipé récemment par l'OMS (Organisation mondiale de la Santé).

Le partage n'était pas équitable parce que beaucoup ne voulaient pas aller à l'intérieur[494].

Cette concentration des personnels à Conakry empêchait certaines structures de l'intérieur de disposer d'agents qualifiés[495]. Il y a donc un phénomène de cercle vicieux car pour envoyer un stagiaire à l'intérieur, on devait d'abord s'assurer de la présence d'un spécialiste qui pouvait l'encadrer sur place.

D'autres problèmes se posaient pour la réalisation de stages. Ainsi, faute de disposer de places dans les structures sanitaires, certains étudiants se débrouillaient par eux-mêmes pour trouver des lieux de stage, contrairement aux dispositions officielles de la ventilation dans les différents services par la Faculté. Même lorsque la possibilité de trouver un stage était acquise, plusieurs chefs de service concernés limitaient le nombre de stagiaires, sans se préoccuper du devenir de ceux à qui on avait refusé la place.

Des stagiaires pouvaient aussi rencontrer des maitres de stage qui en raison de leur faible niveau étaient incapables de répondre correctement à certaines questions posées.

Finalement, un autre problème que pouvaient rencontrer les stagiaires envoyés à l'intérieur du pays, est celui relatif à la prise en charge des frais de séjour et de logement. Il résulte de tout ce qui précède que les conditions de vie, d'études et de travail des stagiaires sont particulièrement dures et que loin d'être équitable, la répartition des stagiaires entre les centres de santé est très discutable, parce qu'en réalité ce sont les grands centres urbains qui sont privilégiés au détriment de structures plus petites[496].

---

[494] Entretien 2015, Abdoul Gadiri Baldé (né en 1945).

[495] Ceci est aussi dénoncé par Cournanel *op. cit.*, p.215.

[496] Propos d'un médecin actif (68 ans) de la région de Kankan. Un autre témoin dit : Les gens négociaient pour rester en ville (Conakry), Entretien 2015, Baba Sako (né en 1950).

Évaluation de la formation médicale

En raison de la pléthore de l'effectif, les évaluations ne se font plus de façon sérieuse, dit un médecin[497]. Peut-on extrapoler ce constat ?

L'évaluation des enseignements concerne aussi bien les enseignements théoriques que les stages pratiques.

Évaluation des enseignements théoriques dispensés en classe

Les types d'évaluations sont, dans l'ensemble, les mêmes que ceux qui étaient en vigueur sous l'ancien régime avec comme seule différence l'introduction du système dit du certificat qui remplace l'exigence de l'obtention de la moyenne de 5 sur 10 dans toutes les matières qui conditionnaient le passage en classe supérieure. Mais la baisse de niveau et le besoin de stabilité ont empêché l'application correcte de ce système, ce qui sera à l'origine de la mise en œuvre d'un système hybride, associant des éléments du certificat à ceux des sessions de rattrapage. Désormais, sont déclarés « définitivement admis, ceux qui ont obtenu une note supérieure ou égale à 5 sur 10 dans chaque matière »[498] mais, une session de rattrapage est organisée aux mois de septembre-octobre pour les recalés de cette première session. Pour être admis à suivre les cours de l'année suivante, l'étudiant doit réussir un examen portant sur toutes les matières enseignées. En cas d'échec, il redouble l'année. Une autre mesure stipule qu'« à titre exceptionnel, le doyen peut autoriser un étudiant n'ayant échoué qu'à une matière, à s'inscrire, pour suivre l'enseignement de l'année suivante. L'étudiant devra alors repasser l'examen de la matière, dans laquelle il a échoué au cours de cette année de reprise ».[499] Cette exception constitue une limite à l'équité qui voudrait que le même principe s'applique à tous les étudiants, réunissant les mêmes conditions.

Les évaluations théoriques classiques se font sous forme d'interrogations écrites et orales, ainsi que d'exposés collectifs, le tout sanctionné par des compositions semestrielles et de fin d'année pour les écoles professionnelles, et des examens d'État pour l'enseignement supérieur.

---

[497] Entretien 2015, Dr Mamady Keïta (né en 1947).

[498] Livret de l'étudiant, ministère de l'Éducation nationale, Conakry, 1984, p. 57.

[499] Livret de l'étudiant, ministère de l'Éducation nationale, Conakry, 1984, p. 57.

Les évaluations sont généralement prévues, mais elles peuvent aussi être improvisées. Ceci était toutefois rarement fait, dit une infirmière qui contraste ainsi les deux périodes :

(sous Sékou Touré) *Les évaluations se faisaient par surprise, sans information préalable ; il n'y avait aucune complaisance même pour les nourrices [étudiantes mères de jeunes enfants]. Aucune documentation n'était permise, on installait les élèves un par table et, aucune communication n'était possible.*

Avec l'avènement du deuxième régime, cette rigueur a disparu[500].

Les évaluations prévues sont faites à des dates connues à l'avance par les étudiants et les élèves, selon un rythme mensuel, semestriel ou annuel en fin d'année. Les évaluations improvisées peuvent prendre les mêmes formes que les évaluations classiques ; elles sont plus fréquentes pendant l'heure des cours ; dans ce cas, elles consistent à amorcer chaque séance par des questions orales avec pour objectif principal d'évaluer si les enseignements antérieurs ont été bien assimilés.

La rigueur caractérise le déroulement des examens jusqu'à 1995 environ. Les étudiants, installés dans des salles réquisitionnées à cet effet, sont soumis à une surveillance rigoureuse. Les copies sont corrigées par des groupes de professeurs et les évaluations orales sont supervisées par un jury, etc. Cette rigueur était de nature à minimiser les déséquilibres majeurs. Mais après cette date, la rigueur s'effrite progressivement sous les effets du gonflement des effectifs, de la précarisation des enseignants et du relâchement de leur autorité mais aussi de l'implication, de plus en plus manifeste, de l'autorité politique et administrative dans le système éducatif. Le sérieux des évaluations était dès lors clairement affecté, et on attribuait de bonnes notes à des étudiants qui ne le méritaient pas. Le gonflement des notes a aussi été influencé par le principe qui, au départ, définissait le montant de la bourse de chaque étudiant en fonction de sa moyenne annuelle. À cela, s'ajoute la fréquence des fraudes.

De plus, à partir de la première moitié des années 1990, on note le recul progressif des évaluations écrites, au profit d'interrogations orales, et ce pour éviter aux professeurs les interminables corrections de copies, conséquence de la surcharge des promotions. Le tirage au sort était aussi une pratique courante appliquée par certains professeurs pour faciliter le déroulement rapide des évaluations orales. À la fin de

---

[500] Entretien 2015, Katherine Koropara (née en 1960).

cette décennie, le gonflement des effectifs ne permettait plus en effet de faire passer à tous les étudiants des épreuves orales. Les évaluations prirent dès lors la forme d'exposés présentés par des groupes d'étudiants. Ceci permettait aux enseignants d'avoir un nombre plus raisonnable de copies à corriger. Quant aux compositions semestrielles, de fin d'année ou de fin de cycle, elles étaient généra-lement organisées par la direction des établissements, en collaboration avec les professeurs concernés.

Si ces manquements graves étaient systémiques et concernaient garçons et filles, des spécificités de genre sont à noter. Cette situation est mentionnée implicitement et englobée dans un ensemble caractérisé par « la corruption, le poids des recommandations, le développement de la complaisance, surtout dans les écoles ayant un grand nombre de filles ».

Le terme euphémique de « complaisance » renvoie au fait que les enseignants utilisaient leur position dominante pour troquer la réussite à l'examen contre des faveurs sexuelles :

Par contre, certains enseignants n'étaient pas rigoureux. Il y avait la complaisance à cause du nombre pléthorique de filles à l'école[501].

Bien sûr, il faut évoquer aussi un jeu de séduction par les étudiantes pour obtenir de bonnes notes sans faire le travail nécessaire[502].

Ceci n'est bien sûr pas propre à la faculté de médecine ou aux écoles de santé mais marque tout le système éducatif au point que l'on parle ironiquement (ou amèrement) de NST, notes sexuellement transmissibles. Cette situation se retrouve dans bien d'autres pays.

Les modalités d'évaluations étaient similaires dans les écoles de santé :

Il y avait des interrogations écrites à l'école, les questions orales étaient aussi posées pendant les activités pratiques, on demandait à l'élève de faire un exposé sur un cas de maladie par exemple, à l'issue duquel exposé, il est noté. C'est les élèves qui nous racontaient qu'à l'école c'était ça[503].

Les rares cas d'évaluations fiables sont signalés dans des écoles périphériques, aux effectifs réduits et où l'autorité des enseignants est restée intacte et la discipline rigoureusement appliquée.

---

[501] Entretien 2016, Abdoulaye Lâbiko Diallo (né en 1948).
[502] Citation *supra* évoquant « le port de la tenue n'est pas de mise ».
[503] Entretien, 2016, El Hadj Fodé Salim Fofana (né en 1938).

Pour résumer, la surcharge des effectifs, le relâchement de l'autorité des enseignants, avec la complicité fréquente de l'administration, la facilité des fraudes, la montée de la corruption, l'attribution des notes de complaisance ou d'affinité sont les principales entraves à la fiabilité des évaluations. Bien sûr, on ne peut pas généraliser et, comme dans tout système, s'imposent de bons étudiants, sérieux et soucieux de répondre aux besoins de leur formation dans un idéal de vocation médicale.

Évaluation des stages

Les modalités d'évaluation des stages sont fonction des types d'établissements, mais il est généralement admis que ce sont les chefs de service qui sont les maîtres de stage et qui évaluent les stagiaires. Dans certains cas il arrivait que les écoles d'origine du stagiaire évaluent la première année de stage, pour ensuite laisser le soin au chef du service concerné de continuer, comme ce fut le cas à Kankan. Suivant les particularités des services et le niveau de rigueur de leurs chefs, certains maitres de stages commençaient les évaluations, dès après la première semaine de présence du stagiaire.

Les maitres de stages avaient donc la latitude d'utiliser le mode d'évaluation qui leur semblait être le plus approprié. Mais de façon générale, les types d'évaluation et les barèmes des notations étaient les mêmes que ceux appliqués aux enseignements dispensés dans les classes, à la différence que le pragmatisme est de mise dans les stages. Pendant les activités pratiques, on pouvait, par exemple, demander à un stagiaire d'expliquer comment durant son stage, tel malade, a été traité.

Des fiches de stages sont conçues à cet effet, soit par les établissements d'origine, soit par les chefs des services d'accueil. À la faculté de médecine, une note inférieure à 4 oblige l'étudiant à effectuer un stage non rémunéré de récupération dont les modalités sont fixées par le doyen, sur proposition du chef de service qui a décidé de la non-validation du stage (cf. *supra*).

Enfin, l'examen clinique constitue une autre épreuve à laquelle les étudiants de la faculté de médecine sont soumis, après les cours théoriques et avant la soutenance du mémoire. Ne sont alors autorisés à s'inscrire que ceux qui ont validé la totalité des DCEM[504] et ont suivi

[504] Il s'agit de toutes les années du Deuxième Cycle des Études médicales (DCEM), comme défini dans le programme d'étude.

de façon assidue le stage. L'examen est organisé dans les CHU de Donka et Ignace Deen, et porte sur des épreuves théoriques et pratiques au nombre de quatre. Chacune des disciplines est notée de 0 à 10. Une note inférieure à 5 entraine l'ajournement et l'obligation d'effectuer une prolongation de trois mois de stage dans la discipline non validée. Ce stage de réparation doit être effectué dans le service du président de jury de la clinique dans laquelle l'étudiant a été ajourné ou dans un service agréé par le premier.

L'emploi des diplômés : une question épineuse

Les contraintes d'emploi des diplômés de santé et médecine

Une étude consacrée aux diplômés en santé et en médecine pose le double problème de la fiabilité des statistiques et de l'ampleur du chômage. Toutes les investigations entreprises pour mobiliser des données chiffrées officielles, tant au niveau des établissements de formation qu'au niveau des départements ministériels en charge de ces questions, ont été infructueuses. La même situation s'observe quand il s'agit de s'intéresser aux statistiques concernant les effectifs de diplômés qui sortent des établissements de formation et se retrouvent tous les ans sur le marché du travail.

À la faculté de médecine, des évaluations font ressortir des « moyennes annuelles d'environ 87 diplômés entre 1984 et 1992, de 99 entre 1993 et 1995 et de 250 entre 1996 et 2000 »[505]. Ceci cumulé sur le nombre d'années de la période considérée, soit 16 ans (de 1984 à 2000), et additionné aux effectifs (inconnus) des sortants des écoles professionnelles de santé sur la même période, aboutit à un nombre hypothétique considérable d'agents, si l'on en croit les personnels médicaux interrogés. En considérant tous les paramédicaux, c'est-à-dire les pharmaciens, les biologistes et les laborantins, on pourrait compter des milliers de diplômés.

L'emploi des diplômés devenait dès lors une préoccupation majeure aussi bien pour les pouvoirs publics que pour les concernés eux-mêmes qui, avec l'arrivée des militaires au pouvoir, découvraient, pour la première fois depuis l'indépendance, les réalités du chômage. L'emploi

---

505 Enquêtes de terrain, 2016. Un médecin évoque ces chiffres : 25 à 50 sortants en 1967-1969 ; plus de 50 sortants de 1969 à 1981 et environ 100 sortants dans les années 1990. Entretien 2015, Dr Mamady Keïta (né en 1947).

systématique par l'État n'était plus assuré en ces temps de pression sur les budgets des États. Un aide de santé affirme ainsi :

Les non-employés pouvaient aller jusqu'à 95 %[506].

Les structures de santé publique ne pouvaient pas absorber tous les diplômés, il en était de même du secteur privé embryonnaire et mal organisé.

C'est d'ailleurs, en partie, le profond déséquilibre existant entre les structures de santé existantes et les effectifs des professionnels de santé qui avait précipité la création des cabinets et cliniques privés de santé ou de pratiques illicites comme le disent plusieurs témoins :

[Ceux qui ne sont pas employés] *deviennent souvent des pharmaciens par terre*[507]*, d'autres partaient dans les milieux éloignés pour donner clandestinement des soins, ce qui était parfois un problème pour la santé des populations surtout quand ces soignants ne maîtrisaient pas* [les connaissances médicales][508].

Mais les faiblesses du secteur privé et l'absence d'organismes de substitution et de mesures d'accompagnement suite au désengagement de l'État poussaient la plupart des diplômés à adresser en vain des demandes aux établissements publics de santé. Même avec la prolifération des cabinets, l'espoir de trouver un bon emploi est souvent vain, d'autant que ces cabinets ne garantissent pas la sécurité de l'emploi. À l'exception de certains fondateurs d'établissements privés disposant de grands moyens, les diplômés ne considèrent pas l'emploi dans le secteur privé comme valorisant. Ceux qui travaillent dans les cliniques et les pharmacies privées, le font en attendant d'être recrutés, un jour, dans la fonction publique »[509]. Devenir fonctionnaire reste le rêve de beaucoup marqué par les pratiques de l'ancien régime, voire de l'ancienne métropole.

En raison de l'intensité des contraintes d'adaptation, auxquelles l'État était confronté, le rythme de recrutement des diplômés, qui était annuel auparavant, devenait irrégulier :

---

[506] Entretien 2016, Dabo Doumbouy (né en 1942).

[507] Ceci renvoie à la pratique de vendre des objets, en l'occurrence des médicaments, littéralement « par terre », c'est-à-dire sur les trottoirs. Cette pratique est fréquente, par exemple pour les livres, elle exprime une forme informelle de commerce.

[508] Entretien, 2016, El Hadj Fodé Salim Fofana (né en 1938).

[509] Cette conception générale est illustrée par les propos d'un médecin (61 ans) en activité de Conakry.

Le rythme est très lent. Les élèves font plusieurs stages sans être recrutés. Certains finissent même par oublier ce qu'ils ont appris. J'ai pris ma retraite en 1997, et jusqu'à présent [2016] il y a des élèves que j'avais encadrés qui ne sont pas recrutés[510]

À cela, s'ajoutent les conséquences des récentes mesures d'ajustement structurel de la Banque Mondiale et du FMI qui ont conduit au gel des emplois de la fonction publique, pendant près d'une décennie, voire à des licenciements. Les enquêtes de terrain révèlent qu'entre 1984 et 2000, il n'y aurait eu que deux concours de recrutement de personnel médical en Guinée. Entre-temps, plusieurs diplômés continuent de faire des stages dans des services dans l'espoir, vain, d'être recrutés. Ceci ressort nettement d'une enquête réalisée en 1999-2000 à Conakry qui souligne autant des situations de connivence entre titulaires et stagiaires que d'exploitation de ces derniers qui se plient à toutes sortes de demandes (compenser des absences, couvrir des comportements…) dans l'espoir d'obtenir un poste[511].

D'autres diplômés, en raison même de l'insuffisance de structures de stage, ne faisaient rien et restaient tout simplement chez eux. Cependant, parallèlement à la dureté du chômage que vivaient la plupart des diplômés, les personnels de santé déclaraient avec amertume que :

Sous l'influence des recommandations, de la parenté, du favoritisme et de la corruption, certains diplômés réussissaient à s'insérer fabuleusement dans les effectifs de la fonction publique. Avec donc le recul des recrutements officiels, quelques-uns s'arrangeaient à se faire recruter par des voies officieuses. Mais la réussite d'un tel exploit n'était pas à la portée de n'importe qui.[512]

Ainsi, le recoupement et la synthèse des informations fournies par les professionnels de santé, en ce qui concerne la période 1984-2000, conduisent à avancer une moyenne de 10 % de diplômés employés à la

---

[510] Entretien 2016, Abdoulaye Lâbiko Diallo (né en 1948).

[511] Dans le cadre d'un projet lancé sur plusieurs pays et dirigé par J.P. Olivier de Sardan et Y. Jaffré, sur financement de la coopération française et de l'UNICEF. À Conakry, les entretiens ont été menés par Ibrahima Sory Barry, Kadiatou Dalaba Baldé et Mohamed Campel Camara sous la supervision d'Yveline Diallo, IRD Marseille. Diallo Yveline, Mohamed Campel Camara « Les relations des soignants titulaires et des soignants bénévoles dans les centres de santé publics de Conakry », IRD, Réseau Anthropologie de la santé, SHADYC (EDESS-CNRS), « Les professionnels de santé », *Bulletin* n° 2, 2001, p.37-46

[512] Illustration d'une idée très répandue dans les propos d'un infirmier d'État retraité (78 ans) de Kankan.

sortie des écoles de santé, contre 27 % pour ceux de l'université, chiffres insignifiants. Les inactifs sont donc, de loin, les plus nombreux et doivent trouver à s'occuper pour vivre :

Ceux qui n'étaient pas employés se débrouillaient dans d'autres activités comme la vente illicite des produits, d'autres retournaient au village pour y rester[513].

Ces diplômés sans emploi vivaient dans la hantise d'un avenir incertain. Certains deviennent des bénévoles, qui s'efforcent de venir en aide aux démunis dans les quartiers et les villages, en créant des "cliniques fantômes". C'est parmi eux qu'on rencontre des personnes qui s'adonnent à des activités clandestines de soins, à la recherche d'hypothétiques moyens financiers. Ils privilégient les localités retirées, sans accès aux structures sanitaires mais leur activité peut constituer un facteur de risque pour la santé des populations car ils essaient de soigner des maladies dont ils ne maîtrisent pas toujours l'étiologie. Les services privés de santé servaient ainsi, partiellement, de refuge à de nombreux diplômés désespérés.

Contrairement à ceux qui, d'une manière ou d'une autre, mènent des activités légales conformes à leur formation, d'autres en revanche mènent des activités qui n'ont rien à voir avec la formation reçue. C'est ainsi que pour survivre, certains diplômés au chômage s'investissent dans diverses petites affaires, tandis que d'autres encore deviennent ouvriers ou manœuvres dans la construction ou intègrent le secteur du petit commerce.

Mais c'est la situation de ceux qui ne font rien du tout et qui sont dans une situation de chômage chronique qui pose le problème le plus inquiétant. Certains chômeurs, qui n'ont plus de perspective, migrent définitivement en zone rurale. Dans le pire des cas ils peuvent devenir des *desesperado*s, des délinquants ou des trafiquants de drogue. Le chômage a abouti, parfois, à un véritable fléau social ; il arrivait même que des forces de l'ordre mettent en déroute des bandes de voleurs à mains armées et des gangs de cambrioleurs comprenant en leur sein des étudiants en médecine, phénomène nouveau en Guinée.

Pour essayer de résoudre la crise du travail, le gouvernement a pris la décision de mettre à la retraite anticipée certains cadres et d'instaurer un système de motivation aux départs volontaires pour que les postes soient occupés par les plus jeunes. Mais ces mesures, bien qu'elles aient poussé précocement certains travailleurs à la retraite, n'ont en rien

---

513 Entretien 2016, Dabo Doumbouy (né en 1942).

résolu le problème du chômage et peuvent, au contraire, aggraver la situation. En effet, la cession des postes aux jeunes posait parfois le problème de leur compétence et de la fiabilité de la relève et de la transmission des expériences.

C'est pour venir à bout de cet épineux problème, que certains enseignants ont conseillé aux pouvoirs publics de mettre en place le perfectionnement continu des cadres moyens pour leur permettre d'acquérir des compétences plus pointues, qui mènent vers des emplois mieux prisés et plus sécurisants. Ceux qui sont à l'origine de cette proposition estiment qu'à défaut de cette possibilité, le recyclage dans d'autres secteurs d'activités, même non médicales, pourrait être envisagé[514].

Compte tenu de la situation des chômeurs de longue durée, on peut valablement affirmer qu'en Guinée à l'époque, on pouvait passer des études au chômage, et du chômage à la maladie ou au gangstérisme. Mais ceci ne concerne pas, et de loin, que les étudiants en santé ou médecine. C'est un enjeu social bien plus vaste.

La formation continue non diplômante du personnel soignant

Les possibilités de formation continue non diplômante étaient nombreuses, sous la deuxième république. Cette époque est en effet celle d'une véritable ouverture, se traduisant par la mise en œuvre d'une série de mesures allant dans le sens d'une remise à niveau et d'une réactualisation des savoirs.

Des séminaires, des ateliers, des conférences, des colloques, des tables rondes et stages professionnels, sur place ou à l'étranger dans certains cas, sont consacrés à la formation continue et au renouvellement des compétences. Par ailleurs, le ministère de la Santé organise périodiquement, en collaboration avec l'OMS (organisation mondiale de santé), l'UNICEF, (le fond des Nations unies pour l'enfance), des institutions étrangères et d'autres institutions, des cours de recyclage pour rendre le personnel sanitaire plus efficient[515]. Ces cours et séminaires sont organisés et conçus, d'une part, en fonction des besoins du pays pour rester à la pointe en ce qui concerne les connaissances médicales et les préoccupations pathologiques du moment, et d'autre

---

514 Conseils d'un directeur d'école (59 ans).

515 République de Guinée, programme intérimaire de redressement national, 1985-1987, Conakry, 1984, 221 p.

part, en fonction des besoins spécifiques des services bénéficiaires de la Guinée.

De nombreux efforts ont par ailleurs été consentis par l'État et ses partenaires pour assurer la formation continue du personnel de santé. C'est ainsi que 10 % du budget total alloué au PEV/SSP/ME sont consacrés exclusivement à la formation[516]. Ces efforts se sont matérialisés en 1996, par l'élaboration d'un plan directeur de formation initiale et continue des professionnels médicaux, paramédicaux et auxiliaires. Cette formation concerne les acteurs du programme à tous les niveaux des soins de santé primaires[517]. La formation porte habituellement sur les différents volets des soins de santé primaires tels que l'effort de lutte contre le paludisme (notamment les pièges à moustiques, les moustiquaires imprégnées…) ou contre les maladies vénériennes et le SIDA, la gestion des services de santé ou encore divers aspects de la prévention.

Entre 1987-1992, la formation était assurée par les agents du niveau central. À partir de 1993, cette formation est décentralisée pour relever de la responsabilité et de la compétence des équipes régionales et préfectorales de la santé. Ces équipes ont fait d'énormes progrès sur le terrain en ce qui concerne la transmission des connaissances.

En plus du rôle des équipes guinéennes de formateurs, on note l'implication périodique de formateurs du niveau central et d'experts étrangers des instances internationales de la santé ou relevant des ONG qui se déploient à l'intérieur du pays. Mais en dépit des progrès enregistrés, diverses faiblesses ont été constatées par certains auteurs qui pointent notamment : l'importance accordée plus à la formation des gestionnaires au détriment de celle réservée aux cliniciens ou la priorité accordée aux volets préventifs et curatifs et non à la com-munication avec les personnels. C'est pour corriger ces insuffisances, visant le renforcement des capacités locales de formation, que des équipes de formation des formateurs régionaux ont été constituées en 1996, avec l'appui de l'UNICEF, du Fonds des Nations Unies pour la Population (FNUAP) et de la Banque allemande du développement (Kreditanstalt für Wiederaufbau, KFW)[518].

---

516 PEV/SSP/ME. Séminaire de formation des secrétaires généraux chargés des collectivités décentralisées, des Sous-préfets des sous-préfectures sélectionnées.
517 Judi Aubel, Mohamed Campel Camara et al, *op. cit.*, 1997.
518 Ibid.

Chapitre 12 : Faits marquants du système de santé, de 1984 au début du XXIe siècle

Ce chapitre analyse certains faits qui ont marqué le secteur de la santé durant la période considérée. Il s'agit d'une part de mettre en lumière les innovations, voire les progrès réalisés, et de l'autre de souligner les insuffisances ou les faiblesses persistantes de ce secteur. Mais en raison de l'imbrication de ces deux aspects, la plupart des résultats présentés ici sont un couple de contrastes entre un idéal politique défini et la réalité ou les revers qui en découlent. Le chapitre est structuré en cinq thématiques, qui traitent successivement de certaines difficultés dans les relations entre patients et soignants ; de l'avènement de la médecine légale et de ses limites ; des progrès et contraintes de la vaccination ; des problèmes dans le secteur pharmaceutique nés des travers de la privatisation, ainsi que de l'écart entre les idéaux politiques et les réalités de la médecine traditionnelle.

1. Les relations patients-soignants

La politique de base du système de santé que la Guinée a adoptée au lendemain du 3 avril 1984 est de type communautaire, visant la correction des asymétries du passé colonial français et des manquements du régime autocratique de Sékou Touré. Son esprit repose sur l'idée, provenant des instances internationales, que les structures de santé sont une propriété des communautés, qui participent à leur construction et à leur gestion. La participation communautaire à diverses activités dans les structures et la présence des représentants des populations dans les instances de gestion du système ont pour but de briser le mur qui sépare parfois les citoyens et les milieux hospitaliers ou sanitaires, vus comme étrangers à leurs cultures ou façons de faire. En définitive, la politique vise à faire de l'hôpital un chez-soi des populations.

Mais contrairement aux ambitions louables de cette politique, le relâchement de l'autorité au nom de la liberté et des droits économiques retrouvés, ont conduit les personnels soignants à divers abus. Ceci a souvent découragé les populations de fréquenter les postes de santé, comme l'exprime une infirmière :

Les malades ne fréquentaient pas les centres de santé, ils préféraient se traiter à l'indigénat soit par peur de l'ingestion [des médicaments], soit par méconnaissance de l'importance de la médecine moderne[519].

Cette section s'intéresse aux relations, souvent difficiles entre le corps médical et les patients. Ces relations couvrent toutes les étapes de cheminement des patients dans les structures de santé, qu'il s'agisse des conditions d'accueil, de consultation ou d'accès aux soins, etc.

Dans l'ensemble, ces relations sont qualifiées de très négatives. Il est en effet reproché aux agents de santé de réserver un mauvais accueil aux patients. La longue durée du temps d'attente et le peu d'attention réservé à certains malades constituent autant d'entraves à la qualité de l'accueil. Il est reproché par ailleurs à certains agents de santé de faire du favoritisme en prêtant plus d'attention à certains patients. Et l'on sait bien qu' « en favorisant un patient, on en brime plusieurs autres »[520]. Les faveurs accordées aux patients qualifiés de privilégiés sont de diverses natures. On peut par exemple leur dispenser de se mettre en rang, en les introduisant directement en salle de consultation avant les premiers arrivés, biaisant ainsi l'ordre d'arrivée et augmentant d'autant le temps d'attente des premiers venus.[521] Plusieurs patients affirment avoir été victimes de négligence avérée dans les structures de santé guinéennes.

Dans certains services d'hospitalisation, il arrive que des chambres soient réservées « aux patients recommandés, ou qui ont plus de moyens, tandis que les autres sont placés dans des dortoirs communs. Pourtant, le système de santé guinéen est de type communautaire où, théoriquement, pauvres et non pauvres ont les mêmes droits.

Ces faveurs accordées à quelques-uns sont d'autant plus prégnantes que les différences de traitement s'affichent clairement. Ainsi on s'occupe mieux des personnes qui ont des connaissances ou des parents à l'hôpital, en leur accordant plus d'attention et plus de soins, tandis que les autres sont laissés pour compte. Certains patients sont même dispensés du paiement de certains frais, au vu et au su de tous les autres, et ce dans des structures de santé publique. Dans certaines structures de santé, ce sont des stagiaires qui s'occupent des malades qui n'ont pas de relations dans les hôpitaux, tandis que ceux qui sont bien introduits sont correctement suivis par les médecins titulaires.

---

519 Entretien 2015, Katherine Koropara (née en 1960).

520 Confiait un patient (45 ans, universitaire) de la ville de Conakry, 2015.

521 Mohamed Campel Camara, citant un homme enquêté (47 ans) en 1999, au centre de santé de Gbessia-port, Conakry.

Se rappelant de certains bons souvenirs d'hôpital en 1997, une dame affirme : « ce médecin était gentil avec moi… comme j'étais recommandée à lui, il s'occupait bien de mon cas ». En revanche, une autre dame fait un témoignage contraire, en insistant sur des tracasseries à l'accueil, dont elle a été victime dans un centre de santé en 2000 : « comme je ne suis pas connue par les agents de santé, j'y passais beaucoup de temps, personne ne s'intéressait à moi… l'attention n'était portée que sur les seuls malades qui avaient des relations avec les agents de santé » [522]. Autant d'éléments qui sont à la base d'un sentiment de frustration qui pousse des patients à se détourner de la fréquentation des services de santé, dans lesquelles ils n'ont pas de relations avec les agents de santé.

La corruption est aussi omniprésente en milieu hospitalier. Plusieurs personnes interrogées témoignent que : « les soignants accordent plus d'intérêt à l'argent qu'au malade »[523]. Le principal facteur aggravant cette situation résulte de la rupture née du passage récent d'un système de gratuité à un système payant. Le langage populaire est même truffé d'expressions qui traduisent l'intrusion de l'argent en milieu hospitalier. Entre autres expressions on peut retenir : « les docteurs ne connaissent que l'argent. Ils considèrent l'argent plus que les malades ! »[524]. Dans bien des cas, « l'engagement des agents de santé à sauvegarder la vie des patients n'est désormais subordonné qu'aux relations et aux avoirs de ces derniers »[525].

Des agents de santé confirment ce changement qui voit l'argent primer dans les rapports de soins :

(sous Sékou Touré) *l'accueil est irréprochable ; le respect du patient était plus humain ; l'humanisme existait.*

(après 1984) *l'accueil s'est déterminé en profil du matériel (argent) ; le recul de l'humanisme à cause de l'argent. Les frais ont augmenté, la gratuité a disparu.*[526]

---

[522] Rapporté par Mohamed Campel Camara, Études des relations en milieu hospitalier guinéen, Conakry, 2000, p. 55. Diverses informations et exemples sont tirés de cette étude.
[523] *Ibid.*, p. 40.
[524] *Ibid.*, p. 55.
[525] *Ibid.*, p. 57.
[526] Entretien 2015, Christian Noël Chaya (né en 1945).

Il ne s'agit pas seulement de faire payer les traitements nécessaires mais d'en exagérer l'ampleur. De nombreux témoignages révèlent que « certains personnels de santé recommandent des interventions chirurgicales de cas qui ne le nécessitaient pas, mais parce que ces interventions rapportent plus d'argent »[527]. Ainsi, « pour la moindre plainte en lien avec les maux de ventre, ceux qui sont habitués à ce type de gain, demandent facilement une intervention chirurgicale »[528]. À cela s'ajoute que certaines de ces interventions se font hors des structures de santé, en n'enregistrant pas les patients opérés, afin d'empocher directement les frais payés, parce que la déclaration du malade conduit au dépôt de l'argent versé à la caisse du dispensaire ou de l'hôpital[529]. Un patient confiait que : « bien de ces agents de santé demandent aux patients de sortir de l'hôpital, en cachette, au jour même de l'opération, afin de partir à domicile, où il fera la suite de tous les pansements »[530].

Mais, fait encore plus grave et plus irritant, c'est qu'on « se désintéresse des malades, dès qu'ils ont fini de payer l'argent » [531]. Notons aussi que « certaines femmes enceintes ne bénéficient d'aucun égard pour la simple raison qu'elles sont pauvres. Dans certaines circonstances, « quand la femme qui est venue pour accoucher ne donne pas la somme exigée, les sages-femmes lui demandent d'attendre alors l'arrivée de son mari, avant de s'occuper d'elle »[532]. Plusieurs femmes meurent d'ailleurs dans les hôpitaux parce qu'elles n'ont pas été correctement traitées, notamment en cas de besoin de césarienne.

Mais l'intérêt que le personnel de santé accorde à l'argent n'est pas seulement lié à la volonté de faire payer au patient les soins dispensés, il s'explique aussi par le souci de vouloir gonfler les coûts financiers des soins. Cette pratique est communément désignée par le vocable de surtarification. Nombreuses sont les études qui révèlent la fréquence de cette pratique. La majorité des patients enquêtés s'en plaignent[533].

---

[527] Campel Camara, Études des relations… *OP cit*, 2001.

[528] *Ibid.*

[529] *Ibid.*

[530] Rapporté par Campel Camara, Études des relations… *op. cit*, 2001, p.58.

[531] Yveline Diallo, Mohamed Campel Camara, *Étude du centre de santé de Gbessia-port*, Conakry, 1999, p. 172.

[532] *Ibid.*

[533] Voir Judi Aubel, Mohamed Campel Camara et al., *op. cit.*, 1997, et Campel Camara *Études du centre… , op. cit*, 1999.

Une forme de surtarification frappe fréquemment les femmes enceintes. Elle s'exprime en termes de fixation des coûts d'accouchement, étonnamment, suivant le sexe du nouveau-né. On paie ainsi de 25 000 à 35 000 francs guinéens, quand le nouveau-né est une fille, contre 40 000 à 50 00 lorsqu'il s'agit d'un garçon, à un moment où les frais d'accouchement seraient officiellement de 3000 GNF[534].

S'ajoutent à cela d'autres paiements à effectuer, devant lesquels nombreux patients se trouvent totalement démunis. Il y avait tellement de choses à payer dans les hôpitaux que, quel que soit le montant de la somme en sa possession, on ne parvient que rarement à couvrir tous les frais qui s'accumulent.

Le non-respect de la tarification et les autres abus limitent par conséquent la fréquentation des structures de santé. Une étude réalisée en 1990 par Waty et Brudhon-Jakobovicz, déjà citée, dans 15 centres de santé insiste sur la baisse de fréquentation des services de santé, avec une moyenne, moins d'une consultation par an et par personne. Cette fréquentation n'était supérieure à 2 que dans un seul centre. Une autre enquête financée par la coopération allemande (GTZ) en 1995 sur l'utilisation des soins de santé primaires (SSP) dans les préfectures de Kissidougou et de Guéckédou aboutit à deux conclusions fondamentales. Elle révèle d'une part qu'« entre 28 et 38 % des ménages enquêtés n'ont pas régulièrement accès aux soins de santé, et [que] d'autre part, les centres de santé, prescrivant les médicaments essentiels et utilisant les normes de diagnostic-traitement, attiraient davantage de patients. Elle recommandait d'accorder plus d'attention à l'impact tant du système de tarification des prestations que des montants de redevances sur le comportement du consommateur. Ces facteurs expliquent pourquoi les malades n'utilisent pas autant que souhaitables les centres de santé.

L'étude documentaire sur l'Initiative de Bamako en Guinée réalisée en 1997 par Aubel et Campel Camara (document cité) fait le même constat :

L'accessibilité des prestations de santé à la population est un élément clé des SSP. [L]étude révèle que le problème de surtarification des clients est répandu dans le pays, tant en milieu rural qu'en milieu urbain. Le facteur qui contribue le plus à la surtarification semble être

---

534 M. Campel Camara, Études du centre… *OP cit*, 1999. Le GNF, franc guinéen, a remplacé le syli en janvier 1986.

le faible salaire et prime des agents relatifs aux coûts de la vie. Le problème de surtarification remet en question l'objectif du programme, qui est de fournir les services de santé à un coût raisonnable[535].

Aux coûts des consultations et interventions s'ajoute celui des médicaments. Certains personnels s'adonnent en effet à la vente de médicaments à des coûts plus élevés, que les patients étaient obligés d'acheter. Dans plusieurs structures de santé, en dehors des points officiels de vente, « chaque docteur disposait de son stock de médicaments qu'il proposait aux patients qu'il consultait ».[536]

Pourtant, l'esprit de la politique sanitaire du nouveau régime commande que les coûts des soins soient les mêmes sur toute l'étendue du territoire national et respectent des tarifs officiels. C'est pour matérialiser cette directive sanitaire que les centres de santé « ont adopté un système uniforme de recouvrement des coûts, qui prévoit la tarification des différentes prestations, notamment en ce qui concerne la prescription et la fourniture directe de médicaments aux malades ».[537] Par ailleurs, « le comportement du prestataire de soins exige, lui aussi, un examen plus approfondi, notamment en ce qui concerne l'incidence du mode de prescription des médicaments sur le coût de la santé et l'accessibilité du traitement »[538].

D'autres formes d'inconduite sont attribuées aux agents de santé Il leur est en effet reproché d'être violents et arrogants envers les patients. Les cas de violences physique ou morale et d'arrogance les mieux identifiés, concernent surtout des femmes qui viennent accoucher dans les maternités. Nombreux sont les propos malveillants qui ont été prononcés à leur encontre. Combien de fois n'a-t-on pas entendu des personnels de santé dire à une femme en train d'accoucher : « Ne crie pas ici ! Quand tu concevais… là ! c'était le plaisir. Ne nous tympanise pas donc ! »[539]. Le manque de respect est également dénoncé par une écrasante majorité de patients[540]. Si la plupart des patients ont déclaré en avoir souffert, tous précisent cependant que ce sont « les femmes,

[535] Judi Aubel, Mohamed Campel Camara et al, *op. cit.,* 1997.
[536] Propos d'un malade (42 ans, niveau professionnel) rapporté par Campel Camara, Études des relations…, *op. cit*, 2001, p. 59.
[537] Camen et Carrin, *op. cit*, 1995, p. 161.
[538] *Ibid.,* p163
[539] Campel Camara, Études des relations…, *op. cit.*, 2001, p. 59.
[540] *Ibid.*

qu'on met nues dans des milieux exposés »[541] qui connaissent les pires souffrances.

Découragées, certaines femmes en sont arrivées à délaisser les maternités pour recourir désormais aux accoucheuses à domicile, avec tous les risques que cela comporte pour elles et pour les enfants. En 1997, en Guinée, « le taux national d'accouchement dans les centres de santé est de 13 % »[542].

Quant à la gratuité des soins, elle s'applique en principe en priorité aux indigents. Là aussi, nous pouvons affirmer sans détour que cette politique de gratuité des soins a été un échec patent. L'idée n'a théoriquement continué d'exister que dans les textes fondateurs du système et non dans la pratique.

Une des recommandations de la déclaration d'Alma-Ata en 1978, reprise par l'Initiative de Bamako, est la nécessité de garantir l'accès aux soins aux populations les plus vulnérables. Plus concrètement, les personnes démunies, dont il faut prendre en charge les soins de santé de façon gratuite et qui sont désignées ici par le concept d'« indigents ». Mais un des préalables à la mise en œuvre de ces recommandations consiste à établir un répertoire des personnes qui entrent dans cette classification, pour la planification de leur prise en charge (Unicef, 1995). L'un des points faibles identifiés par l'évaluation externe de 1991 est justement l'inexistence de ce mécanisme[543]. La prise en charge formalisée des pauvres ne peut occulter ce préalable incontournable, qui est celui d'une définition et de l'identification claire des indigents. L'absence de cette formalité de départ apparait comme un handicap majeur. C'est pourquoi cette initiative est restée lettre morte, et les pauvres ont continué de vivre leur souffrance.

Le seul recours des populations démunies se réduisait à formuler des demandes d'aide et d'assistance qui pouvaient être satisfaites par certaines personnes au nom de la “solidarité africaine”. Ils pouvaient ainsi être secourus par certains membres de leur famille ou bénéficier de secours de personnes de bonne volonté. Certaines ONG, confessionnelles et/ou philanthropiques, pouvaient aussi jouer un rôle dans ce sens.

541 Propos d'une femme (37 ans, de niveau primaire) rapporté par Campel Camara, Études des relations…, *op. cit*, 2001, p. 60.

542 Annuaire statistique du ministère de la Santé pour l'année 1994, cité in Judi Aubel, Mohamed Campel Camara et al, *op. cit.*, 1997, p. 42.

543 Judi Aubel, Mohamed Campel Camara et al, *op. cit.*, 1997.

Parfois, au début du programme et au moment où la question était à l'ordre du jour, il arrivait, dans des circonstances exceptionnelles, que certains agents de santé s'engagent volontairement à aider certains pauvres. Mais cette forme d'assistance n'a pas duré et s'est définitivement éteinte. Finalement, ceux qui doivent être privilégiés deviennent les victimes du système de santé. Certaines études, comme celle de H. Diallo (1999), ont même montré des cas où les plus nécessiteux de ces pauvres, les mendiants, ont été refoulés, pour ne pas dire chassés, des établissements hospitaliers.

Contrairement donc au système de gratuité qui était en vigueur dans l'ancien régime, même s'il s'était lui aussi éloigné par endroits de son principe initial du fait du relâchement des contrôles, celui prévalant théoriquement après 1984 n'existait que dans les textes et dans les discours. Ainsi que l'exprime, indirectement un médecin, on peut se demander où est passé le serment d'Hippocrate et l'engagement moral des praticiens :

La qualité du service rendu n'est pas toujours au beau fixe par manque de bonne formation de certains médecins, par la méconnaissance des règles et principes de la déontologie de la médecine[544].

2. L'avènement officiel de la médecine légale

La situation de la « médecine légale », c'est-à-dire la spécialité qui détermine les causes d'un décès par la pratique de l'autopsie, pose des problèmes liés à la fois au retard de sa mise en place, à sa méconnaissance et à son fonctionnement. En effet, c'est tardivement, en 1997, sous la IIe République que le service de médecine légale a été créé. Mais même avec cette création, les spécialistes du domaine sont encore rares en raison de la jeunesse du service et du manque d'intérêt qu'il suscite, même pour les professionnels de la santé.

On peut rappeler ici que le concept même de « médecine légale » n'était pas toujours compris par les enquêtés qui l'envisagent souvent comme la légalité, ou non, de la pratique médicale.

Un éminent professeur de médecine répond par contre clairement en ce qui concerne les années 1950 et le régime de Sékou Touré. Il confirme son existence, même si le service n'était pas officiellement créé :

[544] Entretien 2015, Dr Abdoulaye Bangoura (né en 1951).

(au cours des années 50) : *Son importance dépendait des tribunaux et de la police judiciaire. Elle nous permettait de faire des autopsies pour définir les causes de la mort d'un patient. Il y avait une liste de médecins agréés auprès des tribunaux et c'est eux qui exerçaient auprès des tribunaux. Ce n'était pas forcément dans les hôpitaux car il avait des médecins privés et chacun était consulté dans sa spécialité.*

(sous la première république) : *Elle existait également et pratiquait des autopsies pour ressortir les causes liées à la mort des individus.*

Il ne voit pas vraiment de changement après 1984.

Elle a toujours existé et de tout temps c'est les mêmes activités ; tous les médecins sont des légistes dans leur spécialité[545].

Si l'on s'en tient aux textes, on peut dire qu'avant 1997, la médecine légale était largement méconnue en tant que service spécialisé, mais qu'elle existait tacitement, à travers l'exercice des activités qui y étaient liées, que ce soit sous la colonisation et sous Sékou Touré, notamment dans le cadre de procédures judiciaires. La consultation de livrets universitaires d'anciens étudiants de médecine a permis de voir que la médecine légale a été effectivement enseignée en tant que discipline à certaines promotions d'étudiants des années 1970. Mais cet enseignement n'a pas suscité l'intérêt qui devait propulser la discipline au rang de spécialité après 1984. Les activités de la médecine légale étaient intégrées aux prérogatives de certains chefs d'hôpitaux et des services de la sécurité publique. Un agent en poste à Labé, en service depuis les années 1950, témoigne :

Si un cas de médecine légale se posait, le directeur de l'hôpital, après avoir reçu un avis de par la loi, délègue un de ses médecins pour aller constater la cause du décès. De retour, il dépose son rapport au directeur qui le transmet à qui de droit.

Et si c'est un accident de travail, les responsabilités sont situées mais de façon interne.

Par ailleurs, si la médecine légale existe, elle sert d'intermédiaire entre la justice et les structures sanitaires. Le légiste est un médecin délégué de la justice au niveau de la structure sanitaire[546].

On peut en déduire que cet état de fait était lié au système juridique de la Guinée contrôlé par le PDG, comme tous les autres domaines.

---

[545] Entretien, 2015, Dr Mamadou Bah Kaba (né en 1925).

[546] Entretien 2016, Elhadj Ismaëlou Baldé (né en 1934).

Dans bien des cas, il est arrivé que les activités de la médecine légale soient prises en charge par les services internes des hôpitaux où les médecins-chefs des pavillons faisaient office de médecins légalistes et organisaient les investigations, lorsque de tels problèmes se posaient[547]. En d'autres termes, le service de médecine légale n'est pas réglementé de manière stricte ; dans la pratique, ses missions sont confiées aux chefs de service des hôpitaux. Dès lors, il était difficile d'apporter des solutions fiables aux problèmes posés, en particulier celui de la pratique de l'autopsie qui divisait les adeptes de la médecine légale et d'autres membres du corps médical. Il arrivait même qu'en cas d'accident de travail, que le collège médical se réunisse pour situer les responsabilités, mais en interne c'est-à-dire de manière informelle[548]. Hebdomadairement, les cadres de l'hôpital débattaient même, de tous les cas survenus au cours de la semaine.

Dès lors on peut affirmer que des activités liées à l'exercice de la médecine légale existaient bien mais qu'elles n'étaient pas reconnues ou désignées comme telles. Cependant, si nos informateurs sont unanimes à reconnaître l'existence d'une pratique de médecine légale, tous en revanche ne s'accordent pas sur ses attributs et sur ses différentes missions. Les uns soutiennent qu'elle ne s'occupe que de la vérification de l'état de santé des détenus, des blessures ou des accidents de la circulation, d'autres affirment qu'elle ne s'intéresse qu'à des situations confuses, comme par exemple celles de personne décédée des suites d'un empoisonnement, ou de toute mort considérée comme douteuse. D'autres déclarent que la médecine légale s'intéresse plutôt aux guerres et aux moyens de les prévenir, d'autres encore soutiennent qu'elle peut clarifier des situations confuses. Ceci pouvait effrayer certains hors-la-loi qui, sachant qu'ils pouvaient être démasqués, arrêtés et incriminés, évitaient de commettre des crimes. Enfin, un dernier point de vue défend l'idée que l'objectif visé par la médecine légale était de faire respecter la déontologie, en mettant en avant l'éthique dans l'exercice de la médecine.

Pourtant, la médecine légale fait partie intégrante de la formation médicale occidentale. Toutefois, elle n'a connu un embryon d'organisation institutionnelle que tardivement. C'est en raison de ces limites, que certains considèrent que tous les médecins sont des légistes quelle que soit leur spécialité. Confusions et méconnaissances quant aux

---

[547] Entretien 2016, Ansoumane Délamou (né en 1952).
[548] Entretien 2016, Dr Mamady Kourouma (né en 1948)

attributs et missions de la médecine légale sont les choses les mieux partagées. Nombreux sont les personnels de santé qui interviennent aussi bien dans les établissements sanitaires de Conakry que de celles de l'intérieur du pays qui affirment ne pas connaître ou n'avoir pas connu de médecins légistes et déclarent que le niveau de développement du pays ne permet pas encore la mise en place d'une structure dite de médecine légale. Si certaines personnes interrogées ignorent l'existence de la médecine légale, d'autres en revanche lui reconnaissent une existence tacite antérieure, sous les formes décrites *supra*. Pour ces derniers, sa création officielle est postérieure à 1984. Elle a ensuite évolué, s'est systématisée, tout en relançant ses activités pédagogiques d'enseignement à la faculté de médecine. Toutefois, depuis sa création, le service de médecine légale, placé sous la responsabilité d'un médecin ou d'un chirurgien ou d'un gynécologue, n'est représenté qu'au CHU Ignace DEEN[549]. Dans les services de santé de l'intérieur, il continue sous sa forme informelle[550].

La plupart des personnes qui déclarent avoir une connaissance de l'existence de la médecine légale et de ses missions sont des universitaires des régions, des CHU et de la faculté de Médecine et non les praticiens dans leur ensemble. Ces universitaires précisent que la médecine légale s'intéresse aux causes des décès, établit des certificats de décès et aide à exercer la profession dans la légalité. Ils affirment aussi que certaines données fournies par la médecine légale peuvent servir de compléments aux enquêtes judiciaires. Sous ce rapport, la médecine légale joue le rôle d'intermédiaire entre la justice et les structures sanitaires.

Depuis sa création officielle, le service de médecine légale a assuré la formation d'un certain nombre de médecins légistes qui ont été intégrés à son personnel. Cependant, des personnels de santé soulignent les difficultés de ce jeune service, qui ne dispose pas d'équipements propres. La logistique d'appui est constituée de quelques véhicules de service et d'un laboratoire mal équipé, ne réalisant pas d'autopsie, ce qui est pourtant une activité principale. C'est pourquoi ces personnels de santé soutenaient que les prestations de la médecine

[549] La médecine légale n'existe pas en Haute Guinée. Mais à l'hôpital Ignace Deen de Conakry, il y a un médecin légiste qui dirige cette structure. Entretien 2016, Dr Mamady Kourouma (né en 1948).

[550] Elhadj Ismaëlou Baldé date d'août 2016 la nomination d'un médecin légiste à l'hôpital régional de Labé. Entretien 2016.

légale ne présentaient à l'époque que peu de fiabilité parce qu'elles se limitaient à l'observation physique sans autopsie. Pour les populations :

En dépit de son existence formelle, ce qu'il faut retenir, en définitive, est le fait de l'absence des préoccupations concrètes de la médecine légale sur le terrain guinéen. La mort de patients dans les hôpitaux ne soulève aucun questionnement, et le personnel de santé ne rend compte à personne. Dans les milieux hospitaliers, les cas de mort, de quelque nature ou origine qu'ils soient, sont laissés pour compte et mis, dans le meilleur des cas, au compte de Dieu, et dans la presque totalité des cas, attribués aux fautes du défunt ou de ses parents. Les attributions d'accidents ou de fautes professionnelles à des causes divines, sont très fécondes et facilement digestibles, à cause des considérations que les populations et les parents des défunts ont pour la religion en Guinée[551].

La prépondérance des expressions « constats effectués » ou « faits constatés » dans les rapports médicaux met clairement l'accent sur le constat visuel, comme principale technique d'investigation. Le mot « autopsie » est absent de toutes les explications relatives aux méthodes de travail. Ceci dénote l'absence effective des autopsies, élément central des diagnostics légistes. Et en l'absence d'autopsie, la pertinence de la médecine légale perd son sens profond[552] . Mais certaines sources justifient cette absence par le fait que dans les pays musulmans, on accorde moins d'importance aux autopsies, parce qu'elles seraient contraires aux préceptes de l'islam[553].

Comme le dit un médecin de N'Zérékoré, répondant à la question de savoir comment les problèmes de médecine légale sont résolus si le service n'existe pas :

On s'en remet au Dieu suprême[554].

Ces réflexions en disent long sur les limites de la médecine légale et sur les difficultés à l'appréhender en Guinée. Comme évoqué au début de cette partie, la notion même de médecine légale n'est pas vraiment maîtrisée par les praticiens de la santé tant elle procède d'une logique juridique qui n'a pas toujours cours dans le pays : expliquer les causes

---

[551] Mohamed Campel Camara, Analyse des relations patients soignants dans les Hôpitaux de Guinée, Conakry, 1989.

[552] Concluait un médecin (64 ans) de la faculté de médecine en activité, 2016.

[553] Vision très répandue, illustrée par les propos d'un médecin cardiologue (67ans) de Conakry, 2016.

[554] Entretien 2016, Dr Jean-Baptiste Kakila Louamou (né en 1947).

d'un décès peut renvoyer en effet à d'autres mécanismes que la rationalité médicale occidentale mais bien à des croyances religieuses ou culturelles, sur fond de fatalisme. Ce n'est pas vers les spécialistes de la science médicale que l'on se tourne bien souvent en cas de détresse ou d'interrogation.

3. Progrès et limites de la vaccination

Dès son installation, le régime militaire, sous la houlette des institutions internationales, prête une attention toute particulière à la santé des communautés. Dans cet objectif, des efforts considérables sont déployés pour rendre la vaccination accessible à deux populations cibles essentielles : les enfants et les femmes. Les mesures prises en faveur des enfants vont dans le sens de les immuniser contre la tuberculose, la diphtérie, la poliomyélite, la rougeole et le tétanos et de prévenir les effets éventuels de ces maladies. Le vaccin antitétanique (VAT) est également administré aux femmes, principalement celles en âge de procréer. Ces pathologies, qui affectent notamment les enfants, sont d'ailleurs parmi les principales causes de maladie, d'invalidité et de décès chez les enfants.

Entre 1986 et 1995, la couverture vaccinale connait une nette amélioration en raison de l'engagement résolu des pouvoirs publics, complété par un engagement tous azimuts de toutes les structures de santé. On assiste dès lors à une réduction significative des maladies cibles du Programme élargi de Vaccination (PEV) : le tétanos néonatal, la rougeole, la diphtérie, la coqueluche, la méningite, la fièvre jaune et la poliomyélite[555]. Notons toutefois, que le taux de couverture vaccinale était très bas au début de la période, en 1986[556]. Cette date sert de point de départ de la relance de la vaccination, avec dynamisme.

Deux éléments clés jouent un rôle essentiel dans les progrès enregistrés : la disponibilité des vaccins et l'acceptation par les mères du fait de faire vacciner leurs enfants au cours des consultations post-partum. Le résultat est une augmentation de la couverture vaccinale qui oscille, selon les centres de santé, entre 90 % et 92 % vers la fin du XXe siècle[557].

---

[555] En 1999, on identifiait 54 cas de paralysies flasques aigües (PFA) dues à la poliomyélite.

[556] Judi Aubel, Mohamed Campel Camara et al, *op. cit.*, 1997.

[557] *Ibid.*

Le tableau suivant indique l'évolution comparative de la couverture vaccinale en 1990 et 1993, des enfants de moins de 11 mois, dans les zones couvertes par les programmes PEV/SSP/ME. Les statistiques sont réparties par grande région[558].

Tableau n° 30 : Évolution (en %) de la couverture vaccinale des enfants de 0-11 mois par région

Région	BCG		DTC/P3		ROUGEOLE	
	1990	1993	1990	1993	1990	1993
Guinée Maritime	69	87,9	29	66,8	27	61,7
Moyenne Guinée	70	90	31	67,1	29	64,3
Haute Guinée	79	89,9	37	65,2	44	70,5
Guinée Forestière	75	92,8	32	74,4	26	74,9

Source : Enquête nationale de couverture vaccinale PEV/SSP/ME –juillet 93

Les taux de couverture sont plus élevés dans les zones couvertes par le programme national PEV/SSP/ME que dans les zones non encorne couvertes. Les statistiques indiquent par ailleurs, la persistance de taux, encore appréciables, de déperdition entre les différentes doses d'antigènes. On note, par exemple une déperdition entre le DTCI et le Rouvax variant de 13,9 % en Guinée Forestière à 28,6 % en Guinée Maritime ; ainsi qu'une déperdition entre le DTC1 et le DTC3 qui varie de 13 % à Conakry à 23,3 % en Haute Guinée. L'âge requis de 9 mois pour l'administration du vaccin anti-rougeole, n'est en outre pas respecté, dans une proportion variant entre 5 % et 18,27 %[559]. L'évolution de la couverture vaccinale chez ces mêmes enfants, pour la période 1986-1995 révèle toutefois des avancées significatives.

---

[558] Reconstitué par l'étude IB en Guinée, à partir de divers rapports du PEV/SSP/ME, ministère de la Santé, 1997, p. 41. Judi Aubel, Mohamed Campel Camara et al, *op. cit.*, 1997, p. 42.

[559] Judi Aubel, Mohamed Campel Camara et al, *op. cit.*, 1997, p. 42.

Tableau n° 31 : Évolution de la couverture vaccinale nationale (1986-1995) en %

Année	1986*	1989	1990	1992	1993	1994	1995
BCG	5	35	53	70	76	80	86
DTCop3/Polio	1	10	17	51	55	74	73
Rougeole	2	10	18	52	57	74	69

Source : Reconstitué à partir de divers rapports du PEV/SSP/ME, ministère de la Santé, 1997
* ces taux semblent très faibles

À partir de 1996 et ce jusqu'en 2000 on observe cependant quelques reculs dans la couverture vaccinale, d'ailleurs le tableau ci-dessous met en évidence les variations de la couverture vaccinale des enfants de moins d'un an, entre 1996 et 1999.

Tableau n° 32 : Couverture vaccinale (en %) des enfants de moins d'un an, 1996-1999

Antigènes	1996	1997	1998	1999
BCG	66	69	69	72
DTC3 VAT2	53	53	56	57
VPO3*	54	53	56	57
VAR	52	56	58	61
VAT2	43	45	48	48

Source : Annuaire statistique du ministère de la Santé publique, 1999
VPO3 : vaccin antipoliomyélitique oral de type 3 ;
VAR varicelle ; VAT2 : tétanos

La lecture de ce tableau fait ressortir une baisse par rapport à la période précédente 1986-1995. Comparée à elle-même, sur différentes années, la dernière période qui va de 1996 à 1999, enregistre toutefois quelques variations, parfois à la hausse. Mais si on la compare à la période précédente, le recul est patent.

Cet autre tableau, ci-dessous, quant à lui s'intéresse à la couverture vaccinale des femmes enceintes et en âge de procréer en VAT, en 1999, par région.

Tableau n° 33 : Couverture vaccinale des femmes en 1999

Régions administratives	Femmes enceintes	Femmes en âge de procréation
Conakry	45	13
Boké	42	11
Faranah	49	19
Kankan	44	74
Kindia	56	19
Labé	33	9
Mamou	39	11
Nzérékoré	64	15

Source : Annuaire statistique du ministère de la Santé publique, 1999

Même si des progrès notables ont été enregistrés, la campagne de vaccination s'est heurtée aux résistances de certaines franges de la population, méconnaissant l'intérêt de la vaccination ; elle a aussi connu des contraintes logistiques : accès aux villages, maintien de la chaîne du froid…

La décision prise de cibler prioritairement les groupes dits vulnérables, les jeunes et les femmes en âge de procréer, a été mal perçue par des pans entiers de la population qui la considèrent comme une mesure excluante, voire sélective ; l'opinion est exprimée notamment parmi les hommes et les personnes âgées. Par ailleurs pour certains, les populations des zones non couvertes par la campagne de vaccination continueront d'être défavorisées. Pourtant face à la maladie, on ne saurait dire qui est vulnérable et, surtout, qui ne l'est pas dans un pays où les contraintes physiques et naturelles sont de nature à fragiliser tout le monde.[560]

En outre, le programme tient moins compte d'autres maladies, la méningite et d'autres pathologies endémiques dans le pays. Il était donc

[560] Propos d'un patient (63 ans) de Kindia, 2015.

important que le vaccin contre la méningite, la rage et ceux contre toutes les maladies à potentiel épidémique soient intégrés au programme.

Enfin, certaines populations refusaient de se faire vacciner, soit pour des considérations religieuses, soit en raison de la détérioration des relations de confiance entre le système de santé et les communautés. Le système de santé est compris ici, au sens du groupe comprenant l'autorité politique, qui décide des initiatives de santé, les structures de santé et les personnels. Certaines croyances populaires soutiennent ainsi que les vaccinations sont nuisibles à la santé humaine. Pour certaines composantes de la société, la part faite aux enfants et aux femmes constituerait une entrave à la fécondité des femmes et les campagnes de vaccination auraient entre autres objectifs de freiner la croissance de la population africaine, dont l'augmentation démesurée rendrait irréalisables les projets de développement initiés par l'Occident. Pour d'autres personnes opposées à la vaccination, les vaccins poussent les enfants à se révolter contre les comportements autoritaires des parents, comportements considérés comme rétrogrades par l'Occident imbu de ses idéaux d'émancipation sans bornes, qui visent à détruire les équilibres sociaux essentiels au bon fonctionnement des sociétés africaines. Ces conceptions populaires sont renforcées par les effets de trois facteurs principaux : la montée et la vulgarisation des enseignements des courants musulmans wahhabites, les oppositions socio-politiques au pouvoir en place et la montée en force des croyances populaires et populistes face aux limites du système de santé.

Carte n° 5 : Couverture vaccinale des femmes
en Guinée en 1999, par région

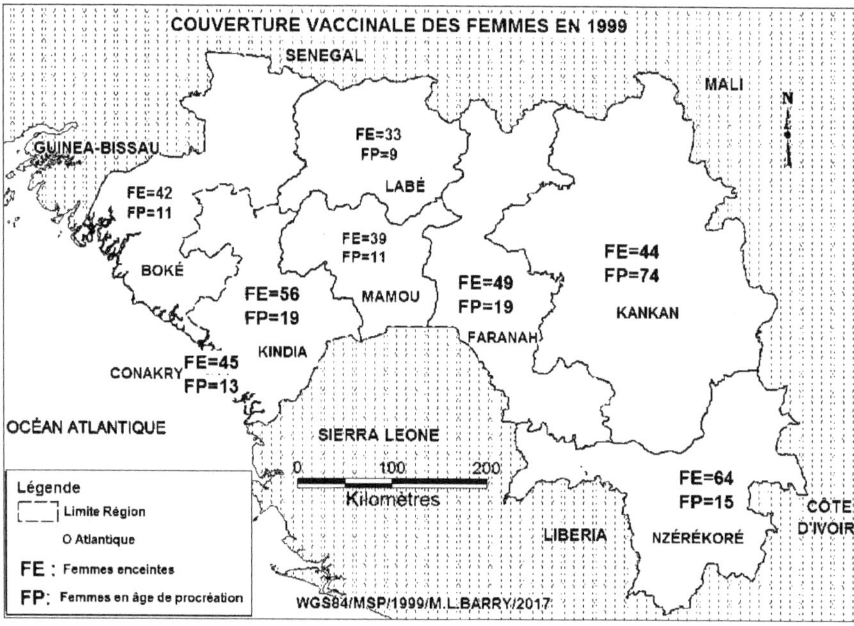

4. Les effets pervers de la privatisation du secteur pharmaceutique

Sous le régime militaire, les urgences ont poussé le gouvernement à autoriser dès septembre 1984, « l'exercice privé de la pharmacie et de la médecine et des laboratoires d'analyse »[561]. Les structures pharmaceutiques publiques continuant toujours de relever du sous-volet dit « système des médicaments essentiels ».

L'approvisionnement en médicaments est désormais basé sur un triple système : pharmacies publiques, pharmacies privées et assistance via les institutions internationales dont l'Unicef.

Face aux carences du système de santé du pays, l'une des premières préoccupations du programme PEV/SSP/ME est de mettre en œuvre un ensemble de stratégies destinées à réconcilier la population avec la médecine moderne. La disponibilité régulière des médicaments essentiels (ME) apparaît comme une condition fondamentale de cette

---

[561] *JORG*, n°013 du 15 octobre 1984.

réconciliation. C'est dans ce cadre que la Cellule des médicaments essentiels (CME) est créée en 1987, à travers une contribution de l'OMS[562].

Fidèle à sa politique d'appui au programme, l'UNICEF est au cœur du système d'approvisionnement et de distribution de médicaments essentiels ; il a fourni une dotation initiale de médicaments aux centres de santé nouvellement créés. Les bénéfices de la vente des médicaments doivent constituer un fonds de réserve épargné en banque, dont les intérêts doivent permettre à ces centres de santé de prendre en charge les futurs rachats de médicaments, lorsqu'ils seront reconnus autonomes. L'Unicef s'occupe ainsi de la commande des médicaments à l'extérieur du pays, suivant les demandes exprimées par le biais la Cellule des médicaments essentiels. Mais, en dépit des succès enregistrés, la Cellule des médicaments essentiels se heurte d'une part au manque de personnel et d'équipements informatiques de traitement des données et d'autre part à l'indisponibilité des ressources financières qui doivent assurer la continuité de son approvisionnement, suite au retard dans le versement des fonds de commandes des centres de santé[563].

Par ailleurs, pour mettre en place une structure nationale performante et capable d'assurer un approvisionnement continu de médicaments dans tout le pays, la pharmacie centrale de Guinée (PCG) est créée en 1993, avec l'appui de la BAD (Banque africaine de Développement), à travers une restructuration de l'ancienne Pharma-Guinée. En plus de la Pharmacie centrale de Conakry, la Pharmacie centrale de Guinée dispose de quatre agences régionales qui, à leur tour, sont chargées d'alimenter les points de vente des diverses structures de santé dans les préfectures dépendant de leur juridiction. Mais la Pharmacie centrale de Guinée se heurte à des problèmes mis en évidence par certaines études. Les problèmes fréquents, tant au niveau central que régional, portent, notamment, sur des ruptures de stocks de médicaments ou sur le coût élevé des médicaments[564].

Plusieurs cas de ruptures, plus ou moins prolongées, de médicaments sont régulièrement signalés, ruptures qui au cours de cette période ont gravement affecté la situation des structures périphériques. Ainsi, en dépit d'une « gestion satisfaisante des approvisionnements en produits pharmaceutiques, à l'échelon national, de la part du Programme national

---

[562] Judi Aubel, Mohamed Campel Camara et al, *op. cit.*, 1997.
[563] *Ibid.*
[564] Dumoulin, 1996 ; Judi Aubel, Mohamed Campel Camara et al, *op. cit.*, 1997.

SSP, certains médicaments spécifiques manquaient de temps à autre dans les centres de santé »[565]. Les ruptures sont souvent imputables à « des gestions inappropriées des stocks, ou des sous-estimations de délais de livraison ». Cette situation « incitait à l'achat de produits dans des pharmacies ou dans des points de vente privés» [566]. Cela avait des incidences négatives sur le fonctionnement des centres de santé, fondé sur le bénéfice du recouvrement des coûts.

Une autre étude rappelle que « les médicaments essentiels constituent l'épine dorsale du programme national PEV/SSP/ME » et déplore que « la pérennité du système de ME (Médicaments Essentiels) [soit] sérieusement compromise par trois contraintes critiques liées aux systèmes d'approvisionnement, de tarification et de dépendance sur les financements des bailleurs de fonds »[567]. Les auteurs font le constat suivant : « actuellement, il n'y a pas de sources fiables pour assurer l'approvisionnement et la distribution des médications à l'échelle nationale. Bien qu'il y ait deux structures qui s'occupent de l'approvisionnement, aucune n'est actuellement en mesure d'assurer une distribution régulière de médicaments jusqu'au niveau périphérique. Les deux structures souffrent de problèmes de gestion et de planification ». Selon eux, « des ruptures périodiques de médicaments s'observaient à tous les niveaux, central, régional et périphérique ». L'une des inquiétudes majeures des pouvoirs publics découlait du fait que la cellule de ME dépendait quasiment du financement de l'UNICEF. Compte tenu de la place centrale des médicaments dans le programme de SSP, il fallait envisager des solutions alternatives pour pérenniser le système. C'est du reste pour surmonter ces contraintes que le MSP et l'UNICEF élaborèrent de nouvelles stratégies dont les résultats ne furent pas probants.

Pourtant, l'approvisionnement régulier des collectivités en médicaments essentiels constituait l'une des principales recommandations du programme intérimaire de redressement national élaboré dès le lendemain de la prise du pouvoir par l'armée, en 1984[568]. Ceci avait été aussi clairement précisé lors de la rencontre consacrée au bilan de la politique sanitaire du régime de Sékou Touré.

---

[565] Camen et Carrin, *op. cit.*, « Environnement macroéconomique… », 1995, p. 163.
[566] *Ibid.*
[567] Judi Aubel, Mohamed Campel et *al*, *op. cit.*, 1997.
[568] Programme intérimaire de redressement national, 1985-1987, République de Guinée Conakry, 1984.

La récurrence de ces problèmes jusqu'en 2000 prouve que la Pharmacie centrale guinéenne n'était pas encore suffisamment organisée pour assurer un approvisionnement régulier et suffisant en médicaments. Elle n'était pas non plus dotée de moyens suffisants pouvant faciliter la relève de la Cellule des médicaments essentiels relevant de l'UNICEF. Ainsi, la Pharmacie centrale de Guinée cohabitait et collaborait avec la Cellule des médicaments essentiels sans que les conditions d'une substitution valable ne soient réunies.

Avec les mesures de privatisation amorcée depuis 1984, les pharmacies d'État de chacune des villes ont été déléguées à des gestionnaires privés, et fonctionnent parallèlement avec les structures publiques. C'est dans cette perspective que des établissements des grossistes-répartiteurs de produits pharmaceutiques sont autorisés à s'installer en privé.[569]

Les enquêtes de terrain révèlent que les premiers agréments de pharmacies privées sont délivrés dès 1985, avec l'ouverture de certaines officines dans la ville de Conakry. Suite à ce premier cas de concrétisation de la libéralisation du secteur, on assiste à la prolifération des pharmacies privées. Ainsi, les pharmacies privées, au statut différent, font partie désormais des services de base les plus répandus en Guinée. Qu'il s'agisse de pharmacies légales ou non, le territoire guinéen est entièrement inondé par l'un ou l'autre type de points de vente.

Les témoignages sont nombreux, quelle que soit la région d'exercice des praticiens :

Je sais que les pharmacies d'État ont disparu et les pharmacies privées furent créées mais je ne connais pas le nombre.

On a autorisé les grossistes à importer des médicaments et du coup la clandestinité a commencé, mais c'est évident, moi personnellement j'ai vu plus de 10 pharmacies à l'intérieur du pays, et cela, dans une seule région où des pharmacies étaient ouvertes et gérées par des illettrés[570]

---

[569] JORG, n°013 du 15 octobre 1984, lois, ordonnances, arrêtés et décisions, Article 1er de l'ordonnance n° 196 PRG/84 du 18 septembre 1984 portant autorisation d'implantation et règlementation du fonctionnement des sociétés de grossiste-répartiteurs de produits pharmaceutiques en République de Guinée, Conakry, 1984.

[570] Entretien 2015 Dr Mamadou Bah Kaba (né en 1925).

Les enquêtés évoquent notamment la multiplication des pharmacies clandestines, dites « par terre » qui induisent parfois des conséquences désastreuses pour la santé des Guinéens.

– *Les médicaments sont moins efficaces parce qu'il y a trop de contrefaçon*[571].

– *La vente illicite des médicaments fait plus de victimes que n'importe quelle maladie. On ne peut pas évaluer l'impact de la consommation de ses médicaments sur la population*[572].

– *La deuxième République a toléré et donné des faveurs aux gens qui ont des pharmacies illégales. Après cela on a constaté les faux médicaments sur le marché*[573].

Les témoins comprennent et expliquent parfois la raison de leur existence.

Le prix est abordable par rapport aux pharmacies. Donc, les populations vont vers elles à cause du prix qui est bas[574].

C'est un problème social, à cause de l'ignorance de la population qui préfère acheter à bas prix de faux médicaments[575]

En 1999, le pays compte, en termes de structures privées agréées de vente de médicaments, 235 officines privées, 40 points de vente, 12 agences de promotion de produits pharmaceutiques auprès des personnels soignants et de vente, auxquels s'ajoutent les 9 sociétés de grossistes répartiteurs. [576]

---

[571] Entretien 2015, Dr Abdoulaye Bangoura (né en 1951).

[572] Entretien 2016, Dr Mamady Kourouma (né en 1948).

[573] Entretien 2015, M. Toupou (né en 1949).

[574] Entretien 2016, Abdoulaye Lâbiko Diallo (né en 1948).

[575] Entretien 2016, Elhadj Ismaëlou Baldé (né en 1934).

[576] Annuaire des statistiques sanitaires, Système national d'informations et de gestion sanitaire, Conakry, 1999, p. 28

Tableau n° 34 : Infrastructures pharmaceutiques privées au 31 décembre 1999

Régions administratives	Officines	Points de vente	Agences de promotion médicale	Sociétés de grossistes répartiteurs	Total
Région Boké	6	3	0	0	9
Région Conakry	173	0	12	9	202
Région Faranah	5	5	0	0	10
Région Kankan	10	7	0	0	17
Région Kindia	10	7	0	0	17
Région Labé	9	3	0	0	12
Région Mamou	5	0	0	0	5
Région Nzérékoré	17	15	0	0	32
Total	**235**	**40**	**12**	**9**	**296**

Sources : Annuaire des statistiques sanitaires, ministère de la Santé publique, 1999

Mais ce sont surtout les pharmacies non agréées, dites “clandestines” ou “par terre” qui seront à l'origine des troubles répétitifs dans le système d’approvisionnement, au point de le rendre complètement incontrôlable.

Avec la privatisation, il n’y a plus de contrôle. C’est cela qui a favorisé la prolifération des pharmacies par terre et l’importation de toutes sortes de médicaments.[577]

En raison de leur présence sur toute l’étendue du territoire guinéen et de leur accessibilité financière, les pharmacies par terre dominent complètement le secteur dans certaines zones.

Parallèlement donc aux structures agréées et officiellement reconnues, la vente illicite de médicaments s’est développée de manière rapide en Guinée. Ainsi, de la fin des années 90 à l’an 2000, le nombre de pharmacies clandestines a cru de manière vertigineuse, au point que la plupart des informateurs sont incapables de donner des chiffres précis.

[577] Entretien 2015, Dr Mamady Keïta (né en 1947).

Plusieurs catégories sociales se retrouvent chez les vendeurs clandestins de médicaments. Ce sont majoritairement des analphabètes, des femmes en particulier, sans aucune formation. On y trouve aussi des jeunes qui n'ont aucun métier ou formations, des charbonniers vendant des médicaments en annexe de leur principale activité... Mais c'est aussi un refuge des diplômés de l'école guinéenne sans emploi et de diverses spécialités non médicales, comme les Lettres, les sciences sociales, l'ingénierie, la biologie, la chimie, la physique, le Génie-Civil, l'agronomie... Les spécialistes du secteur médical et paramédical constituent une minorité insignifiante comprenant des pharmaciens, des vétérinaires et des diplômés des écoles professionnelles de santé qui sont sans emploi.

Le lien avec le chômage des diplômés est fait explicitement :

Ceux qui n'étaient pas employés se débouillaient dans d'autres activités comme la vente illicite des produits, d'autres retournaient au village pour y rester.

L'État n'applique pas assez de rigueur et comme parfois ça coûte moins cher, les populations qui ont, non seulement peu de moyens mais aussi un taux d'analphabétisme élevé, vont préférer aller par là-bas. Ce qui permet aussi aux vendeurs de satisfaire à leurs besoins vitaux[578].

Interrogé sur la qualification des vendeurs de médicaments et sur les contraintes empêchant leur officialisation, un agent de santé répond :

Il y a des gens qui n'ont aucune notion sur la santé et qui vendent des produits même si on en trouve d'autres qui sont spécialistes de la santé.

Cela dépend de l'État qui ne fait pas de rigueur ; la pauvreté des populations encourage également leur prolifération ainsi que le taux élevé de chômeurs qui trouvent leur pain dans ça[579].

Un infirmier de Labé renchérit :

---

[578] Entretien 2016, Dabo Doumbouy (né en 1942).

[579] Entretien, 2016, El Hadj Fodé Salim Fofana (né en 1938).

Les gens vendent les médicaments pour avoir de l'argent, mais ils n'ont pas une qualification. Car, pour avoir l'agrément d'une pharmacie, il faut être pharmacien[580].

En plus de la pauvreté des populations qui constitue la toile de fond de ces pratiques préjudiciables à leur santé, l'une des causes majeures de cette situation résulte des dérapages de la privatisation qui, en agréant des commerçants grossistes, sans formations médicales, a semé l'idée de la normalité de l'exploitation du domaine de la santé par le secteur commercial. Pour prévenir de tels dérapages, l'État avait décidé en 1984 que « toute importation de médicaments en Guinée serait soumise à un visa préalable du ministère de la Santé »[581] et que l'implication des professionnels du domaine était fondamentale dans l'ouverture d'une officine privée. Mais contrairement au texte de loi, les résultats du terrain révèlent divers abus commis par les commerçants qui appliquent dans le secteur les règles de gestion en vigueur au marché noir (cf. *supra*). Tous les Guinéens sont conscients de cela :

À partir de la 2e République les faux médicaments ont fait leur apparition, ainsi que les pharmacies par terre, donc pas très fiables[582].

De nombreuses mesures ont été envisagées pour contrôler ces pratiques mais elles ont toutes échouées et ces travers, qui ne sont pas propres à la Guinée d'ailleurs, ont continué avec plus de force. Les facteurs qui favorisent la persistance de la vente illégale de produits pharmaceutiques s'expliquent pour l'essentiel par la faiblesse de l'État et l'inaccessibilité des médicaments dans les structures agréées. On a vu d'ailleurs que même dans les hôpitaux, les médicaments pouvaient être vendus au prix fort (cf. *supra*).

La situation telle que décrite ici, aussi bien la carence des structures existantes que le coût des soins ou des médicaments expliquent que les techniques traditionnelles de soin, avec des plantes ou des guérisseurs, se maintiennent et répondent également, souvent efficacement, aux besoins des populations. Il s'agit là toutefois de pratiques qui ne correspondent pas à l'idée que l'on se faisait, depuis les années 1950,

---

580 Entretien 2016, Abdoulaye Lâbiko Diallo (né en 1948).

581 JORG, n°013 du 15 octobre 1984, lois, ordonnances, arrêtés et décisions, Article 7 de l'ordonnance n° 196 PRG/84 du 18 septembre 1984 portant autorisation d'implantation et règlementation du fonctionnement des sociétés de grossiste-repartissent de médicament de produit en République de Guinée, 1984.

582 Entretien 2015, Christian Noël Chaya (né en 1945).

d'une certaine intégration de la « médecine traditionnelle » dans l'offre de soins, intégration qui n'a pas été vraiment réalisée.

5. Écarts entre les idéaux politiques et les réalités de la médecine traditionnelle

La médecine traditionnelle continue à jouir d'une grande confiance auprès des populations guinéennes. Elle est utilisée par les populations aussi bien en milieu rural qu'en milieu urbain. L'importance culturelle qu'on lui accorde est telle qu'il est impossible d'orienter la population guinéenne vers la pratique exclusive de la seule médecine moderne, dont les insuffisances sont évidentes. Cette idée se renforce par les succès enregistrés dans certains domaines. Le guérisseur reste souvent le premier recours de soins pour les populations rurales.[583]

C'est compte tenu de ces différents éléments que le programme des soins de santé primaires a reconduit la division de la médecine traditionnelle, créée depuis 1971 par l'ancien régime, au sein du ministère de la Santé publique. Sous l'impulsion de la nouvelle administration, la direction de la division s'est consacrée à diverses actions d'implantation et de renforcement du domaine dans le secteur médical formel du pays. Entre autres actions, elle s'est attelée à :

– l'élaboration d'un plan directeur de la médecine traditionnelle ;
– la règlementation de la médecine traditionnelle dans le code de santé publique ;
– l'inventaire de 1300 plantes médicinales, dont les vertus thérapeutiques ont été confirmées par des analyses de laboratoire ;
– le recensement des tradipraticiens ;
– la sensibilisation des autorités locales, des agents de santé et des tradithérapeutes à Kankan et à Faranah en 1996.

C'est au cours de cette même année, qu'un décret présidentiel reconnaissant la place de la médecine traditionnelle, dans le domaine de la santé, a été promulgué. Le ministère de la Santé publique a ainsi estimé qu'une collaboration avec la médecine traditionnelle pouvait être mise à profit dans la recherche de solutions en santé publique,

---

[583] Une étude menée en Haute Guinée et à Mamou par la KFW (coopération allemande), en 1995, est rapportée par Judi Aubel, Mohamed Campel Camara et al, *op. cit.*, 1997.

optique qui correspond aussi à des consignes internationales. Les objectifs de la collaboration entre le ministère de la Santé publique et la médecine traditionnelle consistent à :

– promouvoir des études sur la médecine traditionnelle ;
– intégrer la médecine traditionnelle dans le système de santé national ;
– améliorer la qualité des soins fournis par les tradipraticiens, en encourageant les pratiques bénéfiques et en luttant contre celles qui sont néfastes ;
– réglementer les normes de pratiques de la médecine traditionnelle, en vue de sa valorisation et de sa pérennité.

Toutefois ces objectifs sont souvent, comme auparavant, restés lettre morte pour diverses raisons : manque de moyens et de volonté politique ; difficulté de la concertation et collaboration entre les agents des deux secteurs ; méfiance ou incompréhension réciproque.... Ainsi, le ministère de la Santé publique et la médecine traditionnelle relèvent de deux réalités différentes. Au plan institutionnel, la division de la médecine traditionnelle est toujours intégrée au ministère de la Santé publique, elle fonctionne bien au niveau central. En revanche, la collaboration présente des faiblesses à la base liées à la nature contradictoire des rapports entre personnels de santé et guérisseurs, malgré les efforts menés par la division.

Les populations restent partagées entre les deux systèmes et fréquentent aussi bien des hôpitaux/CS/PS que des guérisseurs. La plupart des agents de santé répugnent à traiter les patients qui ont commencé un traitement avec un guérisseur. Sur le terrain, on note une rupture tranchée, de sorte que les initiatives de concertation entre les spécialistes des deux secteurs, en vue de la définition des stratégies de prise en charge des populations et de la mise au point des mécanismes des références mutuelles, n'ont jamais été opérationnelles. L'une des conséquences logiques de cette situation est que les agents de santé ne réfèrent presque pas de malades vers les guérisseurs, et ces derniers ne conseillent à leurs malades de rejoindre les hôpitaux que lorsque la situation est déjà désespérée. La santé étant une question globale pluridisciplinaire et multisectorielle, il serait intéressant que cette collaboration soit effective dans toutes les instances du système sanitaire d'un pays, où la presque totalité des citoyens croit et fréquente la médecine traditionnelle.

Comme pour le trafic illégal de médicaments, cette question n'est pas spécifique à la Guinée.

Le bilan que l'on peut tirer de l'évolution du domaine de la santé depuis 1984 est mitigé, comme cette partie l'a bien montré. L'on note des avancées, liées notamment à l'implication institutionnelle et financière des institutions internationales, à l'augmentation en nombre des praticiens formés, à tous les niveaux, ou encore à l'amélioration de la couverture vaccinale.

Toutefois, en se basant autant sur des enquêtes récentes que sur les témoignages, l'impression générale pointe les insuffisances des infrastructures, certains comportements déviants des personnels médicaux ou les dérives résultant de la privatisation d'un secteur fondamental pour le bien-être des citoyens.

Certains témoins lient la dégradation de la formation, et surtout à l'attitude du personnel de santé dans les structures publiques, à l'augmentation rapide du nombre d'étudiants sans que les équipements ne suivent (le terme de pléthore revient constamment dans les entretiens), à l'existence de recrutements par favoritisme et non en fonction du niveau d'études antérieures, au manque de sérieux des évaluations, à l'absence de contrôle par l'État…, tous ces problèmes étant bien sûr liés. Si les témoins constatent une meilleure répartition des centres de santé visant à proposer un service vital aux populations, les fameux soins de santé primaires, ils déplorent le manque de moyens ou le fait que l'argent ainsi que les relations interfèrent constamment dans la qualité de l'accueil ou des soins. L'existence de structures privées peut parfois soulager les malades mais leur fréquentation suppose des moyens financiers dont beaucoup de Guinéens sont démunis. La toile de fond de la pauvreté ne peut être négligée.

Les contrastes, éloquents, exprimés par les témoins consistent souvent à opposer le régime de Sékou Touré aux années ultérieures. Celui-ci en sort valorisé d'une certaine manière, soit par des anciens qui l'idéalisent, soit par des jeunes qui n'en ont qu'une connaissance vague et incomplète. Paradoxalement ce même type de contraste avait parfois joué, auparavant, entre la période coloniale et celle de Sékou Touré. Les enquêtés contrastent ainsi le premier régime, marqué par le contrôle strict, au début surtout, sur le système de santé, et le second caractérisé par la montée du libéralisme économique. L'absence de contrôle de l'État sur les modalités de privatisation dans le secteur de la santé (création d'infrastructures médicale, pharmacies…), la montée de la prévarication et de la corruption à tous les niveaux, les passe-droits sont tour à tour dénoncés. Un témoin fait ainsi le constat pour les pharmacies :

(sous Sékou Touré) *C'était des pharmacies d'État qui fonctionnaient en ce moment. Les gens n'osaient pas implanter d'autres pharmacies en dehors de l'État.*

La deuxième République a toléré et donné des faveurs aux gens qui ont des pharmacies illégales. Après cela on a constaté les faux médicaments sur le marché[584].

Tandis qu'un médecin pose le bilan sévère suivant :

L'insuffisance du personnel, des équipements, d'approvisionnement en médicaments et des ressources financières pour le fonctionnement des hôpitaux[585].

Quelle conclusion tirer de ces témoignages convergents ? La perception de la dégradation du système de la santé, qu'il est difficile de dater, devrait être analysée en tenant compte de tous les facteurs biographiques et contextuels des enquêtés. Ainsi on peut se demander si, effectués en 2015-2016, ces entretiens ne sont pas influencés par la situation contemporaine qui n'a fait que se détériorer depuis le début du XXIe siècle, accentuant de fait les orientations prises à partir des années 1990.

Toutefois aussi bien les chiffres officiels que certaines études concluent de manière aussi pessimiste que les principaux témoins quant à l'état du secteur de la santé en Guinée. C'est ainsi le bilan que tire l'économiste Alain Cournanel qui s'inquiète notamment des très fortes disparités entre les régions, en particulier entre villes et campagnes, et de la faiblesse du budget de l'État consacré à la santé, soit 1% du PIB en 1993 selon la BAD (contre 0,2% en 2010) au-delà de la baisse effective de certains indices[586].

---

584 Entretien 2015, M. Toupou (né en 1949).

585 Entretien 2016, Dr Mamady Kourouma (né en 1948).

586 Cournanel *op.cit.*, tire un bilan très négatif de l'état de la santé à la fin du XXe s. et après ; p 214-215. Ainsi le taux de mortalité infantile serait passé de 98 à 91 pour mille de 1999 à 2005.

CONCLUSION GÉNÉRALE

L'histoire de la santé est un domaine encore peu exploré en Afrique, surtout pour les anciennes colonies françaises. Mais au-delà de cette situation générale, le cas de la Guinée est encore plus alarmant. Nombreux sont les faits, dynamiques et évolutions qui ont émaillé la trajectoire des systèmes et des politiques sanitaires et qui ont des répercussions sur les infrastructures et la formation médicale. Mais ces faits, aussi dignes d'intérêt qu'ils soient ne sont pas valorisés. L'histoire des politiques de santé de la Guinée est celle de la colonisation et des deux premiers régimes politiques de la Guinée postcoloniale : le régime socialiste marxisant de Sékou Touré qui a dirigé le pays de 1958 à 1984, et le régime militaire puis civil de Lansana Conté, qui a été aux commandes de 1984 aux années 2000.

Les infrastructures de santé et la formation médicale présentent des différences fondamentales qui sont pour l'essentiel de deux ordres : des différences liées à la vision politique des trois régimes politiques successifs, d'une part et des différences liées aux influences du contexte international d'autre part. Le retrait de l'assistance technique française et la rupture avec l'ancienne puissance coloniale suite au référendum du 28 septembre 1958 a donné peu de chance au pays pour disposer d'une documentation scientifique fiable dans ce domaine. C'est pour combler ce déficit d'études historiques relatives à la santé en Guinée, que nous avons décidé de mener des recherches sur le système de santé en Guinée.

La revue historiographique fortifie cette insuffisance d'études sur la santé en Guinée et justifie notre intérêt pour ce thème. Nombreux sont ainsi les vides d'informations qui entourent l'évolution du secteur de la santé en Guinée. Dès lors, l'objectif général de cette recherche était d'évoquer l'évolution des politiques sanitaires en Guinée, d'analyser les divers systèmes de santé mis en place, et de nous intéresser particulièrement à la formation médicale et à l'évolution des infrastructures sanitaires de la colonisation au début du XXIe siècle. La question qui a servi de fil conducteur à notre travail est la suivante :

quels sont les faits marquants du système de santé guinéen et de la formation médicale de la colonisation française à l'indépendance ?

La méthodologie mise en œuvre associe la recherche documentaire et les enquêtes de terrain. Les raisons de choix procèdent entre autres, de la rareté des documents en bon état en Guinée et de la disponibilité de témoins de l'histoire coloniale et indépendante de la santé, encore en vie. Au-delà de la qualité des archives mobilisées et des riches contributions de nombreux témoins, les caractéristiques intrinsèques des techniques documentaires et d'entretien sont aussi de nature à se compléter, à s'enrichir, de telle sorte que chacune amoindrisse les limites de l'autre. Si donc, les archives ont permis d'identifier l'existence de faits datés, d'acteurs et de lieux précis, les entretiens ont permis une expression approfondie, nuancée et détaillée des indications données dans les archives. Ainsi, la combinaison des deux techniques a été d'une grande utilité pour comprendre et exploiter la variété des informations collectées. Les recherches de terrain ont duré six mois, précisément du 21 juillet 2015 au 2 janvier 2016. Les informations collectées ont été soumises à une stricte analyse de contenu comme leur mention l'a démontré. Suite à la mise en œuvre de cette méthodologie, les résultats ont révélé nombre de faits marquants de l'évolution des systèmes de santé en Guinée, pour les trois périodes considérées mais aussi des variations régionales considérables. Ces systèmes sont intimement marqués par les préoccupations politiques et le développement des trois régimes qui se succèdent. Chacun est caractérisé par un rapport différent entre les autorités politiques et les Guinéens en tant que patients ou malades.

Sous la colonisation, les structures de santé sont mises en place pour protéger le Blanc des contaminations potentielle du Noir. Mais compte tenu des nécessités de brassage, du partage du même environnement et du besoin de préservation des colonisés, pour disposer d'une main-d'œuvre nombreuse et en bonne santé, les pouvoirs publics coloniaux ont étendu les soins médicaux aux populations colonisées. Ainsi, seront prises diverses mesures de création d'infrastructures de santé et de formation des colonisés. Les centres de formation, tout d'abord cloisonnés dans les hôpitaux en tant qu'annexes, vont progressivement être détachés et devenir autonomes. En AOF, Dakar a été la principale "métropole" de concentration des écoles de formation. De la formation sur le tas, on s'oriente vers des centres intégrés, avant que l'école de médecine de Dakar, aux qualifications n'ayant toutefois qu'une validité locale, ne soit créée en 1918. Suivant cette logique, la formation médicale se déroulait dans un cadre fédéral, avant la création de l'école des infirmiers et des infirmières de l'AMI à Conakry en 1949.

Les années 1940 et 1950 seront en effet celles de grandes réformes de la politique coloniale, ce qui se traduit dans le domaine de la santé. C'est au lendemain de la Seconde Guerre mondiale que des réformes vont s'imposer comme une nécessité de l'heure, conduisant à des mesures impériales d'amélioration du système de santé des Africains et de multiplication des infrastructures de formation et de santé. Ceci conduira, vers la fin de la colonisation, à la mise en place d'un réseau bien élaboré de structures de santé en AOF. Ainsi, l'avènement des hôpitaux coloniaux (un par chef-lieu d'emblée auquel s'ajoutent les hôpitaux dans les provinces regroupant plusieurs cercles) et de l'AMI, la formation médicale, le développement des moyens microbiologiques, des mesures de soins et de prévention, aussi bien en termes d'actions directes sur l'environnement, que de vaccination, constituent un tableau, à certains égards, élogieux de l'histoire de la lutte contre la maladie en Afrique, et en Guinée.

Les faits marquants de la veille de l'indépendance de la Guinée sont, entre autres, la création de l'hôpital Pechiney de Fria en 1957, premier hôpital privé non confessionnel, les difficultés de l'Institut Pasteur de Kindia, l'intensification des mesures épidémiologiques. Finalement, l'administration laisse une situation sanitaire appréciable, des infrastructures de santé modestes mais de qualité. Au plan humain, il faut toutefois noter une image de relations soignantes infériorisant les Africains. Malgré cette évolution, les colonisateurs restent en effet aux commandes ; les principaux médecins sont toujours issus de l'armée et les Africains, Guinéens mais aussi originaires d'autres colonies, sont subalternes, dans le cadre d'un système qui fonctionne de manière très hiérarchisée, sans détournement ou corruption.

C'est dans la perspective d'une valorisation du système de santé et de correction des faiblesses ou travers qui y étaient associées, que le régime du Sékou Touré s'est lancé dans un ambitieux projet de mise en place d'un système de santé populaire et révolutionnaire. De grands enjeux, des défis et des réformes du secteur de la santé attendent donc la Guinée lors de son indépendance en 1958. La médecine dite révolutionnaire se fonde sur les principes généraux de mise de la santé à la disposition du peuple, par son accès à tous, corrélée à la valorisation de la médecine traditionnelle pour enrichir la médecine moderne.

Toutefois pour appliquer ces principes, la Guinée se heurte à de nombreuses difficultés. En raison de son refus d'adhérer à la

Communauté proposée par la France lors du référendum de 1958, la Guinée subira lu départ du personnel compétent français, dans l'administration, l'éducation mais aussi directement dans le secteur de la santé qui s'est vidé d'un trait de sa substance. Les quelques étudiants en médecine faisant leurs études en France et à Dakar, ainsi que les rares Français qui ont décidé de rester sont le seul espoir du pays. Le blocus s'étend au domaine économique, entrainant des crises, au niveau budgétaire notamment. C'est l'apport des pays du bloc de l'Est qui sera plus décisif dans la survie ultérieure et le fonctionnement du système de santé du pays.

Les premières mesures que le nouveau régime entreprend vont porter sur la formation des cadres et la construction d'autres structures de santé, avec le plan triennal, allant de 1960-1963. Ce plan contribue décisivement à la construction de plusieurs structures de santé dans le pays, notamment dans les régions, et à la formation d'un nombre important de personnels de santé de tous les niveaux. Au fil des années on assiste ainsi à la création de quatre écoles professionnelles de santé, à Conakry, à Labé, à Kankan et à Nzérékoré, et une faculté de médecine en 1966-67 qui accueille sa première promotion d'étudiants en 1968.

Sous l'influence grandissante des États socialistes, la Guinée adopte l'idéologie marxiste et matérialise son tournant décisif dans ce sens par le lancement de la Révolution culturelle socialiste de 1968. La RCS donne un nouveau visage aussi bien à la formation en médecine qu'au fonctionnement du système de santé. Sur le plan de la formation, elle se caractérise par « la liaison de l'école à la vie », par la politisation des écoles, la création de Conseils d'administration d'élèves et d'étudiants et la promotion d'apprenants politiquement très forts, l'obligation de l'enseignement en langue nationale dans le préuniversitaire, l'introduction d'enseignements de propagande du Parti-État dans les programmes de formation en médecine. Ces enseignements portent, entre autres, sur la morale révolutionnaire, l'idéologic politique, la formation militaire, etc. Au final, la RCS va dégrader le niveau de la formation en médecine.

À cela, s'ajoute la participation des élèves et étudiants à la production agricole, suivi du renforcement des mesures de contrôle et d'arrestation d'étudiants qui émettent des critiques. Ceci aboutit à la fuite de plusieurs étudiants en médecine et au départ de certains médecins étrangers, soumis également à des contrôles. C'est le début d'une autre longue période de crise.

Les effets conjugués de tous ces facteurs sociopolitiques ont une influence négative sur le système de santé, se traduisant par le manque de personnel de haut niveau et de financement avec comme conséquences la vétusté des infrastructures, les pénuries d'équipements et de médicaments. Tous ces éléments combinés auront des effets néfastes sur l'état de santé des populations et le fonctionnement des infrastructures sanitaires.

C'est dans ce contexte que les militaires prennent le pouvoir en avril 1984, à la mort de Sékou Touré, et vont, en raison du contexte et des besoins d'ouverture, inscrire le système de santé dans le cadre des réformes internationales de l'OMS et autres institutions internationales. Ce processus commence par la Conférence nationale du secteur de la santé de 1984, suivie de l'analyse situationnelle de 1986, ensuite de l'adhésion au programme des Soins de Santé primaires en 1987. Ce programme met l'accent sur l'accès de tous aux soins de santé à des coûts abordables, la participation communautaire, la prise en charge gratuite des indigents, la protection des plus vulnérables, les femmes en âge de procréer et les enfants… On met l'accent en particulier sur le développement de la médecine préventive, la médecine curative venant au second rang…

Cette nouvelle orientation correspond aussi à l'augmentation des infrastructures de santé au niveau central et dans les périphéries, en passant par le niveau intermédiaire. Elle contribue également à la promotion de la vaccination même si celle-ci se heurte finalement à des résistances, découlant du développement de fausses croyances, faisant état des caractères nocifs de la vaccination.

Par ailleurs, en raison des conséquences d'une liberté mal maitrisée, ce processus d'ouverture au libéralisme économique et à la privatisation du secteur de la santé génère divers vices, dont la corruption, le rançonnement des malades, la détérioration accrue des relations patients-soignants, la dégradation de la qualité des soins… Ceci se traduit par des taux de mortalité élevés, la prolifération dans les hôpitaux de fautes professionnelles graves restant impunies, la création d'un service de médecine légale non fonctionnel, la non-opérationnalité de la gratuité, par exemple de la césarienne. S'y ajoutent les fluctuations incontrôlées de la privatisation conduisant à l'avènement d'une médecine illicite de soins et de vente de médicaments où s'imposent les malfaçons aux conséquences sanitaires dramatiques.

Au même moment, sur le plan de la formation, les idéaux sont nobles et se traduisent par des mesures d'ouverture de la faculté de médecine à un nombre plus élevé d'étudiants, aux méthodes des institutions universitaires du monde contemporain, à la démultiplication des séminaires de formation continue et de remise à niveau des personnels de santé, etc. Cependant, les mêmes effets du contexte sociopolitique précités précipitent ces ambitions dans le désordre et le caractère pléthorique des élèves et étudiants en médecine aboutit à des contraintes sur les écoles ou facultés de formation ainsi qu'à une baisse considérable des niveaux de la plupart des apprenants, s'aggravant suivant les cohortes de promotion.

S'il semble évident que la situation sanitaire et médicale des Guinéens s'est nettement améliorée depuis le début du XXe siècle, certains aspects du bilan restent problématiques comme la privatisation incontrôlée ou la dégradation des structures publiques et, comme corollaire, les inégalités très fortes d'accès aux soins de qualité de la population en Guinée, selon les moyens financiers, les relations sociales ou la localisation.

À titre d'exemple, même si les chiffres sont sujets à caution, autant pour la période coloniale que pour le contemporain, le taux de mortalité infantile serait de 98 pour mille en 1999 contre plus de 160 pour mille à la fin de la colonisation. L'espérance de vie à la naissance, alors inférieure à 40 ans, serait passé à plus de 50 ans en 1999[587].

Au final, même si les taux de mortalité ont baissé sur la longue durée et si les centres de santé se sont multipliés, la situation sanitaire reste un sujet de préoccupation autant pour les autorités que pour les citoyens en Guinée.

---

[587] *Plan stratégique de développement sanitaire*, ministère de la Santé publique République de Guinée, Secrétariat permanent PNDS, mars 2001 (final draft), p. 17. Données de l'école de politique appliquée, université de Sherbrooke, Québec, proposant un bilan de l'espérance de vie depuis 1960.
https://perspective.usherbrooke.ca/bilan/tend/GIN/fr/SP.DYN.LE00.IN.html

QUELQUES SOURCES ET BIBLIOGRAPHIE

Archives nationales de Guinée (ANG), série 1H Santé

Les documents consultés proviennent de la série H sur la santé, particulièrement les cotes 1H 18 (de 1913 à 1958), 1H 34 (de 1911 à 1960), et 1H 38 (de 1913 à 1956). On peut signaler notamment :

– Médecin-Colonel VERNIER, *Rapport annuel*, 1954, Direction locale de la Santé publique 13 p.
– Médecin-Colonel VERNIER, Rapport de tournée du Directeur local de la Santé de la Guinée, dans les cercles du Centre et de la Forêt du 2 au 15 mai 1956 (28 p.) ; idem dans les cercles Boké, Boffa, Dubréka, Coyah du 23 au 29 mai 1956 (15 p.).
– BERTHIER J., *Inspection mobile, Vérification de l'Hôpital de Conakry*, 1953
– Cdt. BRAND A., Rapport *Pharmacies en Guinée, inventaires de fin d'année, inspection*, 1953, 13 p.
– Notes, circulaire, Affaires Politiques administratives et sociales (APAS) n° 56, du Gouverneur de la Guinée française, J.P. PARISOT du 28 février 1955.

Mémoires de fin d'études supérieures puis de master

Les années 1970 sont particulièrement fécondes car l'Institut Gamal Abel Nasser de Conakry (IPGANC) produisit de nombreux mémoires de recherche de haute qualité dans les domaines scientifiques (facultés de médecine, de pharmacie, de chimie) ainsi que l'Institut Polytechnique de Kankan (botanique, biochimie). Ceux-ci n'abordent toutefois que très rarement l'angle historique à l'exception de :

– Alpha Oumar DABO, *Réaménagement de l'hôpital Docteur Ignace Deen*, Mémoire de fin d'Études supérieures, Faculté de Génie civil, Université Gamal Abdel Nasser de Conakry, 1970.

Les années 2000 et suivantes voient par contre la production de mémoires à l'UGANC puis Université Général Lansana Conté de Sonfonia-Conakry.

Département d'histoire, mémoires consacrés à la santé

KAMANO François Phopho et KOUROUMA Michel (2011), *L'Apport des organisations humanitaires internationales aux pays à faibles revenus : le cas de Médecins sans frontières-Belgique en République de Guinée de 1984 à 2010.*

DIALLO Amadou Ciré et BAH Mamadou Lamarana/ KOUYATE Soufiane (2011), *Le CICR dans la gestion des crises humanitaires liées aux conflits armés du Libéria, de la Sierra Leone et de la Côte d'Ivoire en Guinée de 1991 à 2005.*

Département de sociologie, mémoires consacrés à la santé

BAH Laouratou (2004) *Excision des filles des femmes du ministère de la Santé.*

BAH Mamadou Aliou 2 (2012*), Perception des patients sur le traitement de la tuberculose en République de Guinée : cas de ceux de l'hôpital national IGNACE DEEN.*

BARRY Mamadou Oury (2004), *L'Assistance humanitaire des médecins sans frontière Belgique aux enfants de rues : cas de la commune de Matoto.*

CAMARA Dramane (2006), *Femme et VIH/SIDA en Guinée ; cas du CMS de Matam.*

CAMARA Moussa (2011), *Dépigmentation et risques pour la santé des Jeunes Filles de Conakry : cas de celles de la commune de Ratoma.*

CAMARA Sayon Bomba (2008), *Les jeunes face à l'utilisation du préservatif dans le centre-ville de Mamou.*

CAMARA Mohamed Campel (1989), *Analyse de relations patientes soignantes en milieu hospitalier guinéen, Conakry.*

CAMARA (2004), *Les jeunes face à l'utilisation du préservatif dans le centre-ville de Mamou.*

CAMARA (2011), *Dépigmentation et risque pour la santé des jeunes filles de Conakry : cas de celles de la commune de Ratoma.*

CAMARA (2006), *Femme et VIH/ SIDA en Guinée ; cas du CMS de Matam.*

DIAKITE Amadou (2010), *Étude sur les comportements, connaissances, attitudes, et pratiques sanitaires des populations de la commune de Kaloum.*

DIALLO Abdoulaye (2010), *Femmes enceintes et fréquentation des centres médicaux communaux de Conakry : cas du CMC de Ratoma.*

DIALLO Alpha Boubacar (2000), *Étude des risques de maladie liés à l'insalubrité : cas de Dar es Salam II commune de Ratoma Conakry.*

DIALLO Fatoumata Binta (2006), *Nutrition et prise en charge des malades chez les enfants de moins de cinq ans à Conakry : Application dispensaire Saint Gabriel de Matoto.*

DIALLO Mamadou Bhoye (2008), *Les femmes face à leurs problèmes de santé à Mamou.*

DIMANANGAR Temadji (2008), *L'Accès des femmes aux soins de santé primaires à Conakry : cas du CMC « les Flamboyants ».*

HASSANEN Brahim Abdelkerim (2007*), La santé de la femme dans la commune de Ratoma : cas du quartier Lambanyi.*

KANTE Mamadou Daouda (2009), *État des lieux de la couverture sanitaire à Télimélé : cas du District de Madina Telico.*

LAMAH Roger (2008), *Analyse du don de sang au centre national de la transfusion sanguine (CNTS) de Donka.*

LENO Alusin (2002), *Recours aux soins des patients de Conakry : cas du centre de santé de Dixinn.*

MARA M. Issa (2009), *Prise en charge psychosociale des traumatismes admis aux urgences médicochirurgicales de l'hôpital national Donka.*

OUYA Bourma Malato, (2006), *Éducation pour la santé de la population en Guinée : cas de la ville de Conakry.*

TOURE Hana (2008), A*ccès des femmes de Coyah aux soins de santé.*

Documentation et littérature grise

Régime de Sékou Touré

Les documents officiels figurent aussi dans des volumes publiés sous le nom du président Sékou Touré.

– Plan triennal de Développement économique et social de la République de Guinée, Conférence nationale des Cadres du 2 au 5 avril 1960, Kankan
– Ahmed Sékou Touré, *Le Plan septennal 1964-1971*, tome 14, Conakry, 1967
– Ahmed Sékou Touré, *Technique de la révolution*, tome 18, Imprimerie nationale Patrice Lumumba, Conakry, dépôt légal N° 60, 2e Trimestre 1974, 3e Édition
– Ahmed Sékou Touré, *Le Plan quinquennal 1981-1985*, tome 27, Imprimerie nationale Patrice Lumumba Conakry, dépôt légal n° 71/81, 1980

Régime de Lansana Conté (militaire puis civil)

– République de Guinée-Réforme de l'Enseignement-Actes de la Conférence nationale de l'Éducation, Conakry, 1984, ronéoté.
– Programme intérimaire de redressement national, 1985-1987, République de Guinée, Conakry, 1984
– Faculté de médecine et pharmacie, *Livret de l'étudiant*, Université de Conakry, 1984.
– documents du MSPP (Ministère de la Santé publique et de la Population) et d'instituts publics en Guinée ; MSP, Modules de formation en gestion des SSP, Conakry, 1987
– PEV/SSP/ME, Séminaire de formation des secrétaires généraux chargés des collectivités décentralisées, des Sous-préfets des sous-préfectures sélectionnées, sd.
– MSPP, Déclaration de politique sectorielle de la santé en République de Guinée, 1991.
– MSPP, projet « Développement des services de santé II », termes de référence de la consultation sur l'étude du financement du secteur de la santé, 20 novembre 1991.

– MESRSC/MEPUP Plan directeur de formation initiale et continue des professionnels médicaux, paramédicaux et auxiliaires, Conakry, 1996.
– Coordination nationale PEV/SSP/ME, *Rapport annuel, MSP*, République de Guinée, 20 p., 1999
– PRISM, *Services à Bases Communautaires (SABC), stratégies d'appui- PRISM – Guinée au Programme en Haute Guinée et en Guinée Forestière*, 69 p., 1999
– République de Guinée, MSP, Service statistique Études Informations (SSEI), Section statistique, Informations sanitaires (SSIS), Annuaire des statistiques sanitaires de 1999, Système national d'informations et de gestion sanitaire, Conakry, 2000, 129 p.
– Annuaire statistique sanitaire de 2000
– Ministère de la Santé publique de la République de Guinée, Secrétariat permanent du PNUDS, *Analyse du secteur de la santé*, 15 p., 2000
– Ministère de la Santé publique, *Bilan de la santé en République de Guinée,* 2000.
– FOFANA Abdoulaye et DRAMÉ Mohamed Lamine, *Coût des soins et tarifications dans les hôpitaux publics*, ministère de la Santé publique de Guinée, 31 p., 2000.
– République de Guinée, MSP, Direction nationale des établissements hospitaliers et de soins (DNEHS), Annuaire de gestion des hôpitaux, année 2000, Conakry, 2001 ; 74 pages.
– *Plan stratégique de développement sanitaire*, ministère de la Santé publique, République de Guinée, Secrétariat permanent PNDS, mars 2001 (final draft).
– MSP, *Plan national de développement sanitaire*, 2003-2012, 71 p., 2002.
– DOUMBOUYA Mohamed Lamine, *Accessibilité des services de santé en Afrique de l'Ouest : le cas de la Guinée, «* Laboratoire d'Économie de la Firme et des Institutions », Working paper n° 2, 2008, 18 p.
– BICABA Abel et *al, Analyse de situation du secteur de la santé et évaluation du PNUS dans le cadre d'une approche sectorielle en République de Guinée*, Programme Fond européen de développement pour la Guinée, 85 p., 2011.
– MSP, Plan national de Développement sanitaire (PNDS) 2015-2024, Conakry, Rép. de Guinée, mars 2015.

– République de Guinée, Coopération allemande, Camilla Buch Von Schroeder, Dr Alpha Ibrahima Diallo, *Stratégie pour améliorer la santé sexuelle et reproductive des adolescents et jeunes dans la zone de couverture du programme santé de la reproduction et de la famille* (PSRF), éditions GIZ, 38 pages, 2016.
– École nationale de la santé de Kindia, rapport annuel, 2015-2016, Dr Claude et DRS Dioumessy, présentation historique de l'établissement, Kindia, 10 pages, juillet 2016.

Rapports des organismes internationaux

– Camen Ulrich (Institut des Hautes Études internationales, Genève), et Carrin Guy, (Bureau de la Coopération internationale, OMS, Genève) « Environnement macroéconomique et politique de la santé en Guinée » *In* revue Actualité scientifique (AS), Environnement macroéconomique et santé, avec études de cas dans les pays les plus démunis, Universités Francophones, OMS, ESTEM, Genève, 1995.
https://apps.who.int/iris/handle/10665/37529?locale-attribute=fr&
– Niechzial. M. *Appui au programme national de la santé en République de Guinée*, KFW, Conakry, 1995.
– Dumoulin, *Analyse de l'expérience des centrales d'achat des médicaments essentiels et de matériel médical dans le cadre de l'initiative de Bamako. Cas des pays d'Afrique subsaharienne francophone*, 1996.
– Aubel Judi, Camara Mohamed Campel et *al*, *L'Initiative de Bamako en Guinée*, Unicef-Conakry, 119 p., 1997.

BIBLIOGRAPHIE

OUVRAGES GÉNÉRAUX

Almeida-Topor (d') Hélène *L'Afrique au XXe siècle*, Colin, 1999 (1ère éd°1993).

Anne Hugon (éd.), *Histoire des femmes en situation coloniale. Afrique et Asie, XXe siècle,* Paris : Karthala, 2004.

Arnaud Jules, *Domination et colonisation*, Flammarion, Paris, 1910.

Banbury G.A. Lethbridge, *Sierra Leone, or the White Man's Grave*, Londres, Swan Sonnenschein & C°,1889.

Barthélémy Pascale « La formation des Africaines à l'École normale d'institutrices de l'AOF de 1938 à 1958. Instruction ou éducation ? », *Cahiers d'Études africaines*, XLIII (1-2), 169-170, 2003, p. 371-388.

Barthélemy Pascale *Africaines et diplômées à l'époque coloniale (1918-1957),* PUR, 2010.

Barthélemy Pascale, « L'enseignement dans l'Empire colonial français : une vieille histoire ? », *Histoire de l'éducation*, n° 128, 2010, p. 5-27.

Barthélemy Pascale, *Femmes africaines et diplômées : une élite auxiliaire à l'époque coloniale. Sages-femmes et institutrices en Afrique occidentale française (1918-1957),* thèse en histoire, univ. Paris-Diderot, 2004.

Becker Charles, Mbaye S. et Thioub I., *AOF : réalités et héritages : sociétés ouest-africaines et ordre colonial, 1895-1960*, Dakar : Direction des Archives nationales du Sénégal, 1997.

Benoist de Joseph Roger, 1982, *Afrique occidentale française, de 1944 à 1960,* Dakar, NEA

Boni Mel, « L'école coloniale en Afrique occidentale française. Histoire d'un crime contre la culture africaine », *Afrocentricity Abidjan*, 2016,

https ://www.dyabukam.com/index.php/fr/savoir/histoire/itemlist/user/ 713-afrocentricityabodjan,4/09/17, 24h14m

Coquery-Vidrovitch Catherine et Goerg Odile (éd.), *L'Afrique occidentale au temps des Français. Colonisateurs et colonisé, c..1860-1960*, La Découverte, 1992.

Curtin Philip, *The "White Man's Grave" : Image and Reality, 1780-1850*, University of London-Institute of Commonwealth Studies, 1961.

Curtin Philip, *The Image of Africa. British Ideas and Action, 1780-1850*. London, Macmillan, 1965.
Fall Babacar, *Le travail forcé en Afrique occidentale française*, Paris, Karthala, 1993.
M'Bokolo Elikia. (éd.), *Afrique noire, histoire et civilisation, XIXe-XXe s.*, t. II, Hatier-Aupelf, 1993.
Rankin F.H., *The White Man's Grave : A Visit to Sierra Leone in 1834*, Londres, R. Bentley, 1836.
Sarraut Albert, *La mise en valeur des colonies françaises*, Payot, 1923.
Surun Isabelle (dir.), H. Blais, V. Caru, A. Enders, Cl. Fredj, E. Sibeud, P. Singaravelou, M. -A. de Suremain et S. Thénault, *Les sociétés coloniales à l'âge des empires, 1950-1960*, éditions Atlande, 2012.

OUVRAGES SUR LA GUINÉE[588]

Ameillon B., *La Guinée, bilan d'une indépendance,* Maspero, 1964.
Camara Mohamed Saliou,, *Le pouvoir politique en Guinée sous Sékou Touré*, L'Harmattan, 2007.
Camara Mohamed Saliou, *Political History of Guinea since World War Two*, New York, Peter Lang Publishing, 2014.
Camara Sylvain, *La Guinée sans la France*, FNSP, 1976.
Cournanel Alain, *L'économie politique de la Guinée (1958-2010). Des dictatures contre le développement*, L'Harmattan, 2012.
Devey Muriel, *La Guinée*, Karthala, 1997.
Doré Ansoumane, *Économie et société en République de Guinée 1958-1984 et Perspective*, Édition Bayardère, 1986.
Goerg Odile, Pauthier Céline et Diallo Abdoulaye (dir.), *Le NON de la Guinée (1958). Entre mythe, relecture historique et résonances contemporaines,* Cahiers Afrique, n° 25, l'Harmattan, 2010.
Guillerme Philippe, La République populaire révolutionnaire de Guinée (1958-1978), thèse de 3e cycle, Univ. Paris VII, 1981.
Iffono Aly Gilbert, *La Guinée : de Ahmed Sékou Touré à Alpha Condé ou le chemin de croix de la démocratie*, L'Harmattan, 2013.
Keita Sidiki Kobélé, « Pourquoi écrire ou filmer l'histoire ou la mémoire récente de la Guinée paraît aujourd'hui très difficile », *Kurukan-Fuga*, n°11, 7 février 2015.

---

[588] La bibliographie portant sur les développements politiques en Guinée est très vaste. Ne sont cités que quelques titres. Est exclu notamment ce qu'il est convenu d'appeler la ''littérature de la douleur'', témoignages sur le régime de Sékou Touré.

Keita Sidiki Kobélé, *L'indépendance de la Guinée en 1958*, L'Harmattan, 2014.

Keita Sidiki Kobélé, *La Guinée de Sékou Touré ; pourquoi la prison du camp Boiro ?* L'Harmattan, 2014.

Lacroix (B), « L'enseignement en République de Guinée, (Bruxelles, CRISP) », *Perspectives nouvelles*, n°24, 1973.

Lewin André, *Sékou Touré. Président de la Guinée (1922-1984,* l'Harmattan, 2009-2011, 8 tomes (publication de la thèse soutenue à l'Univ. d'Aix-Marseille en 2008).

Mémoire collective. Une histoire plurielle des violences politiques en Guinée. Regards croisés de journalistes, d'universitaires et de défenseurs des droits humains, RFI-FIDH, 2018

https://www.memoire-collective-guinee.org/

Niane Djibril Tamsir, *La République de Guinée* , SAEC, sd (ca 1997).

Pauthier Céline, « "La femme au pouvoir, ce n'est pas le monde à l'envers", Le militantisme au féminin en Guinée (1945-1984) », in Gomez-Perez Muriel (dir.), *Femmes d'Afrique et émancipation : entre normes sociales contraignantes et nouvelles possibles*, Karthala, 2018, p. 73-113.

Pauthier Céline, *L'indépendance ambiguë : construction nationale, anticolonialisme et pluralisme culturel en Guinée (1945-2010)*, thèse en histoire, univ. Paris-Diderot, 2014.

Pauthier Céline, *La ville-usine de Fria en Guinée (1956-1973)* , mémoire de maîtrise, univ. Paris Diderot, 2002.

Rémi Mylène, *La Guinée*, Karthala, 1999, éd° du Jaguar

Rivière Claude, *Mutations sociales en Guinée*, Paris, Marcel Rivière, 1988.

Suret-Canale Jean, *La République de Guinée*, éditions sociales, 1970

OUVRAGES ET ÉTUDES SPÉCIALISÉS SUR LA SANTÉ

Alberge Marc, *La station climatique de Dalaba : du tourisme sanitaire au tourisme de loisirs de 1932 à nos jours*, Université Toulouse 2, 2005, mémoire de maîtrise.

Bado Jean-Paul, « Histoire, maladies et médecines en Afrique Occidentale XIXe-XXe siècles », *Outre-Mers*, 1999, n° 322-323, p. 237-268.

Bado Jean-Paul, *Eugène Jamot 1879-1937. Le médecin de la maladie du sommeil ou trypanosomiase*, Karthala, 2011.

Bado Jean-Pierre et Michel M., « Sur les traces du Dr Emile Marchoux, pionnier de l'Institut Pasteur en Afrique noire », in Michel Morange (ed.), *L'Institut Pasteur. Contributions à son histoire,* La Découverte, 1991, p. 296-311.

Bado, Jean-Paul, *Les grandes endémies en Afrique, 1900-1960: lèpre, trypanosomiase humaine et onchocercose,* Karthala, 1996.

Barbieri Magali et Pierre Cantrelle, « Politique de santé et population, Le système moderne de santé », *Politique africaine*, n°44, déc. 1991.

Baronov David, *The African Transformation of Western Medicine and the Dynamics of Global Cultural Exchange*, Temple University Press, 2008.

Bebey Eyidi Marcel., *Le vainqueur de la maladie du sommeil : le Docteur E. Jamot*, Paris, 1951.

Becker Charles, Collignon René, « Épidémies et Médecine coloniale en Afrique de l'Ouest» in *Cahier Santé*, 1998, p. 411-416.

Belmas Elisabeth, Serenella Nonnis, Vigilente (dir.), *Les relations médecin-malade, des temps modernes à l'époque contemporaine*, Presse universitaire de Septentrion, 2013.

Bonneuil Christophe, *Des savants pour l'Empire. La structuration des recherches scientifiques coloniales au temps de la "mise en valeur des colonies françaises" 1917-1945,* ORSTOM, 1991.

Cuisinier-Raynal Jean-Claude, « L'Hôpital Principal de Dakar à l'époque de l'AOF de 1895 à 1958 », in Becker Charles, Mbaye Saliou et Thioub Ibrahima (dir.) *AOF : réalités et héritages. Sociétés ouest-africaines et ordre colonial*, Karthala, 1997, 2 tomes, p. 1188-1192.

David Pierre-Marie, « La santé : un enjeu de plus en plus central dans les politiques publiques de développement international? », *sociologos* [En ligne], 6 | 2011, mis en ligne le 3 mai 2011, consulté le 30 août 2017. URL : http://socio-logos.revues.org/2550.

Dedet Jean-Pierre, *Les Instituts Pasteur d'Outre-Mer. Cent-vingt ans de microbiologie française dans le monde,* L'Harmattan, 2000.

Delaporte François, *Histoire de la fièvre jaune : naissance de la médecine tropicale*, Payot, 1989.

Diallo Yveline, Camara Mohamed Campel, « Conakry : le centre de santé publique de Gbessia-port », in Yannick Jaffré (éd.), *Une médecine inhospitalière. Les difficiles relations entre soignants et soignés dans cinq capitales d'Afrique de l'Ouest,* Karthala, 2003, p. 387-428.

Diallo Yveline, Camara Mohamed Campel « Les relations des soignants titulaires et des soignants bénévoles dans les centres de santé publics de Conakry », IRD, Réseau Anthropologie de la santé, SHADYC (EDESS-CNRS), « Les professionnels de santé », *Bulletin* n° 2, juin 2001, p.37-46.

Dieng Mamadou Moustapha, *Famines, disettes et épidémies dans la basse et la moyenne vallée du fleuve Sénégal. 1854-1945*, L'Harmattan, 2015.

Domergue Cloarec Danielle, La santé en Côte-d'Ivoire (1905-1958). Politique française et réalités coloniales, Univ. de Toulouse et Académie des Sciences d'Outre-Mer, 1986.

Dozon Jean-Pierre, « D'un tombeau l'autre », *Cahier d'Études africaines,* 1991, XXXI (1-2), 121-122, p. 135-157.

Dozon, Jean-Pierre, « Quand les pastoriens traquaient la maladie du sommeil », *Sciences sociales et santé*, 1985, III, n° 3-4.

Ford John, *The role of the Trypanosomiases in African ecology : a study of ihe îse-tse fly problem*, Oxford University Press, 1971.

Gallay Henry, *Trois années d'assistance médicale aux indigènes et la lutte contre la variole : 1905, 1906, 1907* (Gouvernement général de l'AOF), Larose, 1909.

Goerg Odile, « From Hill Station (Freetown) to Downtown Conakry: Comparing French and British Approaches to Segregation in Colonial Cities », *Canadian Journal of African Studies/Revue Canadienne des Études africaines*, 1998, 32 (1): 1-30.

Guillaume Pierre, *Du désespoir au salut : les tuberculeux aux 19e et 20e siècles*, Aubier, 1996.

Halpern Catherine, F. Acker, P. Aïach, I. Baszanger et *al.*, *La santé, un enjeu de société,* éd° Sciences humaines, 2010.

Jaffré Yannick et Jean-Pierre Olivier de Sardan, *Une médecine inhospitalière, Les difficiles relations entre patients et soignés dans cinq capitales d'Afrique de l'Ouest*, Karthala-APAD, 2003.

Jeannès Marie-Bérangère *La rougeole en Afrique de l'Ouest francophone, 1930-1970,* thèse, Université Diderot, 1997.

Lachenal Guillaume, *Le médicament qui devait sauver l'Afrique. Un scandale pharmaceutique aux colonies*, La Découverte, 2014.

Lapeyssonnie Léon, *La médecine coloniale. Mythes et réalités*, Seghers 1988.

Lapeyssonnie Léon, *Moi, Jamot. Le vainqueur de la maladie du sommeil, Presses de l'INAM, 1986.*

Lapeyssonnie Léon, *Toubib des tropiques*, Robert Lafont, 1982.

Leblan Vincent, « Une frontière coloniale homme/animal : captures de chimpanzés et fabrique des identités raciales à l'Institut Pasteur de Kindia, Guinée française, 1920-1930 », in Dominique Juhé-Beaulaton et Vincent Leblan (dir.), *Le spécimen et le collecteur. Savoirs naturalistes, pouvoirs et altérités (XVIIIe-XXe siècle)*, Publications scientifiques du Muséum national d'histoire naturelle, 2018, p. 385-427.

Léonard Jacques, *Archives du corps, La santé au 19e Siècle*, éditions Ouest France/Université, 1996.

Mathis Constant, *L'œuvre des Pastoriens en Afrique noire. AOF*, PUF 1939.

M'bokolo Elikia, « Histoire des maladies, histoire et maladies : l'Afrique » in Augé Marc, Herzlich Claudine (éd.), *Le sens du mal. Anthropologie, histoire, sociologie de la maladie ;* Éd. Archives Contemporaines, 1984, p. 155 -186.

Monnais-Roussellot Laurence, *Médecine et colonisation, l'aventure indochinoise, 1860-1939*, CNRS édition, 1999

Ndao Mor, « Colonisation et politique de santé maternelle et infantile au Sénégal (1905-1960) » *French Colonial History*, vol. 9, p. 191-211, Michigan State University Press, 2008.

Ndao Mor, *L'alimentation et la santé des enfants dans le Sénégal colonial, 1905-1960*, L'Harmattan, 2015.

Olivier de Sardan Jean-Pierre et Valery Ridde (dir.), *Une politique publique de santé et ses contradictions, la gratuité des soins au Burkina Faso, au Mali et au Niger*, Karthala, 2014.

Pam Adama Aly, *Colonisation et santé au Sénégal (1816-1860). Crises épidémiques, contrôle social et évolution des idées médicales*, L'Harmattan, 2018.

Ricossé Jean-Henri et Husser Jean-Alina, « Bilan et avenir de la lutte contre les grandes endémies en Afrique occidentale francophone », *Cahiers d'Études africaines*, 1982, 85-86 p. 145-168.

Sankalé Marc, Médecins et action sanitaire en Afrique noire. Présence africaine, 1969.

Silla Eric, *People are not the same. Leprosy, and Identity in Twentieth-Century Mali*, Heineman-Currey, 1998.

Thomas Marion, « Entre Paris et les Tropiques, le rôle inattendu des Instituts Pasteur dans la naissance de la psychologie animale pendant la période coloniale », *Revue de primatologie* [En ligne], 8 | 2017, mis en ligne le 31 mars 2018, consulté le 23 juillet 2018. URL :

http:// journals.openedition.org/primatologie/2816 ; DOI : 10.4000/primatologie.2816

Wondji Christophe, « La fièvre jaune Grand-Bassam (1899-1903) », *Revue française d'Histoire d'Outre-Mer*, 1972, n° 215, p. 205-239.

WEBOGRAPHIE

– Association Amicale Santé navale et d'Outre-Mer (ASNOM) :

« L'Association Amicale Santé navale et d'Outre-Mer (ASNOM) regroupe d'anciens médecins et pharmaciens qui ont effectué leurs études universitaires pour la plupart à l'École de Santé navale de Bordeaux, appelée plus simplement Santé navale, et pour certains coloniaux dans la section coloniale de l'École de Santé militaire de Lyon, et à l'École de Santé des Armées de Lyon Bron ».

Son site, très bien fourni, donne l'histoire des services de santé ainsi que diverses indications sur les personnels et les hôpitaux dans les colonies

*http://www.asnom.org/*http://www.asnom.org/oh/fr/0720_assistance_medicale_indigene.php?PHPSESSID=64d7ea731df8bd00e95c0568d9b38fba - top

– ORTF, Collection, Connaissance de l'Union française, http://fresques.ina.fr/independances/liste/recherche/Theme.id/134/df Médiathèque Fiche média, Sophie Dulucq, La Loi-cadre Defferre de 1956, 4 décembre 1956.

© BIOLTROP | http://www.bioltrop.fr, Relecture/Mise sous Spip le 04/07/07. Y. Gille, Auteurs : Claude Colonna et Antoine PIERSON, 5 juillet 2007
http://www.bioltrop.fr/

GLOSSAIRE

AEF	Afrique équatoriale française
AMA	Assistance médicale africaine
AMG	Assistance médicale guinéenne
AMI	Assistance médicale indigène
ANG	Archives nationales de Guinée.
ANS	Archives nationales du Sénégal
AOF	Afrique occidentale française
ATS	Agents techniques de Santé
BAD	Banque africaine de Développement
CAMES	Conseil africain et malgache pour l'enseignement supérieur
CER	Centre d'Éducation rural (1966) puis révolutionnaire (1968)
CMC	Centres médicaux communaux
CMRN	Comité national du Redressement national
CNTS	Centre National de Transfusion sanguine
CS	Centres de Santé
DCEM	Deuxième Cycle des Études médicales
DNEHS	Direction nationale des établissements hospitaliers et de soins
DNPL	Direction nationale des pharmacies et des laboratoires.
DNSP	Direction nationale de la santé publique
DRS	Direction régionale de la santé
FG	Franc guinéen
FIDES	Fonds d'Investissement pour le Développement économique et Social
FNUAP	Fonds des Nations Unies pour la Population
HN	hôpital national
HP	hôpital préfectoral
HR	hôpital régional
IB	initiative de Bamako

INSP	Institut National de Santé publique
INSES	Institut national des statistiques des établissements sanitaires
IPS	Institut polytechnique secondaire
IRS	Inspection régionale de la santé
JOG	*Journal officiel de la Guinée française*
JORG	*Journal officiel de la République populaire de Guinée*
JORPRG	*Journal officiel de la République populaire révolutionnaire de Guinée*
JRDA	Jeunesse de la Révolution démocratique africaine
MSPP	Ministère de la Santé publique et de la Population
OBK	Office de Bauxite de Kindia
OMS	Organisation mondiale de la Santé
PAS	Plan d'ajustement structurel
PCG	Pharmacie centrale de Guinée
PDG	Parti démocratique de Guinée
PEV	Programme élargi de Vaccination
PEV/SSP/ME	Programme élargi de Vaccination, Soins de Santé primaire et Médicaments essentiels
PMI	Protection Maternelle et Infantile
PNDS	Plan national de Développement sanitaire (ONU)
PRL	Pouvoir révolutionnaire local
PS	Postes de santé
RCS	Révolution culturelle socialiste (1968)
RDA	Rassemblement démocratique africain
RGPH	Recensement général de la Population et de l'Habitat
SAAF	Secrétaire des Affaires administratives et financières
SGAMS	Service général Autonome de la Maladie du Sommeil
SGHMP	Service général d'hygiène mobile et de prophylaxie
SSP	Soins de santé primaires
VAT	vaccin antitétanique

BRÈVE CHRONOLOGIE POLITIQUE

1893	Constitution de la colonie de Guinée française
1895	Constitution de la fédération de l'Afrique occidentale française (AOF)
1946	Fondation du Rassemblement démocratique africain (RDA) à Bamako dont est membre le PDG (Parti Démocratique de Guinée) dirigé par Sékou Touré
1956	Loi-cadre Defferre : institue des gouvernements locaux pour les Territoires, contrôlés par un gouverneur français
1958	– 28 septembre : référendum d'appartenance ou non à la Communauté franco-africaine, dans le cadre de la constitution de la Ve République : la Guinée vote non à plus de 90%
	– 2 octobre : Indépendance
	– 10 novembre : constitution instaurant la Ière République
1960	1er mars : sortie de la zone franc, création du franc guinéen
1964	Loi-cadre du 8 novembre limitant le commerce privé
1968	Proclamation officielle de la Révolution culturelle socialiste
1965-1975	Rupture des relations diplomatiques avec la France
1970	« Agression du 22 novembre » : débarquement à Conakry d'un commando composé de soldats portugais et d'exilés guinéens visant à libérer des prisonniers portugais du PAIGC retenus en Guinée. Radicalisation du régime et renforcement de la répression politique.
1972	Le *syli* remplace le franc guinéen
1977	Août-septembre : « Révolte des femmes » : manifestations contre la police économique et répression mais entraine une certaine ouverture au commerce privé

1984 :	– 26 mars : mort de Sékou Touré
	– 3 avril 1984 : coup d'État militaire qui renverse le président intérimaire, Louis Lansana Béavogui ; mise en place du CMRN (Comité National du Redressement National)
1986	janvier : le GNF, franc guinéen, remplacé le syli
1990	Référendum pour une nouvelle constitution :
	IIe République (qui instaure le multipartisme)
1990-1991	Mouvements sociaux : grèves des étudiants et fonctionnaires
1991	16 janvier : le CTRN (Comité de Transition pour le redressement National) remplace le CMRN
1993	19 décembre : 1ère élection présidentielle : Lansana Conté (1934-2008) élu président
1995	Le Parti de l'Unité et du Progrès fondé par Lansana Conté remporte les élections législatives
2000	Conflit frontalier avec la Sierra Leone et le Liberia
2001	Référendum pour allonger la durée du mandat présidentiel et autoriser le renouvellement du mandat
2003	Réélection de Lansana Conté dans un scrutin boycotté par l'opposition
2006-2007	Mouvements sociaux menés par les syndicats contre la vie chère puis pour la nomination d'un Premier ministre de consensus
2008	22 décembre : mort de Lansana Conté

Historique des institutions d'enseignement supérieur à Conakry

1962	Création de l'Institut Polytechnique de Conakry (IPC)
1970	L'IPC est nommé Institut Polytechnique Gamal Abdel Nasser de Conakry (IPGANC)
1989	L'IPGANC est transformé en Université Gamal Abdel Nasser de Conakry (UGANC)
2005	Fondation de l'Université Général Lansana Conté de Sonfonia par scission de l'UGANC et délocalisation des facultés de droit, des sciences économiques et de gestion et de la faculté des Lettres et Sciences humaines

LISTE DES TABLEAUX, CARTES ET FIGURES

Liste des tableaux

Ière partie (jusqu'en 1958)

IIe partie (1958-1984)

IIIe partie (1984-2000)

Liste des cartes

Liste des figures

TABLE DES MATIÈRES

Structures éditoriales du groupe L'Harmattan

L'Harmattan Italie
Via degli Artisti, 15
10124 Torino
harmattan.italia@gmail.com

L'Harmattan Hongrie
Kossuth l. u. 14-16.
1053 Budapest
harmattan@harmattan.hu

L'Harmattan Sénégal
10 VDN en face Mermoz
BP 45034 Dakar-Fann
senharmattan@gmail.com

L'Harmattan Cameroun
TSINGA/FECAFOOT
BP 11486 Yaoundé
inkoukam@gmail.com

L'Harmattan Burkina Faso
Achille Somé – tengnule@hotmail.fr

L'Harmattan Guinée
Almamya, rue KA 028 OKB Agency
BP 3470 Conakry
harmattanguinee@yahoo.fr

L'Harmattan RDC
185, avenue Nyangwe
Commune de Lingwala – Kinshasa
matangilamusadila@yahoo.fr

L'Harmattan Congo
67, boulevard Denis-Sassou-N'Guesso
BP 2874 Brazzaville
harmattan.congo@yahoo.fr

L'Harmattan Mali
ACI 2000 - Immeuble Mgr Jean Marie Cisse
Bureau 10
BP 145 Bamako-Mali
mali@harmattan.fr

L'Harmattan Togo
Djidjole – Lomé
Maison Amela
face EPP BATOME
ddamela@aol.com

L'Harmattan Côte d'Ivoire
Résidence Karl – Cité des Arts
Abidjan-Cocody
03 BP 1588 Abidjan
espace_harmattan.ci@hotmail.fr

Nos librairies en France

Librairie internationale
16, rue des Écoles
75005 Paris
librairie.internationale@harmattan.fr
01 40 46 79 11
www.librairieharmattan.com

Librairie des savoirs
21, rue des Écoles
75005 Paris
librairie.sh@harmattan.fr
01 46 34 13 71
www.librairieharmattansh.com

Librairie Le Lucernaire
53, rue Notre-Dame-des-Champs
75006 Paris
librairie@lucernaire.fr
01 42 22 67 13